D. Schultheiss P. Rathert U. Jonas (Hrsg.)
Streiflichter aus der Geschichte der Urologie

Springer-Verlag Berlin Heidelberg GmbH

D. Schultheiss   P. Rathert   U. Jonas   (Hrsg.)

Streiflichter aus der Geschichte der Urologie

Unter Mitarbeit von
A. Ahlbrecht, J. Denil, H. Dietrich, R. M. E. Engel, A. J. Gross,
R. Hohenfellner, R. Hubmann, S. Machtens, J. J. Mattelaer, F. Moll,
H.-D. Nöske, B. Panning, M. Reuter, E. W. Rugendorff, A. Scholz,
W. W. Scott, M. C. Truss, W. Weidner

Mit 132 Abbildungen

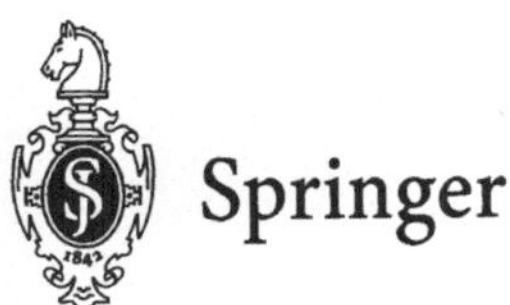

Springer

Dr. med. Dirk Schultheiss
Medizinische Hochschule Hannover
Klinik für Urologie
Carl-Neuberg-Straße 1
D-30625 Hannover

Professor Dr. med. Peter Rathert
Krankenhaus Düren gem. GmbH
Klinik für Urologie und Kinderurologie
Roonstraße 30
D-52351 Düren

Professor Dr. med. Udo Jonas
Medizinische Hochschule Hannover
Klinik für Urologie
Carl-Neuberg-Straße 1
D-30625 Hannover

Die Deutsche Bibliothek – CIP-Einheitsaufnahme
Streiflichter aus der Geschichte der Urologie / Hrsg.: Dirk Schultheiss ... – Berlin ; Heidelberg ;
New York ; Barcelona ; Hongkong ; London ; Mailand ; Paris ; Singapur ; Tokio : Springer, 1999

ISBN 978-3-642-64067-4   ISBN 978-3-642-59647-6 (eBook)
DOI 10.1007/978-3-642-59647-6

Softcover reprint of the hardcover 1st edition 2000

Herstellung: PRO EDIT GmbH, D-69126 Heidelberg
Umschlaggestaltung: design & production GmbH, D-69121 Heidelberg
Umschlagabbildung: Scultetus J (1666) Wund-Artzneyisches Zeug-Haus. J. Gerlin, Frankfurt
Satzherstellung: STORCH GmbH, D-97353 Wiesentheid
CTF: Saladruck GmbH & Co. KG, D-10997 Berlin

SPIN: 10689212   22/3135-5 4 3 2 1 0 - Gedruckt auf säurefreiem Papier

Geleitwort

Das Anliegen der Autoren, „sich auf die vielfältigen Wurzeln unseres Faches zurückzubesinnen, um daraus die größeren Zusammenhänge zu erkennen", bedeutet für den Leser eine Herausforderung. Es liegt an ihm, aus den mit Bedacht ausgewählten Kapiteln mehr zu erkennen als die Meilensteine, die schließlich zur akademischen Verselbständigung unseres Faches führten. Schritt für Schritt werden die Konturen unseres Faches erkennbar, beginnend mit der französischen Dominanz in der Behandlung des Steinleidens, dessen vordergründige Symptomatik die Fragen nach der Ursache verdrängt. Publikationen nahezu ausschließlich in französischer Sprache sind die Quelle des Wissens. Der Einfluß auf die englischen Urologen wird deutlich, in dessen weiterer Folge sich die amerikanische Urologie in der 2. Hälfte des 19. Jahrhunderts in den von den Universitäten unabhängigen „Medical Schools" weiterentwickelte. Nicht von ungefähr erfolgt 1887 in Lakewood die Gründung der „American Association of Genitourinary Surgeons" losgelöst von der Frage der akademischen Hoffähigkeit einer neuen Spezialdisziplin, und nicht umsonst zählt diese Gesellschaft heute zu den bedeutendsten, mittlerweile internationalen Gesellschaften, die sich ihrer Tradition voll bewußt ist.

Wenngleich der Kampf der Steinschneider und Wundärzte um die akademische Integration in die von „Internisten" beherrschten Universitäten in Montpellier schließlich zu ihren Gunsten entschieden wurde, hinkt die deutsche Urologie hinter der Gründung des 1. Lehrstuhles für Urologie 1867 in Paris um fast 100 Jahre nach.

Ungeachtet der bedeutenden Leistungen, am Beispiel von Gustav Simon dokumentiert, verhindern die Chirurgen jedwede Spezialisierung zu selbständigen Disziplinen in ihren Kliniken. International anerkannt werden Wien und Berlin zum parauniversitären, urologischen Mekka, eine Entwicklung, der die beiden Weltkriege ein abruptes Ende setzen.

Noch finden sich in der amerikanischen Literatur der frühen 30er Jahre dieses Jahrhunderts deutsche Literaturzitate, aber der sprachliche Wandel zur wissenschaftlichen Weltsprache „angloamerikanisch" vollzieht sich schnell und unbemerkt in dem von bewaffneten Auseinandersetzungen zerrissenen Europa. Amerika wird zur wissenschaftlichen Einbahnstraße junger Urologen und der Versuch des selbst polyglotten Professor Gironcoli, mit einem europäischen urologischen Index internationale Beachtung zu finden, scheitert ebenso wie der von Narath mit einer mehrsprachigen internationalen Zeitschrift.

Am Beispiel der Prostatachirurgie wird das geringe Feedback der amerikanischen Entwicklung auf die europäische Urologie erkennbar. Zwischen dem 1. TUR-Kongreß in Toronto 1932, den bahnbrechenden Arbeiten von Davis mit bis zu 609 Resektionen bei einer verschwindend geringen Mortalität von 1% an später über 2000 Patienten und den ersten Besuchen von Mauermayer und Marberger in USA, die diese Technik in Europa publik machten, liegen über 20 Jahre. Auch hier sind es kriegerische Auseinandersetzungen, aber auch rassistische Hintergründe, denen zahlreiche bedeutende Urologen zum Opfer fallen, wie beispielsweise von Lichtenberg/Berlin.

Aber noch eine weitere Entwicklung wird aus dem Kapitel über die Endoskopie erkennbar. Waren es von Beginn an Nitze, der Leiter für die Verwirklichung seiner Ideen aufsuchte, und Wappler, der auf Veranlassung amerikanischer Urologen eine erste endoskopische Firma gründete, so zeigt die jüngste Gegenwart die zunehmende Umkehr: den Einfluß von „Medical Industries" und der dort entwickelten Produkte auf unser Fachgebiet. Auch die sogenannten „Gold Standards", wie beispielsweise die TUR, blieben davon nicht unberührt, woran sich Fragen über die künftigen Ausbildungsstandards knüpfen, betrachtet man diese im schnellen Wechsel unterschiedlicher Technologien mit nicht unbeträchtlichen Investitionen.

Ganz ähnlich zeigen sich die Fortschritte bei den bildgebenden Techniken. Schon verfügt die ägyptische urologische Klinik in Mansoura über einen eigenen NMR, ein Spiral CT und eine Isotopenabteilung zusammen mit 2 Lithotriptoren. Mit der Schrumpfung von Entfernung, mit geringem Zeitaufkommen überbrückbar, entstehen technisch hervorragend ausgestattete Zentren mit einem hohen Ausnutzungsgrad und entsprechender ökonomischer Rentabilität.

So verbergen sich hinter den „Streiflichtern der Urologie" und den punktuell aufgezeigten historischen Entwicklungen Fragen nach dem Quo vadis im nächsten Millenium und welche Lehren aus der von Fehlern und Rückschlägen, aber auch von Mißgunst und Anspruchsdenken nicht freien Vergangenheit gezogen werden können.

So kommen wir zur Freude, die dem Leser in den letzten beiden Kapiteln zuteil wird. Die Urologie, ein Fach ohne Grenzen, welche aus anderen Disziplinen durch den Blick über den Zaun nicht nur das eigene Fach befruchtet, sondern mit dem Nobelpreisträger Forssmanns eine neue Ära in der Medizin eröffnet, an der auch später sein Sohn entscheidenden Anteil hat.

Offen aber bleibt, welchen Stellenwert Medizinhistoriker in Anbetracht der aufgezeigten Entwicklungen, die unser Fach prägten, einmal dem letzten Dezennium dieses Jahrhunderts beimessen werden. Waren es letzten Endes die Anästhesia und Antibiotika, die allein lange zuvor Erdachtem zur Realisation verhalfen, so waren es möglicherweise weniger die Innovationen als die zunehmende Erkenntnis, daß nur das Einfache und Reproduzierbare mit geringer Mortalität Behaftete in der Lage ist, die erforderlichen Filter des Notwendigen und Nützlichen zu passieren, um im dann Bleibenden zu münden.

Rudolf Hohenfellner

Mainz, im Juni 1999

Vorwort

> *„Es gibt keine wahre Wissenschaft,*
> *die einer Pflege ihrer Geschichte entraten könnte."*
>
> (Holländer 1910)

Soll die Urologie in ihrer Eigenständigkeit erhalten bleiben, so muß zum einen ihre Klinik weiter entwickelt und zum anderen eine eigene Forschung betrieben werden.

Eine weitere Voraussetzung ist die eigenständige Lehre an den Universitäten, aber als 4. Säule benötigt die Urologie auch eine Darstellung und ein Bewußtsein ihrer eigenen Geschichte.

Die Beschäftigung mit den historischen Grundlagen unseres Seins und Tuns ist eine spezifisch menschliche Eigenschaft. Sie führt zur Reflektion, zur Achtung der Gedanken, Taten und Erfindungen des anderen. Damit wird der eigene Beitrag und die eigene Tätigkeit in Beziehung gesetzt zu den wissenschaftlichen, technologischen und gesellschaftlichen Entwicklungen. Die Beschäftigung mit der Geschichte der Urologie führt zur Begegnung mit der Gestaltung unseres Faches. Da nach Martin Buber Leben sich durch Begegnung entfaltet, und keiner aus einer Begegnung unverändert hervorgeht, so ist die Geschichte für uns keine verstaubte tote Materie, sondern ein essentieller Teil unserer persönlichen und fachlichen Weiterentwicklung.

Die Urologen waren sich der Bedeutung ihrer Geschichte sehr früh bewußt und stellten bereits 1910 die Forderung nach einer eigenen Bibliothek und geschichtlichen Dokumentation auf. Durch die widrigen Umstände der deutschen Geschichte gingen erste Sammlungen verloren. Im letzten Jahrzehnt hat das Bewußtsein um die Bedeutung der Geschichte einer medizinischen Fachdisziplin starken Auftrieb erhalten. Die Fachzeitschriften enthalten häufig historische Arbeiten, und die wissenschaftlichen Tagungen beinhalten vielfältige Vorträge zur Geschichte der Medizin.

Die vorliegenden „Streiflichter" aus der Geschichte der Urologie zeugen von den vielfältigen Wurzeln der Urologie und den vielfältigen Tätigkeitsfeldern. Sie sollen größere Zusammenhänge ermöglichen.

Die Lektüre dieser Streiflichter soll Freude bereiten und das tägliche Tun durch vertiefte Kenntnisse bereichern.

Hannover, Düren, im Sommer 1999

DIRK SCHULTHEISS, PETER RATHERT, UDO JONAS

Inhaltsverzeichnis

Beitragsautoren

AHLBRECHT, ALEXANDER, cand. med.
Klinik und Poliklinik für Urologie,
Robert-Koch-Str. 40, D-37075 Göttingen

DENIL, JOHANN, Dr. med.
Abteilung für Urologie und Andrologie, PAN-Klinik am Neumarkt,
Zeppelinstr. 1, D-50667 Köln

DIETRICH, HOLGER, Dr. med.
Urologische Klinik, Universität Leipzig, Bereich Medizin,
Liebigstr. 21, D-04103 Leipzig

ENGEL, RAINER M. E., Prof. Dr. med.
Kurator, William P. Didusch Museum,
1120 North Charles Street, Baltimore, Maryland 21201-5559, USA

GROSS, ANDREAS J., Priv.-Doz. Dr. med.
Klinik und Poliklinik für Urologie,
Robert-Koch-Str. 40, D-37075 Göttingen

HOHENFELLNER, RUDOLF, Prof. Dr. med. em.
Urologische Klinik und Poliklinik,
Klinikum der Johannes-Gutenberg-Universität,
Langenbeckstr. 1, D-55131 Mainz

HUBMANN, ROLF, Prof. Dr. med.
Eckerkamp 57, D-22391 Hamburg

JONAS, UDO, Prof. Dr. med.
Medizinische Hochschule Hannover, Urologische Klinik,
Carl-Neuberg-Str. 1, D-30625 Hannover

MACHTENS, STEFAN, Dr. med.
Medizinische Hochschule Hannover, Urologische Klinik,
Carl-Neuberg-Str. 1, D-30625 Hannover

MATTELAER, JOHAN J., Dr. med.
Vorsitzender des historischen Komitees der EAU,
Leiter der Urologischen Abteilung,
Campus Sint Maarten Clinic,
Burg. Vercruysselaan 5, 8500 Kortrijk, Belgien

MOLL, FRIEDRICH, Dr. med.
Urologische Klinik der Stadt Köln, Krankenhaus Holweide,
Neufelder Str. 32, D-51067 Köln

NÖSKE, HANS-DIETER, Prof. Dr. med.
Urologische Klinik und Poliklinik, Justus-Liebig-Universität,
Klinikstr. 29, D-35385 Gießen

PANNING, BERNHARD, Prof. Dr. med.
Anästhesie, Medizinische Hochschule Hannover,
Carl-Neuberg-Str. 1, D-30625 Hannover

RATHERT, PETER, Prof. Dr. med.
Archivar der DGU,
Klinik für Urologie und Kinderurologie,
Krankenhaus Düren gem. GmbH,
Roonstr. 30, D-52351 Düren

REUTER, MATTHIAS A., Dr. med.
Museum für Medizinische Endoskopie Max Nitze,
Paulinenstr. 10, D-70178 Stuttgart

RUGENDORFF, ERWIN W., Dr. Dr. med.
Siesmayerstr. 6, D-60323 Frankfurt a. M.

SCHOLZ, ACHIM, Prof. Dr. med.
Direktor des Instituts für Geschichte der Medizin,
Medizinische Fakultät Carl Gustav Carus,
Technische Universität Dresden,
Löscherst. 16–18, D-01309 Dresden

SCHULTHEISS, DIRK, Dr. med.
Medizinische Hochschule Hannover, Urologische Klinik,
Carl-Neuberg-Str. 1, D-30625 Hannover

SCOTT, WILLIAM W., Prof. Dr. med. em.
Department of Urology, The Johns Hopkins University,
1830 E. Monument St., Baltimore, Maryland 21205, USA

TRUSS, MICHAEL C., Priv.-Doz. Dr. med.
Medizinische Hochschule Hannover, Urologische Klinik,
Carl-Neuberg-Str. 1, D-30625 Hannover

WEIDNER, WOLFGANG, Prof. Dr. med.
Direktor der Urologischen Klinik und Poliklinik,
Justus-Liebig-Universität,
Klinikstr. 29, D-35385 Gießen

Vom Steinschneider zum Urologen – Die Entwicklung neuzeitlicher Verfahren in der Therapie des Blasensteines

D. SCHULTHEISS

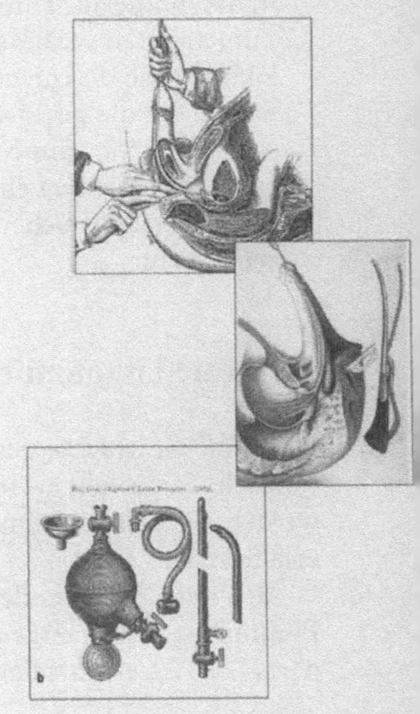

Einleitung

Im 19. Jahrhundert standen 3 verschiedene Methoden zur operativen Therapie von Blasensteinen konkurrierend nebeneinander, wobei sich die neuen Verfahren langsam gegen die alte Tradition durchsetzen sollten:

- Seit dem Altertum wurde bereits der *perineale Steinschnitt* praktiziert, der in der Renaissance mit Einführung des *Apparatus major* durch Marianus Sanctus eine wesentliche Verbesserung erfuhr. Auch später wurde die Methode immer wieder durch neue Aspekte bereichert, bis sie schließlich von alternativen Verfahren mit deutlich niedrigerer Mortalität und Morbidität abgelöst wurde.
- Der *suprapubische Zugang* war zwar ebenfalls seit der Antike bekannt, war jedoch in Mißkredit geraten, da man annahm, daß eine hohe Verletzung der Blase, die zumeist in offener Verbindung zum Knochen und dem Bauchraum stand, unweigerlich mit einem tödlichen Ausgang verbunden sein mußte. Der allmähliche Durchbruch der Sectio alta sollte somit erst sehr spät im 18. und 19. Jahrhundert erfolgen.
- Als Errungenschaft des Erfindergeistes und der Gerätetechnik des frühen 19. Jahrhunderts galt dann der *transurethrale Zugangsweg*, der erstmals eine Steinsanierung ohne Schnittoperation ermöglichte und als Geburtsstunde der modernen Endourologie gelten darf.

Diese operationstechnischen Modifikationen wurden im 19. Jahrhundert von zwei weiteren Faktoren ganz wesentlich beeinflußt:

- Zum einen waren dies neu aufkommende Vorstellungen der *Operationshygiene,* was zunächst nur allgemeine Maßnahmen, wie die Art des Wundverschlusses, der postoperativen Wundpflege und Katheterdrainage betraf, später dann jedoch in die fundierte Lehre der Antisepsis und Asepsis überging.
- Zum anderen veränderte die Einführung der *Anästhesie* das operative Vorgehen komplett, so daß nicht mehr das schnelle Operieren innerhalb weniger Minuten, wie es für die perineale Lithotomie über Jahrhunderte praktiziert wurde, entscheidend war. Am Narkotisierten konnte nun in aller Ruhe und ohne Gegenwehr des Patienten eingegriffen werden, was beispielsweise den suprapubischen Zugang erst auf sichere Weise ohne eine akzidentelle Verletzung des Peritoneums ermöglichte.

Perineale Lithotomie

Die frühe Geschichte des perinealen Steinschnittes soll an dieser Stelle nicht ausführlich dargestellt werden, vielmehr sollen die Veränderungen hervorgehoben werden, die dieser operative Zugang durch die Aspekte der neuzeitlichen Chirurgie erfahren hat.

Als erster bedeutender Schritt zu einem sicheren Operationsverfahren gilt die Einführung des Itinerariums durch Marianus Sanctus zu Beginn des 16. Jahrhunderts [28]. Da er für seine Technik, die er wahrscheinlich von seinen Lehrern über-

Abb. 1.1. Laterale perineale Lithotomie über das Itinerarium. [Thompson H (1888) Clinical lectures on diseases of the urinary organs. J. & A. Churchill, London, 8. Aufl]

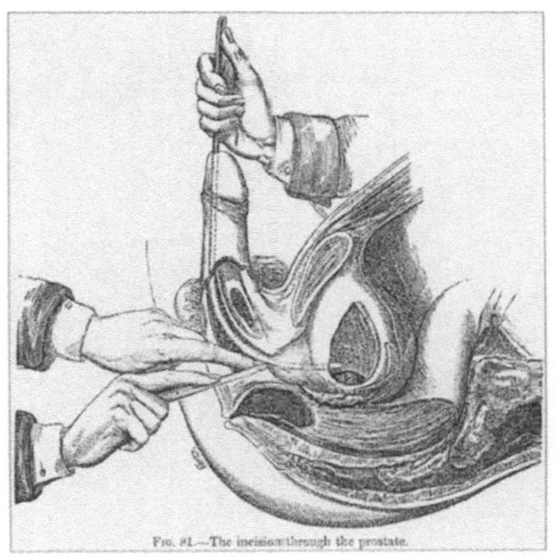

nommen hatte, auch noch eine Vielzahl anderer Instrumente empfahl, v.a. zur Extraktion des Steines, wurde die Methode als *Apparatus major* oder *Grand appareil* bekannt. Die früheren Steinschneider hatten lediglich den Blasenstein über einen Credé-Handgriff oder unter rektodigitaler Führung gegen das Perineum gedrückt und dann blind auf den Stein zugeschnitten. Durch das Itinerarium, eine Sonde, die mit einer Führungsrinne versehen war und in die Urethra eingeführt wurde (vgl. Abb. 1.1 und 1.2), konnte nun erstmals eine Schnittführung entlang anatomisch definierter Strukturen (Urethra) durchgeführt werden. Da der Schnitt jedoch zu Marianus Zeit direkt in die Medianlinie zwischen Urethra und Anus gelegt wurde, resultierten auch weiterhin schwerwiegende Verletzungen von benachbarten Strukturen. Die Operationen wurden mit zumeist hohen Morbiditäts- und Mortalitätsraten von Steinschneidern durchgeführt, die der weniger angesehenen Baderzunft angehörten und aus verständlichen Gründen ein fahrendes Gewerbe betrieben; frei nach dem Motto „cut and run!" [30]. Aber auch unter dieser Zunft gab es Vertreter, die sich eine bemerkenswerte Kunstfertigkeit angeeignet hatten und ein hohes Ansehen genossen. In Frankreich wurde beispielsweise innerhalb der Familie Collot die Steinschnittkunst seit dem 16. Jahrhundert als Berufsgeheimnis jeweils auf die nächste Generation weitergegeben, bis nach fast 200 Jahren Francois Collot als erster diese Tradition brach und die Techniken in einem Buch offenlegte, welches 1727 posthum veröffentlicht wurde [7]. Fast in jeder Generation war bis dahin ein Mitglied der Familie als persönlicher *Operateur* des französischen Königshauses bestimmt gewesen [28].

Ein erneuter Wendepunkt aus operationstechnischer Sicht sollte mit der schillernden, aber auch umstrittenen Gestalt des Jacques de Beaulieu aufkommen. In Burgund 1651 geboren, schloß er sich später dem bekannten, umherziehenden Lithotomisten Pauloni an und erlernte so den *Apparatus minor* und *major*. Um 1688 gab er sich einem mönchsartigen Lebensstil hin, ohne wahrscheinlich tatsächlich einem Orden beizutreten, und nannte sich daraufhin Frère Jacques. In der folgenden Zeit übte er sein Gewerbe mit viel Erfolg vorwiegend in Südfrankreich aus. 1697 wurde Frère Jacques erstmals die Gelegenheit gegeben, an den Kliniken in Paris öffentlich seine Methode zu demonstrieren. Hierbei wies er jedoch eine so hohe Komplikationsrate auf, daß ihm die weitere Ausübung des Steinschnittes in Paris untersagt wurde. Auch bei späteren Demonstrationen konnte er die Jury nicht über-

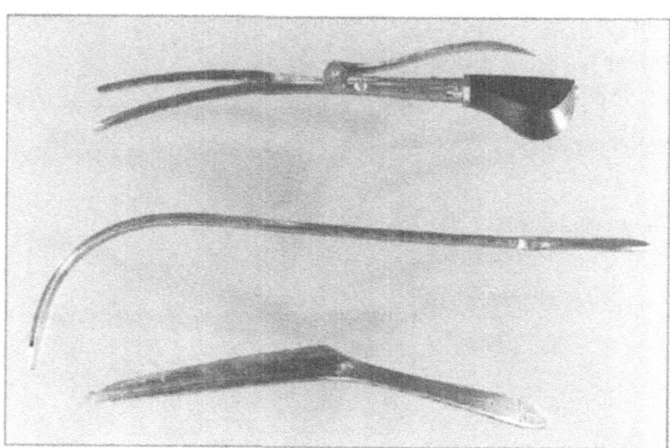

Abb. 1.2. Lithotome caché nach Baseilhac (Frère Côme), Itinerarium mit lateral angebrachter Rinne und Gorgeret als Leitschiene zur Steinextraktion. [Instrumentarium des französischen Instrumentenbauers Sir Henry aus Paris, erste Hälfte 19. Jh. ; Sammlung des Autors]

zeugen, führte aber anderenorts in ganz Europa den Steinschnitt weiterhin bis zu seinem Lebensende 1714 überaus erfolgreich aus. Die Operationsmethode hatte er im Laufe seines Lebens verbessert und dabei den Seitensteinschnitt eingeführt, bei dem der Schnitt zwar weiterhin entlang der gesamten membranösen und prostatischen Harnröhre ausgeführt wurde, hierbei jedoch nicht mehr auf den Anus, sondern nach lateral in Richtung Tuber ischiadicum gelegt wurde. Nicht zuletzt durch seine große Wirkung in der Öffentlichkeit hat sich Frère Jacques einen Platz in der Geschichte der Chirurgie gesichert, auch wenn es v.a. bezüglich seiner Ansichten zur postoperativen Patientenbetreuung erhebliche Bedenken gibt [28, 37].

In der ersten Hälfte des 18. Jahrhunderts wurde der laterale Schnitt durch den englischen Chirurgen William Cheselden zur Perfektion gebracht. Nachdem dieser zunächst die einfache Methode des medianen Schnittes nach Marianus und für kurze Zeit auch die Sectio alta durchgeführt hatte (s. unten), wandte er sich in seinen Untersuchungen intensiv der lateralen Schnittführung zu und stellte sie auf eine anatomische Grundlage. Cheselden darf somit als der bedeutendste Lithotomist seiner Epoche gelten [28, 37].

Im 18. und 19. Jahrhundert wurden dann mehrere Verfahren und Gerätschaften vorgeschlagen, die den perineale Zugang sicherer machen sollten, jedoch an den prinzipiellen Nachteilen und Gefahren dieser Methode nichts verändern konnten.

Ein erwähnenswertes Beispiel ist das *Lithotome caché* nach Jean Baseilhac (Abb. 1.2 oben). Im Gegensatz zu Frère Jacques trat er tatsächlich einem kirchlichen Orden bei und nannte sich fortan Frère Côme. Das Prinzip des Instrumentes war schon zuvor für die Hernienchirurgie bekannt, Frère Côme übertrug es jedoch 1748 als erster auf den Steinschnitt [1]. Wie ein Lithotomiemesser wurde das *Lithotome caché* in geschlossenem Zustand entlang der Rinne des Itinerariums in die Blase vorgeschoben und dort je nach Größe des Steines oder den anatomischen Verhältnissen verschieden weit geöffnet und wieder entlang der Sonde extrahiert (Abb. 1.3). Hierbei konnte nun ein Schnitt von definierter Weite gesetzt werden, über den der Stein dann entnommen wurde. Nach einigen Anfeindungen dieser Methode konnte sich das *Lithotome caché* doch in der Praxis behaupten und fand lange Zeit eine breite Anwendung [28]. Zu Beginn des 19. Jahrhunderts wurde es sogar von Guillaume Dupuytren als zweiklingiges *Lithotome caché* für dessen bilateralen Seitenschnitt modifiziert, bei dem der Schnitt ausgehend von der Urethra durch beide Prostataseitenlappen geführt wurde [15]. In dieser Form wurde das Instrument noch in Firmenkatalogen unseres Jahrhunderts angeboten [14].

Abb. 1.3. Lithotome caché nach Einführung in die Blase und vor Extraktion in geöffneter Position. [Diderot D, d'Alembert J (1751/72) Anatomie – Chirurgie: Encyclopédie ou dictionnaire raisonné des sciences. Paris]

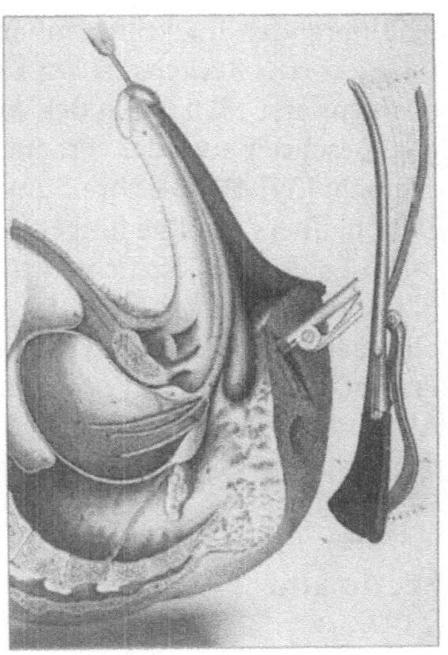

Abschließend soll die Entwicklung der perinealen Lithotomie nochmals anhand der Mortalitätsraten diskutiert werden [nach 37]:

Eine Übersicht der Ergebnisse bekannter französischer Lithotomisten zwischen den Jahren 1658 und 1778 ergibt eine Mortalität von 12,8%, was jedoch im Einzelfall wesentlich ungünstiger ausfiel. So wird beispielsweise für die beiden Pariser Krankenhäuser „La Charité" und „Hotel-Dieu" für die Zeit von 1720 bis 1735 eine Rate von 32,5% angegeben. Frère Jacques hatte bei seinen ersten Demonstrationen in Paris sogar über 50% tödliche Ausgänge zu beklagen. Solch auffällige Schwankungen finden sich im 19. Jahrhundert nicht mehr. Europäische Chirurgen weisen zwischen 1790 und 1854 eine fast einheitliche Mortalitätsrate von 8,1% auf; bei den amerikanischen Kollegen beträgt sie in den Jahren 1810 bis 1853 sogar nur 4,3%. Diese Entwicklung spielt sich zwar noch deutlich vor dem Zeitalter der Antisepsis und Asepsis ab, dürfte jedoch v.a. eng an die Vorstellung bezüglich der postoperativen Wundpflege gekoppelt gewesen sein. Frère Jacques hatte sich diesbezüglich noch äußerst nachlässig gezeigt und seine Patienten nach der Operation überhaupt nicht mehr versorgt. „Ich habe den Patienten vom Stein befreit, Gott wird ihn nun heilen", war sein berühmter Ausspruch. Dabei hatten schon lange vor ihm andere diesen Faktor als wichtig erkannt und auch in die Praxis umgesetzt. Pierre Franco beispielsweise, der in seiner Zeit ein bedeutender Vertreter der perinealen Lithotomie war, hatte das Prinzip der offenen Wundheilung bereits betont. Der Schnitt und die postoperative Wundpflege waren so anzulegen, daß die Wunde möglichst lange von innen nach außen mit austretendem Urin gespült werden sollte. Diese Form der geplanten sekundären Wundheilung beinhaltete natürlich ein erhebliches Risiko einer postoperativen Inkontinenz und Fistelbildung. Die später aufkommende Möglichkeit einer suffizienten Katheterdrainage sollte dann erst einen sicheren primären Wundverschluß ermöglichen (s. Kap. 6) [37].

Seit William Cheselden stellte auch die zunehmende Orientierung an anatomischen Strukturen einen wesentlichen Fortschritt dar. Die Begrenzung der Schnittführung innerhalb der Prostatakapsel vermied beispielsweise die gefürchtete Urinausbreitung im periprostatischen Raum bzw. im kleinen Becken mit der daraus resultierenden Infektion. Außerdem war die Gefahr einer massiven arteriellen Blutung aus den Beckengefäßen reduziert. Die Bedeutung dieses Sachverhaltes wurde übrigens erst 1820 durch den Amerikaner G. S. Pattison mit der anatomisch korrekten Beschreibung der Prostatakapsel und auch der sog. Denonvilliers-Faszie erbracht [29]. Die Beschreibung dieser anatomischen Struktur durch Charles-Pierre Denonvilliers erfolgte hingegen erst 1836 [10].

Im Laufe der Geschichte wurden noch einige andere operative Zugangswege zur Blase vorgeschlagen, wie der Mastdarmblasenschnitt, der Scheidenblasenschnitt oder der Vestibularschnitt (Vestibulum vaginae). Im Falle kleinerer Steine wurde bei Frauen auch die Urethradehnung und direkte transurethrale Extraktion propagiert. All diese Techniken stellten jedoch keine überzeugende Alternative zum perinealen Schnitt dar [28, 36, 37]. Dies war nur einer Methode vorbehalten: der Sectio alta.

Sectio alta

Der suprapubische Blasenzugang war bereits in der Medizin der Antike gemieden worden, was sich auch bis in die Neuzeit nicht ändern sollte. Erst gegen Ende des 19. Jahrhundert konnte sich die Sectio alta als chirurgisches Standardverfahren durchsetzen und den perinealen Steinschnitt verdrängen (Abb. 1.4). Dem war eine zähe Entwicklung über mehrere Jahrhunderte vorausgegangen, die ihren Anfang in einigen nicht sicher belegten Berichten hat.

So wird beispielsweise aus dem Jahre 1474 berichtet, daß einem zum Tode verurteilten Verbrecher in Frankreich die Hinrichtung durch den Strang erlassen wurde, weil er sich statt dessen bereit erklärte, eine Sectio alta an sich durchführen zu lassen. Der Mann hatte schon lange an einem Blasenstein gelitten und überlebte dem Bericht zufolge auch den Eingriff, obwohl es dabei zu einer Eröffnung des Bauchfells kam [9].

Der erste in der medizinischen Literatur dokumentierte Fallbericht stammt jedoch erst aus dem Jahre 1561 [18]. Der aus der französischen Provence stammende Steinschneider Pierre Franco hatte diesen urologisch-chirurgischen Paukenschlag bereits 1556 als erste suprapubisch, transvesikale Steinextraktion bei

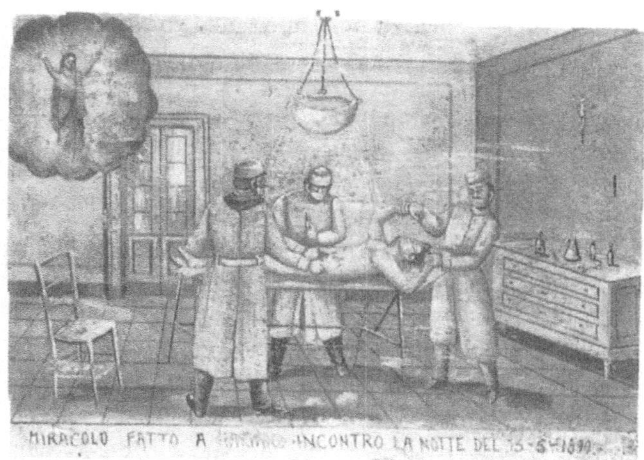

Abb. 1.4. Darstellung einer suprapubischen Lithotomie auf einer Votivtafel von 1890. [Nitze-Leiter Museum Wien]

einem 2 Jahre alten Jungen erfolgreich vorgenommen. Nachdem er zuvor zweimal erfolglos an seinem kleinen Patienten den Versuch einer perinealen Lithotomie unternommen hatte, wurde er durch die Verzweiflung der Eltern zu der allgemein untersagten Operation des hohen Steinschnittes angetrieben. Der hühnereigroße Stein war bei entsprechender Luxierung gut über der Symphyse palpabel, so daß Franco sicher auf ihn zu schneiden konnte. Zwar kam es unter dem Eingriff zur Eröffnung des Peritoneums, der Junge überlebte jedoch. Obwohl Franco mit diesem Eingriff einen Meilenstein gesetzt hatte und das Verfahren teilweise auch als *Taille franconienne* bekannt wurde, sprach er sich weiterhin gegen die Durchführung der Sectio alta aus, da er deren tödlichen Ausgang fürchtete.

So sollte es für über 150 Jahre bei dieser Einzelkasuistik bleiben, die letztlich nur aus einer Verzweiflungstat heraus entstanden war. Allerdings beschrieb Francis Rousset (bzw. Rosset) aus Montpellier, Leibarzt des französichen Königs und enger Freund von Ambroise Paré, bereits vor 1590 exakt die anatomische Beziehung des Peritoneums zum Blasendach. Er hatte diese Beobachtungen in Zusammenhang mit seiner Arbeit zum Kaiserschnitt gemacht und ging von einer sicheren Eröffnung der Blase aus, wenn diese zuvor maximal aufgefüllt wurde [31]. Er führte den Eingriff jedoch nur an Leichen durch und brachte ihn nicht zur Anwendung am Patienten. Interessanterweise waren auch ihm vom französischen König mehrere Operationen an Verbrechern in Aussicht gestellt worden, die er jedoch, zu seinem eigenen Bedauern, wegen des frühen Todes des Herrschers nicht mehr durchführen konnte [28, 37].

Fabricius Hildanus empfahl in seinen Observationen (veröffentlicht zwischen 1606–1627) den hohen Steinschnitt lediglich bei Kindern auszuführen, da in diesen Fällen nach Eröffnung der Blase der Stein leicht mittels des rektal eingeführten Fingers des Operateurs aus der suprapubischen Inzision luxiert werden könnte [17].

Schon 1707 ging Pierre Dionis in seinen Schriften auf den hohen Steinschnitt ein und hob dabei die Erkenntnisse von Rousset und Fabricius Hildanus hervor [11]. Seine frühen Erfahrungen rührten jedoch wohl nur von Eingriffen an der Leiche her, und erst später führte er diese Operation auch mehrfach an Patienten durch, wie es beispielsweise 1733 berichtet ist [12].

Den größten Beitrag zur Popularität des suprapubischen Steinschnittes leisteten in England die beiden Chirurgen John Douglas und William Cheselden. Bereits im Dezember 1719 hatte Douglas seinen ersten Eingriff durchgeführt und nach drei weiteren Operationen dann 1723 seine Schrift *Lithotomia Douglassiana* veröffentlicht [13]. In drei von insgesamt vier Fällen war der Eingriff erfolgreich verlaufen. Sein Bruder, der bekannte Anatom James Douglas, hatte zudem bereits 1718 die Durchführung eines solches Eingriffes erörtert [9]. Cheselden, der auch weite Anerkennung durch seine perinealen Eingriffe erlangte, führte erstmals im Mai 1722 eine hohe Lithotomie durch. Zwei seiner insgesamt neun Patienten starben nach der Operation. Sein ebenfalls 1723 erschienenes Werk *A treatise on the high operation for the stone* sollte ebenfalls weite Verbreitung finden [4]. Obwohl er darin auch einen geschichtlichen Abriß über die Entwicklung der Methode gab, versäumte er, die ihm bekannten Eingriffe Douglas zu würdigen, weswegen dieser ihn des Plagiats beschuldigte [37]. Beide gaben jedoch letztlich die Operation wieder zugunsten des perinealen Zuganges auf, der ihnen sicherer erschien. Ein großes Problem des hohen Blasenschnittes zu dieser Zeit war sicher die damals fehlende Möglichkeit einer postoperativen Katheterdrainage. Somit blieb der suprapubischen Methode abermals der eigentliche Durchbruch verwehrt.

Im deutschsprachigen Raum war es Lorenz Heister, der zu dieser Zeit eigene Erfahrungen mit der Methode machte, sie jedoch ebenfalls nicht etablieren konnte. Nach seinem Wechsel als Professor an die damalige Universität von Helmstedt veröffentlichte er 1728 sein Werk *De alto apparatu hoc est de methodo calculum vesicae super osse pubis extrahendi* [22].

In Frankreich führte bereits 1727 S. Morand die erste suprapubische Steinentfernung durch, wobei er auch als erster nicht nur auf eine maximale Blasenfüllung achtete, sondern die Patienten in Kopftieflage, also in die 150 Jahre später von Trendelenburg für diese Art von Eingriffe beschriebene Lage [35], brachte, um die Gefahr einer Verletzung der Bauchorgane noch weiter zu minimieren [26]. In der Mitte des 18. Jahrhunderts war die Methode jedoch wieder vollkommen in Verruf geraten, und erst Jean Baseilhac (genannt Frère Côme) sollte ihr in den Jahren von 1758 bis 1778 wieder zu einer kurzen Blüte verhelfen [2]. Nachdem er sich mit seinem Erfindungsreichtum schon um den perinealen Zugang verdient gemacht hatte, fügte er dem Instrumentarium der Sectio alta seine *sonde a dard* hinzu (Abb. 1.5). Diese Sonde wurde transurethral, beim Mann allerdings über eine Inzision der bulbären Harnröhre, in die Blase eingebracht und mit einem stumpfen Ende gegen die Blasenvorderwand gedrückt. Sobald das Gerät sicher vom Abdomen her palpiert werden konnte, wurde ein Trokar ausgefahren, der bis durch die Haut durchgestochen wurde (Abb. 1.5, untere Hälfte). Der Punktionskanal wurde hiernach entsprechend der Steingröße erweitert und die Sonde nach dem Eingriff als transurethraler Katheter zur Urindrainage belassen. Bei 83 Patienten, die zwischen 1758 und 1778 operiert wurden (46 Frauen, 37 Männer), lag die Letalitätsrate bei 19,3%. Da das Verfahren jedoch relativ aufwendig war, konnte es sich im weiteren nicht durchsetzen.

Scarpa, Dupuytren, Amussat und Tanchou setzten sich später in Frankreich für die Sectio alta ein. Allerdings gab es auch ebenso bekannte Gegner des Eingriffes wie Velpeau, Nélaton, Maisonneuve, Chassaignac und Malgaigne [36].

In der ersten Hälfte des 19. Jahrhunderts war Joseph Souberbielle einer der eifrigsten Vertreter der suprapubischen Lithotomie, obwohl seine eigenen Ergebnisse mit der Methode zwischen den Jahren 1828 bis 1834 mit einer Letalitätsrate von 28,1% (11 von 39 Patienten) ungünstiger waren als beim perinealen Steinschnitt (kein Todesfall bei 11 Patienten;[32]). Für den Zeitraum vor der Einführung der Antisepsis kam 1881 auch C. W. Dulles nach einer Auswertung von insgesamt 636 Eingriffen aus der Literatur (u.a. 115 Fälle von Souberbielles) auf die gleiche Leta-

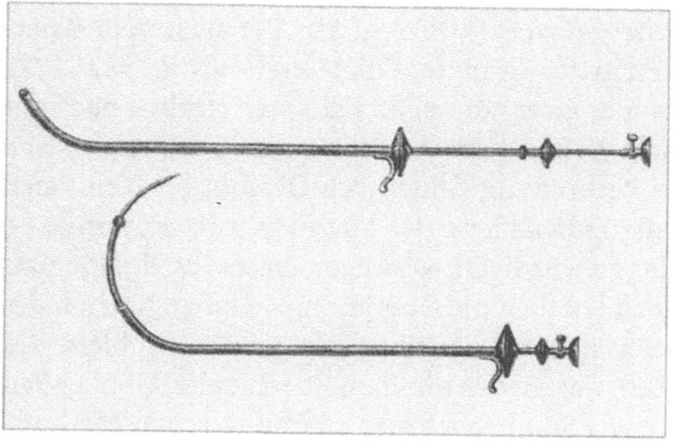

Abb. 1.5. *Sonde a dard* nach Baseilhac (Frère Côme) für die Durchführung der Sectio alta [Ultzmann R (1890) Über die Krankheiten der Harnblase. Enke, Stuttgart]

litätsrate von 28,6% [20]. Diese Rate liegt weit über der von 4–8% für den perinealen Steinschnitt aus dem vergleichbaren Zeitraum (s. oben).

Einen weiteren Fortschritt stellte die Einführung eines aufblasbaren Rektalbeutels dar, der zu einer Verlagerung der Blase nach ventrokranial führte und somit die Sectio alta der Blase noch sicherer machte. Dieses Verfahren wurde 1877 von dem Schotten J. G. Garson vorgestellt und 3 Jahre später von F. Petersen aus Kiel erstmals bei einer Operation angewandt [28].

Letztlich konnte sich der suprapubische Zugang aber erst durch die Einführung der Asepsis in der letzten Dekade des 19. Jahrhunderts endgültig als Standardverfahren durchsetzen. Dies ging einher mit der rasanten Entwicklung der offenen Prostatachirurgie, die sich auch als eine mögliche kausale Therapie des Blasensteinleidens durch Beseitigung der subvesikalen Obstruktion etablierte (s. Kap. 3).

Schon zu Beginn des 19. Jahrhunderts war jedoch die blinde transurethrale Lithotripsie als eine weitere konkurrierende Methode zum offen chirurgischen Vorgehen entwickelt worden, die im weiteren entscheidend zur Entwicklung der Urologie als eigene Fachdisziplin beitragen sollte und zudem vor der Jahrhundertwende um die klinische Einführung der Endoskopie bereichert wurde (s. Kap. 7).

Transurethrale Lithotripsie bzw. Lithotritie

Obwohl die Geschichte des Katheterismus bis in die frühen Kulturen der Menschheit zurückreicht (vgl. Kap. 6), sind Berichte über eine transurethrale Zertrümmerung von Blasensteinen bis ins 19. Jahrhundert hin nur als anekdotisch anzusehen. Aus der antiken und arabischen Medizin finden sich Angaben über Sonden, die an der Spitze mit einem Diamanten versehen waren und mit denen Blasensteine auf transurethralem Weg desintegriert wurden [28, 36, 37].

General Claude Martin berichtete, daß er 1783 auf ähnliche Weise sein Blasensteinleiden selbst behandelt habe. Über neun Monate hin hatte er mit einer Sonde, die an ihrem Ende mit einer feilenartigen Oberfläche versehen war, kontinuierlich seinen Stein verkleinert. Das besagte Instrument befindet sich noch heute in der Instrumentensammlung des Royal College of Surgeons in London [27].

Mit Beginn des 19. Jahrhunderts sollten vornehmlich in Frankreich innerhalb weniger Jahre eine Vielzahl von Ärzten die Entwicklung der transurethralen Lithotripsie vorantreiben. Hierbei konnten sie teilweise auf die Konstruktion von einfachen Lithotriptoren zurückgreifen, wie sie bereits beim perinealen Steinschnitt zur Zertrümmerung besonders großer Steine verwendet worden waren:

Fournier de Lempdes ließ von einem Juwelier 1812 seinen *Litholepte* herstellen, den er noch im selben Jahr erfolgreich an einer Leiche vorführte. An der Spitze einer Hohlsonde war dabei ein verstellbares Körbchen aus Metallbändern angebracht, ähnlich den modernen Dormia-Schlingen. Der darin eingefangene Stein wurde dann über eine durch den Schaft des Instrumentes eingeführte Feile zerkleinert. Zur klinischen Anwendung führte er seine späteren Geräte jedoch erst 1827 [19].

Auch der aus Bayern stammende Arzt Franz von Paula Gruithuisen führte sein Instrumentarium (Abb. 1.6) 1813 lediglich im Experiment vor [21]. Zuerst wurde die Blase über einen doppellumigen Katheter (Abb. 1.6, Fig. I) ausgespült und dieser dann durch einen anderen Katheter ersetzt (Abb. 1.6, Fig. II). Nach Entfernen des

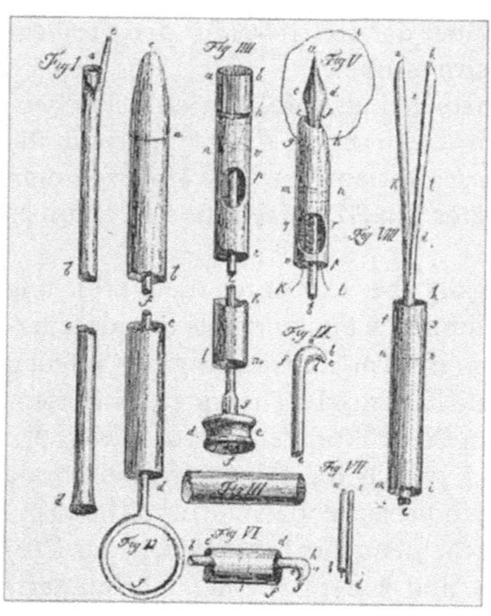

Abb. 1.6. Instrumentarium nach Gruithuisen für die transurethrale Lithotripsie [Gruithuisen FP (1813) Gaz Méd Chir Salzburg]

Obturators konnte ein Bohrstab (Abb. 1.6, Fig. III) eingeführt werden, der auf den Stein aufgesetzt und über ein Schwungrad (Abb. 1.6, Fig. III d,e) betrieben wurde. Härtere Steine wurden mit einem Draht in Position gehalten und dann mittels eines lanzettenförmigen Perforators zerkleinert (Abb. 1.6, Fig. V).

Dieses Prinzip griff 1818 Jean Civiale, damals noch Student unter Dupuytren in Paris, für die Konstruktion seines *Trilabe* auf. Nach Einführen des geschlossenen Instrumentes konnten in der Blase drei Arme ausgefahren werden, die den Stein festhielten, der dann wiederum durch einen Bohrer im Schaft bearbeitet wurde. Civiale gebührt der Ruhm, daß er mit seinem verbesserten Modell, dem *Lithontripteur* (Abb. 1.7), im Januar 1824 die erste Lithotripsie bei einem Patienten durchführte, wobei für die Behandlung in der Regel mehrere Sitzungen erforderlich waren [5].

Bereits 1822 hatten James Leroy d´Etiolles und Jean Amussat ihre Instrumente vor der Académie de Médecine vorgestellt, diese jedoch erst nach Civiale auch an Patienten eingesetzt. Dabei entsprach der *Lithoprione* Leroy d'Etiolles nahezu dem oben beschriebenen Instrument von Fournier de Lempdes [24], während Amussat's

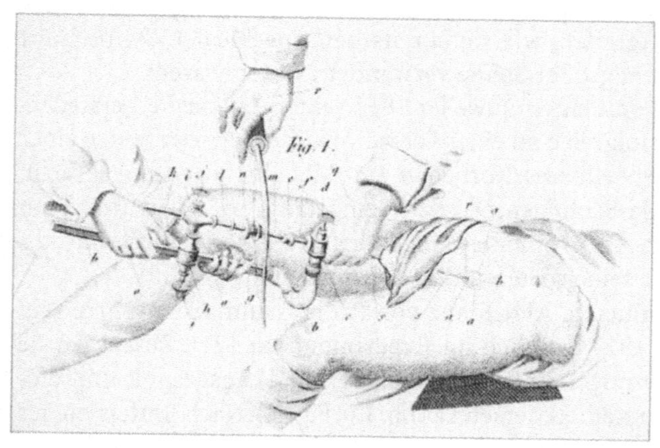

Abb. 1.7. *Lithontripteur* nach Civiale [Originallithographie; Sammlung des Autors]

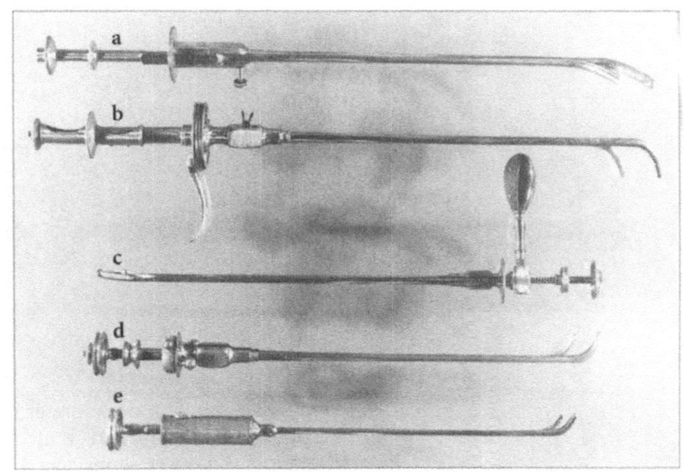

Abb. 1.8a–e. Lithotriptoren mit unterschiedlichen Mechanismen (von oben nach unten). **a** *Percuteur courbe à marteau* nach Heurteloup, **b** seltener Lithotriptor mit Ratschenmechanismus, **c** Lithotriptor mit Zahnradmechanismus nach Fergusson, **d** Lithotriptor mit Schraubmechanismus nach Civiale und **e** nach Thompson [Sammlung des Autors]

Brise-pierre à encliquetage den Stein zwischen zwei Branchen zerquetschte [6, 28, 36]. Die folgenden Jahre brachten eine Vielzahl von Veränderungen dieser Geräte, und die neue Methode wurde auch in anderen Ländern bekannt. Die Lithotripsie wurde aber auch weiterhin nur von wenigen Ärzten tatsächlich eingesetzt. Erst 1832 sollte der Franzose Charles L. S. Heurteloup, der auch 1829 die erste Lithotripsie in England im Westminster Hospital London vorgeführt hatte, eine entscheidende Neuerung einführen. Dies war das Prinzip der männlichen und weiblichen Branche, welches erstmals an seinem *Percuteur courbe à marteau* umgesetzt wurde (Abb. 1.8a) und sich später bei allen Modellen durchsetzte [23]. Das geschlossene Instrument wurde wie ein starrer gekrümmter Katheter in die Blase eingeführt, woraufhin der männliche Teil, welcher im Schaft des weiblichen Armes läuft, so verschoben wurde, daß sich die Branchen öffneten und der Stein blind gefaßt werden konnte. Danach wurden die beiden Branchen durch Hammerschläge aufeinander zugeführt bis der Stein zerbrach. Später wurden leistungsfähigere und genauere Schraubmechanismen eingeführt, so daß die Geräte eine zunehmende Verbreitung fanden (Abb. 1.8b–e).

Zumeist waren mehrere Sitzungen nötig, und die Steinfragmente wurden in der Regel nach dem Eingriff in der Blase belassen. Der Patient mußte sie dann in der folgenden Zeit unter der Miktion gebären, was oft eine weitere Tortur bedeutete. Auch über die Form der Narkose herrschte keine Einigkeit. Während einige Chirurgen gänzlich auf sie verzichteten, war sie bei anderen schon früh wesentlicher Bestandteil des Eingriffes (s. Kap. 10). Trotz dieser Erfolge setzte sich die transurethrale Lithotripsie in den ersten Jahrzehnten des 19. Jahrhunderts nur sehr langsam gegen den etablierten Steinschnitt durch. Wichtige Etappen, auch für die Entwicklung der Urologie als eigenes Fachgebiet, waren hierbei die Einrichtung einer eigenen Bettenstation für Civiales Steinpatienten am Hôpital Necker in Paris und die Übernahme dieser Abteilung durch Felix C. Guyon 1867 sowie dessen Berufung auf den ersten Lehrstuhl für Urologie.

In England verhalf Sir Henry Thompson der Methode zum Durchbruch, nicht zuletzt durch seine erfolgreiche Behandlung des 73jährigen Königs Leopold I von Belgien, einem Onkel der Königin Victoria, im Jahre 1862. Für Thompson bedeutete

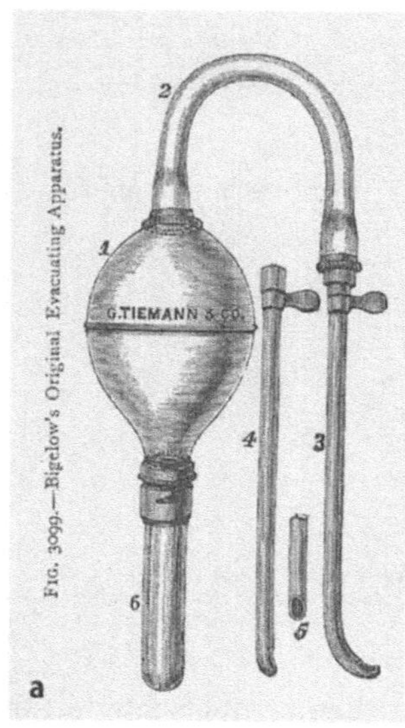

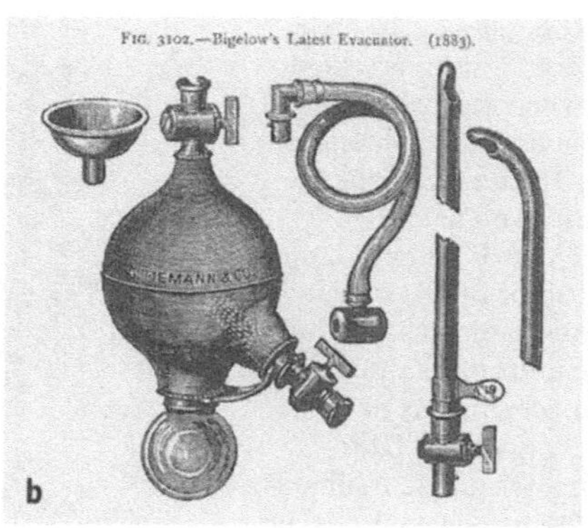

Abb. 1.9a,b. Evakuationskatheter und -ansatz nach Bigelow. **a** Originalmodell von 1878, **b** modifizierte Version von 1883 [Tiemann G (1889) American Armamentarium Chirurgicum; Catalogue of Surgical Instruments. New York]

diese Behandlung einen enormen Popularitätsschub, zumal vor ihm sowohl der Franzose Civiale als auch der Deutsche v. Langenbeck bei der Behandlung Leopolds I gescheitert waren. Fünf Jahre später wurde Thompson in den Ritterstand erhoben und gilt heute als Nestor der englischen Urologie. Er hat jedoch auch wesentlich zur Verbreitung der Lithotripsie in Europa beigetragen, da er unermüdlich in alle Städte des Kontinents reiste, um die neusten Erkenntnisse vorzuführen. Im Falle des im Exil lebenden Napoleon III war er hingegen im Januar 1873 nicht erfolgreich. Der Herrscher verstarb kurz vor der geplanten dritten Behandlungssitzung [8, 16].

1878 perfektionierte der Amerikaner Henry Bigelow die transurethrale Lithotripsie durch die Verwendung großkalibriger Evakuationskatheter im unmittelbaren Anschluß an die eigentliche Zertrümmerung [3]. Als besonders wirksam erwies sich hierbei der von ihm verwandte Evakuatoransatz, bestehend aus einem Gummiballon und einem Glaskolben, in dem sich die Steinfragmente ansammelten (Abb. 1.9). So war eine schnelle Ausspülung der gesamten Steinmasse in einer Sitzung möglich. Bigelow hat für dieses einzeitige Verfahren der Steinzertrümmerung selbst den Begriff *„Litholapaxie"* eingeführt. Zusammen mit der aufkommenden Äthernarkose, für deren Verbreitung in Amerika Bigelow ebenfalls eine große Rolle spielte (vgl. Kap.10), sollte hiermit der endgültige Durchbruch der transurethralen Blasensteinsanierung erfolgen.

Mit Einführung der Zystoskopie in den klinischen Alltag wurde nun auch bald die Lithotripsie unter Sicht durchgeführt. Entsprechende Geräte wurden beispielsweise 1905 von Nitze und Casper sowie 1909 durch Hugh Hampton Young eingeführt [28].

Literatur

1. Baseilhac J (1751) Recueil de pièces importantes concernant la taille par le lithotome caché. D'Houry, Paris
2. Baseilhac J (1779) Nouvelle méthode d'extraire la pierre par dessus le pubis. D'Houry, Paris
3. Bigelow HJ (1878) Litholapaxy or rapid lithotrity with evacuation. W. Wood, New York
4. Cheselden W (1723) A treatise on the high operation for the stone. Osborn, London
5. Civiale J (1827) Lettres sur la lithotritie, ou broiement de la pierre dans la vessie. Baillière, Paris
6. Civiale J (1847) Traité pratique et historique de la lithotritie. Baillière Paris
7. Collot F (1727) Traité de l'opération de la taille avec des observations sur la formation de la pierre, et les suppressions d'urine (ouvrage postume). Vincent, Paris
8. Cope Z (1951) The versatile victorian. Being the life of Sir Henry Thompson Bt. 1820–1904. Harvey & Blythe, London
9. Cumston CG (1912) A short account of the early history of suprapubic cystotomy. Boston M S J 166: 522
10. Denonvilliers CPD (1836) Anatomie du perinée. Bull Soc Anat 11: 105–107
11. Dionis P (1707) Cours d'opérations de chirurgie. Paris
12. Dionis P (1733) A course of chirurgical operations, demonstrated in the Royal Garden at Paris. Übersetzung aus dem Französichen: Tonson, London
13. Douglas J (1723) Lithotomia Douglassiana or a new method of cutting for the stone. London
14. Down Bros. (1906) A catalogue of surgical instruments. London
15. Dupuytren G (1812) Parallèle des tailles.
16. Ellis H (1979) A history of bladder stone. J Roy Soc Med 72: 248–251
17. Fabricius Hildanus (1606–1627) Opera observationum et curationum chirurgicarum centuria I–IV. Basel
18. Franco P (1561) Traité de hernies et autre excellentes parties de la chirurgie. Payan, Lyon
19. Fournier de Lempdes J (1829) Lithotritie perfectionée. Paris
20. Gross SD (1882) A system of surgery. Lea, Philadelphia
21. Gruithuisen FP (1813) Gaz Méd Chir Salzburg
22. Heister L (1728) De alto apparatu hoc est de methodo calculum vesicae super osse pubis extrahendi. Helmstedt
23. Heurteloup CLS (1833) Mémoire sur la lithotripsie par percussion.
24. Leroy d'Etiolles (1823) Perfectionnement au lithoprione.
25. Marianus Sanctus (1543) Libellus aureus de lapide vesicae per incisionem extrahendo. Venetiis
26. Morand S (1728) Traité du haut appareil. Paris
27. Murphy LJT (1969) Self-performed operations for stone in the bladder. Br J Urol 41: 515
28. Murphy LJT (1972) The history of urology. Thomas, Springfield
29. Pattison GS (1820) Experimental observations on the operation of lithotomy, with the description of a fascia of the prostate gland which appears to explain anatomically the cause of urinal infiltration and consequent death. Am M Rec Phil 3: 1–24
30. Riches E (1968) The history of lithotomy and lithotrity. Ann R Coll Surg Engl 43: 185–199
31. Rousset F (1590) A treatise on the high operation for the stone. Aus: Hysterotomotokias, caesarei partus assertio historiologica. Duval, Paris
32. Souberbielle J (1840) Mémoire sur l'operation de la taille. Mém Acad Roy Méd 8: 56–99
33. Thompson H (1888) Clinical lectures on disease of the urinary organs. J. & A. Churchill, London
34. Tiemann G (1889) American Armamentarium Chirurgicum; Catalogue cf Surgical Instruments. New York
35. Trendelenburg F (1890) Über Blasenscheidenfisteloperationen und über Beckenhochlagerung bei Operationen in der Bauchhöhle. Sammlung Klin Vortr: 355
36. Ultzmann R (1890) Über die Krankheiten der Harnblase. Enke, Stuttgart
37. Wangensteen OH, Wangensteen SD, Wiita J (1969) Lithotomy and lithotomists: progress in wound management from Franco to Lister. Surgery 66:929–952

Anfänge der modernen Urochirurgie im 19. Jahrhundert

F. MOLL

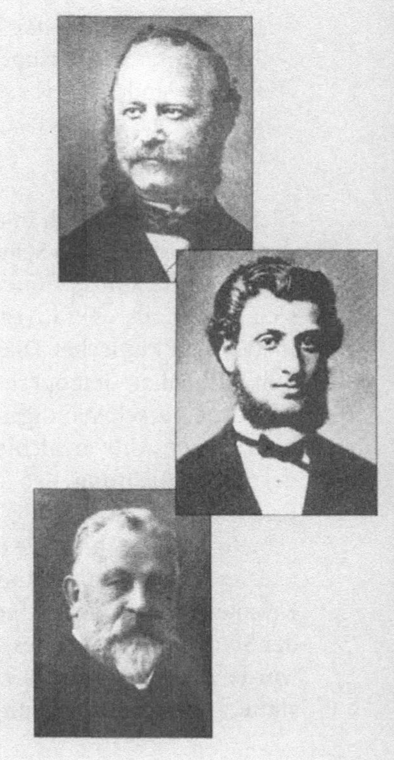

Zur Einführung

Während im ersten Drittel des 19. Jahrhunderts die Medizin und mit ihr die Urologie noch unter dem Einfluß der Aufklärung und der inzwischen aufkommenden naturphilosophisch geprägten Denkweise stand, setzte mit der weiteren allgemeinen Entwicklung der Naturwissenschaften ein Umschwung in den medizinischen Grundlagenfächern und den theoretischen Disziplinen ein, der auch die klinische Medizin maßgeblich beeinflußte.

In der Übergangszeit von der naturphilosophisch geprägten Heilkunde im Sinne F. W. Schellings (1775–1854) oder Lorenz Okens (1779–1851) zur induktiven naturwissenschaftlich geprägten Medizin herrschten noch ontologische, eigene Wesenheiten der Krankheiten annehmende pathogenetische Ansichten vor. Der Zug zur Spezialisierung sollte aufgehalten, die Verabsolutierung objektiver Perspektiven vermieden und die Spaltung von Natur- und Geisteswissenschaften überwunden werden. Die „naturhistorische Schule" jedoch, die die naturwissenschaftliche Medizin vorbereitete, nutzte bereits die inzwischen verfügbaren „neuen" wissenschaftlichen Methoden in großem Umfang. In Deutschland holte nun die klinische Medizin den Rückstand, den sie gegenüber Frankreich, England und Österreich hatte, auf.

Besonders die operativen Fächer hatten seit der Mitte des 19. Jahrhunderts einen besonderen Aufschwung genommen. Dies hing in erster Linie mit der Realisierung von drei innovativen Voraussetzungen zusammen:

- Die Einführung der Allgemeinnarkose (W. Morton 1819–1868 bzw. S. Wells 1815–1848) ermöglichte eine Ausweitung der Operationszahlen (s. Kap. Anästhesie).
- Die Durchsetzung der Prinzipien der Anti- und Asepsis Listers (1827–1912) ab 1868 senkte die perioperative Letalität infolge von Sepsis und Wundinfektionen.
- Die Anwendung verbesserter Methoden der intraoperativen Blutstillung (Gefäßklemme nach Jules Péan, 1830–1898) beinhaltete eine subtilere präparative Operationstechnik.

Gleichzeitig setzte sich in der operativen Medizin, die naturgemäß niemals so stark der naturhistorischen Schule verhaftet war, ein organbezogenes Denken durch. Dieses schuf die konzeptionelle Voraussetzung für eine moderne Organchirurgie, die sich zudem als operatives Hilfsmittel der internistischen Therapie, aber auch als Instrument klinischer Diagnostik verstand. Die Urologie entwickelte sich in dieser Zeit parallel zu den operativen Zweigen der Gynäkologie, Abdominal- und Unfallchirurgie, als selbständiges Fach. Waren viele Operateure nach Ausbildung und Herkunft einer „Universalchirurgie" verhaftet, spezialisierten sich die Protagonisten der neuen Richtung – so auch Gustav Simon, Bernhard Bardenheuer, James Israel, Ernst Küster u. a. – in dieser Entwicklungsphase in ihrer Praxis auf wenige Organgebiete, wie Urochirurgie oder Traumatologie.

Diese radikalen Veränderungen bestimmten Wachstum und Ausdehnung des Krankenhauses, das zu einem Aushängeschild für eine fortschrittliche Infrastruktur der Stadt am Ausgang des 19. Jahrhunderts wurde. Die karitative Armeneinrichtung wurde zur medizinisch-wissenschaftlichen Behandlungs- und auch Ausbildungsstätte. Deren Fachabteilungen – zunächst innere und äußere (operative Fächer) –

waren im Rahmen einer besonderen Organisations- und Funktionsstruktur ein großes Leitmotiv der Medizinentwicklung im 19. Jahrhundert, und ohne deren Existenz wäre die Einführung der Narkose und Durchsetzung von Anti- und Asepsis nicht möglich gewesen.

Der Lebensweg Gustav Simons

Gustav Christoph Jakob Friedrich Ludwig Simon (Abb. 2.1) wurde am 13. März 1824 in Darmstadt geboren, wo sein Vater großherzoglich-hessischer Rentmeister war, also in der damaligen Gesellschaft eine recht priviligierte Beamtenposition innehatte. Er studierte in Gießen und ab 1844 an seiner späteren Wirkungsstätte Heidelberg. In seiner Dissertation befaßte er sich mit Untersuchungen über den Luftgehalt der Lungen durch das Spirometer. Während der Revolutionskämpfe in Baden 1849 (ab 01. 07. 1849 Belagerung der Festung Rastatt) sammelte er als Militärarzt hessischer Truppenteile Erfahrung in der Therapie von Schußwunden, die er 1851 in einer Abhandlung zusammenfaßte.

Zwischen 1851 und 1852 weilte Gustav Simon zu einem Studienaufenthalt in Paris, dem Weltzentrum der operativen Chirurgie in der Mitte des 19. Jahrhunderts. Hier eignete er sich von Antoine Joseph Robert de Lamballe (1799–1867) versierte Kenntnisse auf dem Gebiet der Blasen-Scheidenfisteloperationen an, die seinen späteren Ruf als exzellenten Operateur begründeten. Er verbesserte die ursprüngliche französische Operationsmethode (opération autoplastique par glissement) durch eine Doppelnaht (sog. Entspannung und Vereinigung) sowie eine exakte Fistelrandexzision und berichtete in mehreren Publikationen und einer Monographie über seine „Deutsche Methode".

In Darmstadt richtete er mit acht gleichgesinnten Kollegen ein kleines Privatspital ein, wo er eine ausgezeichnete Reputation als Chirurg errang, so daß er 1861 als Professor nach Rostock in der Nachfolge Karl Friedrich Strempels (1800–1872)

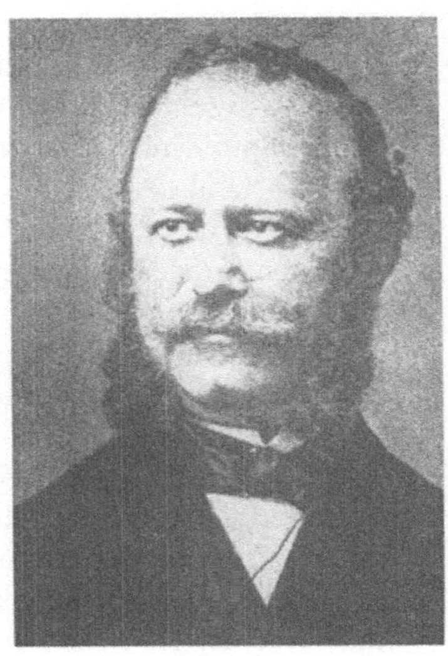

Abb. 2.1. Gustav Simon (1824–1876) [Aus: Heidelberger Chirurgie. 1818–1768, Springer, 1968]

berufen wurde. Hier befaßte er sich neben der gynäkologischen Chirurgie auch mit Fistelchirurgie.

1866 leitete er auf Wunsch Rudolf Virchows (1821–1902) während des deutsch-österreichischen Krieges das Lazarett in Berlin-Moabit. Als Generalarzt der badischen Reservelazarette nahm er 1870 am deutsch-französischen Krieg teil.

1867 trat er die Nachfolge des plötzlich verstorbenen Karl Otto Webers (1827–1867) auf der Heidelberger Lehrkanzel an. Hier erst boten sich dem gereiften Operateur die Möglichkeiten, seinen Vorlieben, der operativen Gynäkologie und der Nierenchirurgie, intensiv nachzugehen.

Schon in den ersten Monaten in Heidelberg stellte sich in der chirurgischen Klinik die 46 Jahre alte Arbeiterfrau Margaretha Kle(e)b (1820–1878) vor. Sie war in Offenbach (Main) von Heinrich Walther (1820–1884) hystero-ovariotomiert worden und litt an einer postoperativen Harnleiter-Scheidenbauchfistel links, im Zeitalter fehlender Antisepsis eine der häufigsten postoperativen Komplikationen. Nicht mehr in der Lage, ihren Lebensunterhalt als Wäscherin unbeeinträchtigt zu verdienen, neigte sie zu Suizidgedanken. Gustav Simon bemühte sich sehr um die unglückliche Patientin. Dreimal versuchte er, die Fistel durch Hautschwenklappen zu verschließen, um die Kontinuität des Harnflusses über den Ureter wiederherzustellen. Doch die Versuche schlugen fehl. Zweimal versuchte er, das Ureterostium mit Silbernitrat zu veröden, was wegen beginnender Sepsis mißlang. Somit reifte sein Plan zur Entfernung der Niere. In Tierversuchen an 30 Hunden (15 Hysterektomien, 15 Nephrektomien) klärte er die Funktion der Restniere und das operative Vorgehen.

Bereits seit dem Mittelalter beschäftigte die Nierenchirurgie gelehrte Mediziner, doch beschränkte sich die Tätigkeit der operativ tätigen Wundärzte auf Abszeßinzisionen und Kauterisation. Erst Ende des 17. Jahrhunderts bestand Einigkeit in der Durchführung der Nephrotomie bei Urolithiasis nach vorheriger Nierenstielligatur (Stefan Blankard, 1650–1702, Amsterdam). Bereits 1672 hatte Hendrik van Roonhuysen die kompensatorische Vergrößerung der Restniere angegeben. Um 1680 führte Domenico de Marchetti (1626–1688), Padua, die erste wirklich belegte Nephrotomie an dem englischen Gesandten in Venedig, Mr. Hobson, durch. Der Patient überlebte unter Persistenz einer Nierenhautfistel. Eine erste naturwissenschaftlich orientierte Darstellung der „Nierenaffektionen" gelang Pierre Rayer (1713–1867) in seiner „Traité des Maladies des Reins" (1839–1841 erschienen).

Die Operationsindikation war für Simon gerade deshalb gegeben, da der jammervolle Zustand der Patientin von so enormer Bedeutung war und bei erfolgreicher Operation eine „radikale Heilung" erzielt werden konnte. Simons Analyse läßt hier eine sehr modern anmutende Untersuchung zur Lebensqualität der Patientin erkennen.

Klar schilderte er neben der umfangreichen Krankengeschichte die Problemkreise, die von der Nephrektomie tangiert wurden:

- Versehentliche Peritonealeröffnung mit nachfolgender Sepsis und Peritonitis, die im vorantibiotischen Zeitalter praktisch immer zum Tode führte (daher retroperitonealer operativer Zugang),
- technische Durchführbarkeit der Nierengefäßligatur, da nach einer bekannten Statistik (Porta 1855) ein Drittel bis die Hälfte aller Patienten an Pyämie und töd-

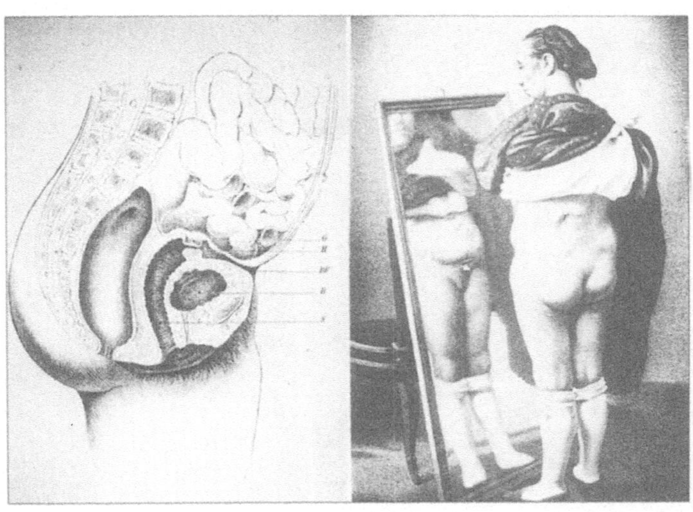

Abb. 2.2. Schematische Durchschnittszeichnung der „Harnleiter-Bauchfistel". „Die nephroto-
mierte Patientin nach der Heilung". [Beigeheftete Stiche, Simon, Chirurgie der Nieren, 1871;
neben Seite 2 und Seite 62. Die Beilage von Abbildungen war zu dieser Zeit technisch sehr aufwendig, die Bildauswahl verdeutlicht die naturwissenschaftliche Ausrichtung; Original gelb
koloriert. (*S* – Scheide, *B* – Blase, *G* – Gebärmutterstumpf)]

licher Nachblutung starben, und bis 1880 die Gefäßligatur in der gesamten Chirurgie ein „gewagter Eingriff" blieb,
- Persistenz der Gefäßstümpfe nach Resorption der Ligaturfäden,
- die Funktion der Restniere, da schließlich eine seitengetrennte Funktionsdiagnostik vor Fortentwicklung der Zystoskopie und des Harnleiterkatheterismus
  nicht möglich war.

Trotz aller dieser Probleme willigte die Patientin Margarethe Kleb sofort ein. In der
Öffentlichkeit war Simons Vorgehen heftig umstritten. In fast aktueller Weise wurde
Kritik geübt, da ein gesundes Organ entfernt werden sollte. Sogar Stimmen nach
dem Staatsanwalt wurden laut, und der Klerus erhob aus allgemeinen ethischen
Gründen Protest.

Überzeugt von der richtigen medizinischen Indikation, legte Gustav Simon den
Operationstag auf die Mittagszeit des 2. August 1869 fest (Abb. 2.2).

Nach Hautschnitt, „Bloßlegung der Niere", Auslösung, Stielpräparation und
Unterbindung desselben war die Operation nach 40 min Dauer und 50 ml Blutver-
lust erfolgreich beendet. Dies stellt auch heute, im Zeitalter von Intubationsnarkose
sowie Blutkonserven, eine bemerkenswerte operative Leistung dar.

Postoperativ traten typische Komplikationen, eine Wunddiphterie sowie ein
Erysipel, auf. Zusätzlich erkrankte Margarethe Kleb an einer Pneumonie. Sie verließ
am 36. postoperativen Tag ihr Bett, und nach 6 Monaten konnten die aus der Wunde
geleiteten Stielligaturen entfernt werden. Nur aus sozialen Gründen wurde die Patientin bis Herbst 1870 hospitalisiert.

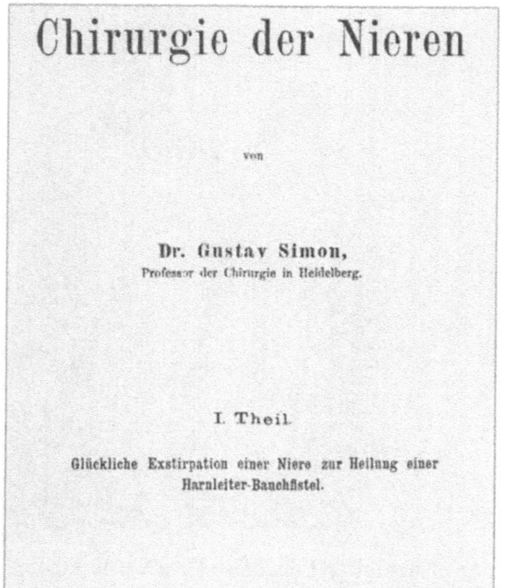

Abb. 2.3. Titelblatt der Erstausgabe

Gedrängt durch ausländische Besucher, publizierte Gustav Simon erste Ergebnisse in der Zeitschrift „Deutsche Klinik". Seine wissenschaftlichen Erörterungen über diese Operation schrieb er endgültig in dem 1871 bei Ferdinand Enke in Erlangen erschienenen Werk „Chirurgie der Nieren" (Abb. 2.3) nieder. Den zweiten Teil redigierte er noch auf seinem Sterbebett 1876. Dieser wurde von seinem Schüler Chr. Heinrich Braun (1847–1911) herausgegeben. Entsprechend der Gewohnheit der Zeit sprach er noch von der Nephrotomie.

Am 28. 08. 1871 führte Simon seine zweite Nephrektomie, diesmal wegen langjährig bestehender Urolithiasis, durch. Während die Operation gelang, verstarb die 30jährige Patientin aus Savannah, Georgia, an einer Sepsis infolge der damals üblichen digitalen Wundkontrolle am 31. Tag post operationem. In der Fachliteratur der Zeit galt die Indikation zu dieser Operation seither als gesichert.

Auf wissenschaftlich-urologischem Gebiet ist sein Name weiterhin mit der digitalen Erweiterung und Austastung der weiblichen Harnröhre („Simonisierung") sowie Einführung der blinden Uretersondierung verbunden.

Gustav Simon verstarb im Alter von 52 Jahren am 18. August 1876 an den Folgen eines thorakalen Aortenaneurysmas. Sein Nachfolger wurde der Billroth-Schüler Vincenz von Czerny (1842–1916). Das Wirken Simons wurde – außer durch Mitgliedschaften in deutschen wissenschaftlichen Gesellschaften und Verleihung hoher Orden und des badischen „Hofrath"-Titels – auch durch Aufnahme in die Schwedische medizinische und die geburtshilflichen gynäkologischen Gesellschaften in London, Boston und New York gewürdigt. Insbesondere sein Schüler Bernhard Bardenheuer, Leiter der chirurgischen Abteilung des Kölner Bürgerhospitals, führte die Nierenchirurgie in seinem Sinne fort.

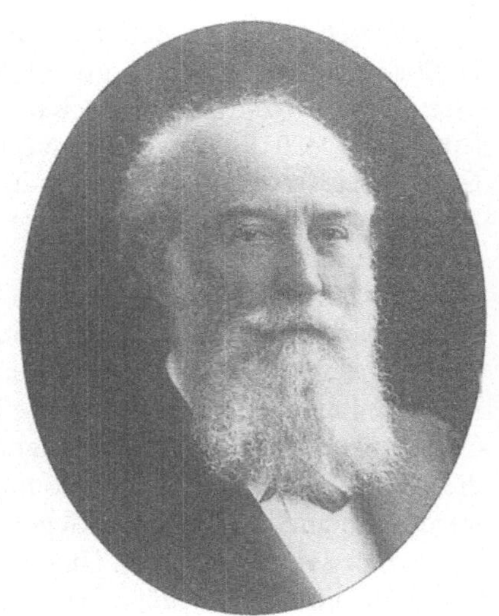

Abb. 2.4. Bernhard Bardenheuer (1839–1913) im Alter von 70 Jahren, Abb. ca. 1909. [Archiv Dr. F. Moll]

Vita Bernhard Bardenheuers

Bernhard Bardenheuer (Abb. 2.4) wurde am 12. Juli 1839 in Lamersdorf bei Düren (Rheinprovinz) als Sohn eines Gastwirts geboren. Sein Medizinstudium absolvierte er in Würzburg und Berlin. Hier wurde er besonders von Bernhard von Langenbeck (1810–1887), in dessen Klinik er häufig famulierte, angezogen. Weitere Schüler waren Theodor Billroth (1829–1894), Friedrich von Esmarch (1823–1908) und Julius Gurlt (1825–1899).

Im Jahre 1865, nach bestandenem Staatsexamen und Verteidigung seiner Dissertation, setzte er seine medizinische Ausbildung an der Rheinischen Friedrich-Wilhelms-Universität in Bonn unter Karl Busch (1836–1881), einem weiteren Schüler von Langenbecks, fort. 1868 wechselte er an die Alma Mater in Heidelberg zu dem Ophthalmologen Otto Becker (1828–1893), um – wie damals üblich – sein operatives Spektrum zu erweitern. Gleichzeitig wurde er hier Volontärassistent bei Gustav Simon, der sein eigentlicher wissenschaftlicher Lehrer wurde. Gemeinsam operierten sie chirurgische und gynäkologische Erkrankungen. Bernhard Bardenheuer assistierte am 2. August 1869 die erste geplante Nephrektomie.

Zwischen 1869 und 1870 weilte er zu Studienaufenthalten in den Weltzentren der operativen Medizin der damaligen Zeit: Paris, London und Wien. Besonders beeindruckte ihn Bartholomäus Spencer-Wells (1835–1897), der die Ovariotomie in die allgemeine Operationspraxis einführte, eine Operation, die Bernhard Bardenheuer später in Köln erstmals erfolgreich ausführte.

Nach Köln zurückgekehrt, leitete er 1870 während des deutsch-französischen Krieges das Garnisonslazarett Köln-Deutz und fand durch diese Tätigkeit 1872 Kontakt zu Otto Fischer (1810–1885), dem leitenden Chirurgen des Kölner Bürgerhospitals, dessen Nachfolger er durch Bestätigung der Stadtverordnetenversammlung im Oktober 1874 wurde. An dieser Wirkungsstätte erwarb sich Bardenheuer den Ruf eines geschickten Operateurs und überragenden Chirurgen weit über die Grenzen der Rheinlande hinaus. Während seiner Tätigkeit am Bürgerhospital, der damals größten chirurgischen Krankenanstalt Europas (510 Betten insgesamt;

1905: 324 chirurgische Betten; Berliner Charité: 270 chirurgische Betten, München Nußbaumstraße: 293 chirurgische Betten), wurde ein beachtliches Leistungsniveau erreicht. Gleichzeitig konnten bis zu 200 Betten im städtischen Augusta-Hospital (insgesamt 490 Betten) vom Bürgerhospital aus konsiliarisch versorgt werden. Gegen viele Widerstände und mit großem finanziellem Einsatz der städtischen Armenkasse begann er, mit großem Erfolg, am 01.12.1872 als einer der ersten deutschen Kliniker mit der Antisepsis nach Lister. Im Jahre 1888, während der Assistenzarztzeit Kurt Schimmelbuschs in Köln (1860–1895), führte er die Sterilisation von Verbandsmaterial als erster deutscher Chirurg ein. Von seinem Vorgänger (!) im Amt übernahm er eine gut funktionierende Bettendesinfektion.

Bardenheuer bereicherte die Nierenchirurgie um den sog. Türflügelschnitt (1881). Als Explorativschnitt geplant, konnten ohne Eröffnung der Peritonealhöhle die einzelnen Organe in ihrer topographischen Beziehung zueinander untersucht werden; so auch die gesunde Gegenseite bei Nephrektomien. Dies war vor Einführung einer seitenbezogenen Nierenfunktionsdiagnostik durch Casper und Richter um 1900 die einzige Möglichkeit, ein gesundes kontralaterales Organ zu untersuchen. Seine Mortalitätsrate von 21,6% bei 37 Fällen ist bei Analyse der zeitgenössischen Statistiken noch immer beachtenswert.

Viele wissenschaftliche Ergebnisse wurden von seinen Schülern publiziert. Daher geriet sein Name in Deutschland in Vergessenheit [5, 17, 18].

James Israel, Berlin

James Israel (Abb. 2.5) wurde am 2. Februar 1848 als drittes Kind einer angesehenen jüdischen Kaufmannsfamilie in Berlin geboren. Unter Einfluß Ludwig Traubes (1818–1876), einer der führenden Kliniker der Berliner Schule (u.a. Propagierung der Thermometrie), entstand seine Dissertation über „Fünf Fälle von diffuser Nephritis", die er am 3. Juni 1870 erfolgreich öffentlich verteidigte. Nach einem Stu-

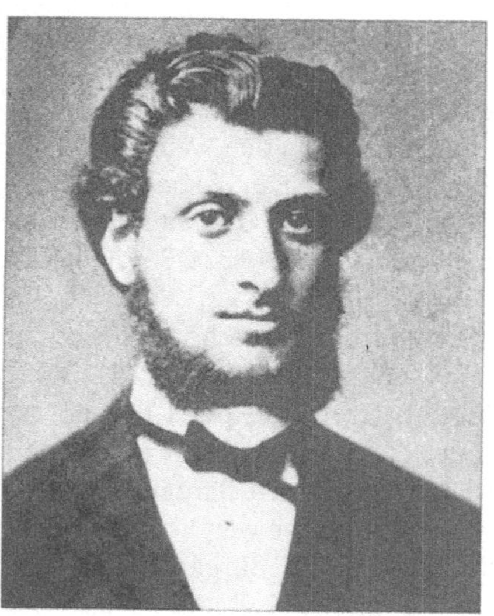

Abb. 2.5. James Israel (1848–1926). [Sammlung Institut für Geschichte der Medizin der Universität zu Köln]

dienaufenthalt in Wien nach dem deutsch-französischen Krieg 1870 begann er 1872 seine Tätigkeit im Krankenhaus der jüdischen Gemeinde in Berlin Mitte. Hier wurde er Assistent Bernhard von Langenbecks, der diese Abteilung nebenamtlich leitete. Ähnlich wie Bernhard Bardenheuer beschäftigte er sich hier mit der Wundbehandlung nach Lister und hielt sich 1874 zur Vertiefung seiner Kenntnisse mehrere Monate in Edinburgh bei Lord Lister auf. Im Jahre 1880 wurde er nach Ausscheiden v. Langenbecks Chefarzt der chirurgischen Abteilung und im Jahre 1894 wurde ihm, ohne ein akademisches Lehramt zu erhalten, aufgrund seiner überragenden Verdienste um die Urochirurgie als erstem Juden in Deutschland der Professorentitel zuerkannt. Seine 16jährige Tätigkeit in der Urologie faßte er 1901 in dem bei August Hirschwald, Berlin, herausgegebenen Werk „Chirurgische Klinik der Nierenkrankheiten" zusammen, das den aktuellen Stand der Nierenchirurgie, reich an Bildern und mit vielen Kasuistiken versehen, auf über 600 Seiten differenziert darstellte und über Jahre hinweg als ein besonderes Standardwerk der Urologie galt. 1925 gab er mit seinem Sohn Wilhelm (1881 – 194?) bei Georg Thieme in Leipzig „Die Chirurgie der Niere und des Harnleiters" (Abb. 2.6) heraus. In diesem Lebenswerk fand seine urochirurgische Tätigkeit ihren wissenschaftlichen Abschluß. Er entwickelte ein eigenes Palpationsverfahren der Nieren unter Ausnutzung der Atemexkursion des Patienten. Weiterhin war er Herausgeber der renommierten „Folia urologica", einer Fachzeitung, die schon sehr früh um ein internationales Autoren- und Leserpublikum bemüht war.

1908 präsidierte er in Paris neben Felix Guyon (1831–1920) den ersten Kongreß der Association internationale de Urologie. 1914 leitete er als Vizepräsident den dritten Kongreß der Internationalen urologischen Gesellschaft in Berlin, den er zusammen mit dem Urologen Karl Posner (1854–1928) organisiert und vorbereitet hatte. Nicht unerwähnt bleiben darf seine internationale Konsiliartätigkeit. 1915

Abb. 2.6. Titelblatt der letzten Buchveröffentlichung von James Israel

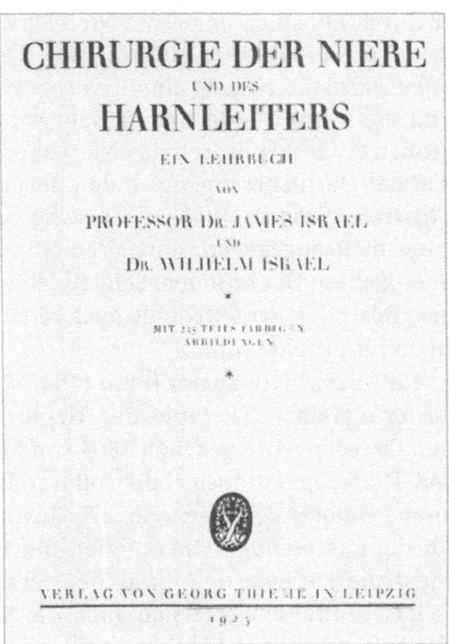

Tabelle 2.1. Übersicht über bedeutende deutsche Urochirurgen

Leopold v. Dittel	1815–1890
Gustav Simon	1824–1876
Theodor Billroth	1829–1894
Bernhard Bardenheuer	1839–1913
James Israel	1848–1926
Anton Ritter von Frisch	1849–1912
Karl Posner	1854–1928
Leopold Casper	1859–1959
Otto Zuckerkandl	1861–1921
Friedrich Voelcker	1872–1955
Eugen Joseph	1879–1933
Alexander v. Lichtenberg	1880–1949

operierte er erfolgreich den osmanischen Sultan Mohammed V. (1844–1918) in Konstantinopel an Blasensteinen durch Sectio alta.

James Israel starb am 2. Februar 1926 in Berlin. Er wurde auf dem alten jüdischen Friedhof an der Schönhauser Allee beigesetzt. Sein wissenschaftliches Oevre belegt ebenfalls, daß sich das Spezialfach Urologie in besonderem Maße außeruniversitär entwickelte und etablierte (Tabelle 2.1).

Die Ausweitung des Operationskanons an der Niere

Sehr rasch begann sich nach ersten zögerlichen Einzelschritten die Operationsindi-kation der Niereneingriffe zu differenzieren. Schon vor seiner ersten Nephrektomie hatte Gustav Simon eine Zusammenstellung von Hydronephrosen veröffentlicht, die er durch künstlich angelegte Nierenbeckenfisteln therapiert hatte. Friedrich Trendelenburg (1844–1924) führte 1886 die sog. Sporndurchtrennung aus, wobei der hohe Harnleiterabgang einer Hydronephrose bis ins Nierenbecken hinein gespalten und die Schnittränder durch Naht vereinigt wurden. 1896 empfahl v. Czerny, bei großen Hydronephrosen das Nierenbecken durch Pyelonplikatur so zu verändern, daß der Harnleiterabgang an den tiefsten Punkt verlagert wurde. Schon 1884 hatte Christian Fenger (1840–1902) seine longitudinale Inzision mit querer Vereini-gungsnaht angegeben. Karl Cramer aus der Bardenheuer-Klinik berichtete 1897 über weitere Operationen. Schließlich wies Joaquin Albarran (1860–1912) mit sei-ner „Résection orthopédique pyélorenal" auf die kombinierte Resektion von Paren-chym und Pyelon hin.

1881 berichtete Eugen Hahn (1841–1902), Berlin-Friedrichshain, als erster über die erfolgreiche Therapie der Nephroptose durch Nephropexie. Die typischen Beschwerden wurden schon 1864 von Josef Dietl (1804–1870) aus Krakau beschrie-ben. Diese Operationstechnik sollte zu Beginn des 20. Jahrhunderts in- und auslän-dische Autoren (Küster: Abb. 2.7, Guyon, Bassini, Morris) zu für uns heute merk-würdig anmutenden Operationen mit Festheftung an den Rippen oder in eigens konstruierten Befestigungstaschen veranlassen.

Rasch differenzierte sich auch die Schnittführung bei den Zugangswegen zur Niere. Der vertikale Lumbalschnitt, von Gustav Simon 1869 angegeben, wurde von

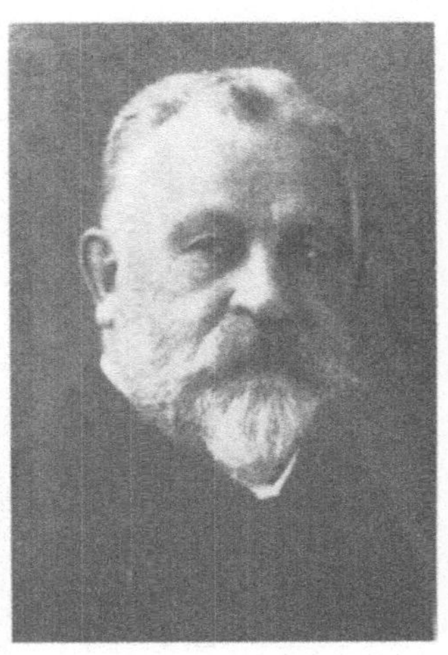

Abb. 2.7. Ernst Küster (1839–1930), 1903 Vorsitzender der Dt. Gesellschaft für Chirurgie. [Aus: Die Deutschen Chirurgenkongresse seit der 50. Tagung, Springer, 1983]

Bardenheuer 1881 zum „Thürflügelschnitt" erweitert. Der Lumbalschnitt nach von Bergmann-Israel (1883–1887) gehört zu den noch heute am meisten angewandten Schnittführungen. Er ist nahtlos ventral erweiterungsfähig und führt, voll ausgenutzt, zu einem optimalen Zugang von retroperitoneal her. Der horizontale Flankenschnitt nach Lente (1874) als anterolaterale Modifikation wird heute nicht mehr ausgeführt. Krönlein (1847–1910), Zürich, gab 1885 einen pararektalen paraperitonealen Zugang zur Niere an.

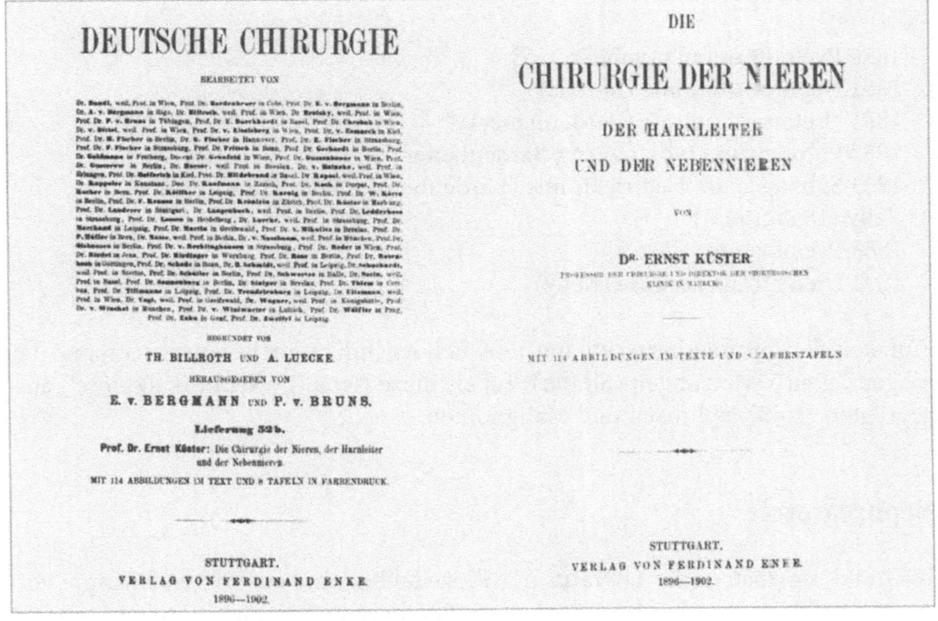

Abb. 2.8. Titelblatt der Publikation von Küster

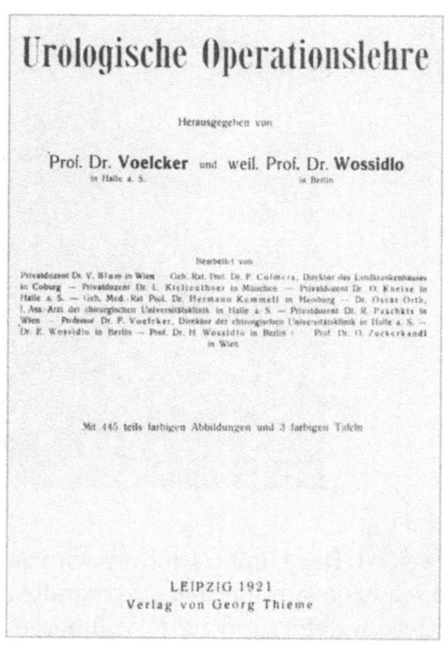

Abb. 2.9. Standardwerk zur urologischen Chirurgie von F. Voelcker (1872–1955) und Hans Wassidlo (1854–1918). Im Titel wird das erstarkte Fachbewußtsein deutlich: nicht mehr das Organsystem (Niere, Prostata etc.), sondern das operative Fachgebiet sind im Titel aufgeführt, für die einzelnen Organbereiche wurden von den Herausgebern renommierte Wissenschaftler der Zeit ausgesucht

Der klassische abdominotransperitoneale Zugangsweg nach Theodor Kocher (1841–1917), Bern, 1877, erfuhr unterschiedliche Wandlungen und besitzt noch heute, insbesondere bei der Tumorchirurgie sowie im Rahmen der Traumatologie, einen gesicherten Stellenwert.

Die weiteren wichtigen Indikationen der Nierenchirurgie waren bis 1900 fest etabliert (s. auch Abb. 2.8 u. 2.9).

- 1880 Pyelolithotomie (von Czerny)
- 1881 Nephrolithotomie (Morris)
- 1881 Ureterolithotomie (Bardenheuer)
- 1887 Polresektion (von Czerny, Bardenheuer)
- 1883 Subkapsuläre Nephrektomie (Bardenheuer, Ollier (1830–1900), Kelly (1858–1943))
- 1888 Pyelostomie (Küster)
- 1892 Ureterreanastomose (Kelly)

Einigkeit der Autoren herrschte um 1900 bei der Indikation zur Nephrektomie, bei ausgeprägten Verletzungen (Simon), Tuberkulose (Israel), „Nephrokalkulose", ausgeprägten Hydronephrosen und Malignomen.

Nephrektomie

Während um 1880 in der Literatur nur Einzelfallberichte zur Nierenchirurgie vorlagen, beschrieb Bernhard Bardenheuer 1881 bereits 7 Nephrektomien, teils mit erfolgreichem Ausgang. Die Nephrektomie mit sicherer Indikation zur Heilung renaler Erkrankungen war bis 1890 noch nicht fest etabliert, die Letalität war hoch. Samuel Gross (1805–1884), Philadelphia, veröffentlichte 1885 233 Fälle in einer häufig zitierten Sammelstatistik mit einer Gesamtletalität von 44,6%; Ernst Küster (1839–1930), Marburg, 316 Nephrektomien mit 39%. Noch 1885 nannte Eduard Albert (1841–1906) aus Wien die Nephrektomie eine „Verirrung der Zeit". 1884 berichtete James Israel bei 12 Fällen von einer Sterblichkeitsziffer von 16,6%.

Weiterhin sank die Letalitätsrate der Nephrektomie, transperitoneal oder von lumbal ausgeführt, bis zur Jahrhundertwende erheblich, wobei in diese Gesamtstatistiken unterschiedliche Indikationen einflossen. Besonders die Nierentuberkulose nahm hier einen weiten Raum ein. Viktor Schmieden (1874–1945) gab 1901 in einer Sammelstatistik über 30 Jahre die Gesamtmortalität des Eingriffs mit 26,9% bei 1118 Fällen an; zwischen 1880 und 1890 lag die Mortalität hier bei 35%, zwischen 1890 und 1900 bei 24,5%. Israel hatte vor 1901 eine Gesamtmortalität von 28,5%, nach 1901 von nur noch 10% [8, 16].

Zur Verbesserung der operativen Ergebnisse trug neben der Entwicklung einer differenzierten Indikation und verbesserter operativer Technik auch die funktionelle Betrachtung der pathologischen Vorgänge bei. Hierbei waren differenzierte Nierendiagnostik (Casper u. Richter, 1900), Chromozystoskopie (Voelcker u. Joseph, 1903) sowie die retrograde Pyelographie (Voelcker u. Lichtenberg, 1906) wesentliche Bausteine einer von Urologen selbst entwickelten optimierten Diagnostik. Sie beruhten alle auf dem von Max Nitze (1848–1906) zum praktikablen Untersuchungsinstrument fortentwickelten „Kystoskop" (s. Kap. 7) und veranschaulichen die für das Fachgebiet parallel fortschreitende Entwicklung offen-operativer und endoskopischer Methoden und Techniken.

Blasenchirurgie

Klinische Arbeiten zur Blasenteilresektion und Tumorexzision bildeten die Basis zur Ausbildung der totalen Blasenentfernung auf suprapubischem Wege.

Schon 1874 entfernte Theodor Billroth (1829–1894) bei einem Knaben einen Tumor nach frustranem perinealen Vorgehen. Richard von Volkmann (1830–1889) scheiterte im gleichen Jahr. Eduard Sonnenburg (1848–1915) beschrieb 1884 die erste Blasenteilresektion. Schon 1881 hatten Themistokles Gluck (1853–1942) sowie Oskar Zeller (1873–1949), beide Schüler v. Langenbecks, in tierexperimentellen Arbeiten das Vorgehen erarbeitet. Géza von Antal (1846–1889) berichtete 1885 ebenfalls über Blasenteilresektionen auf extraperitonealem Wege und konnte 9 Fälle aus der ihm zugänglichen Literatur zusammentragen. Darüber hinaus verbesserte sich nach der Etablierung der Zystoskopie die präoperative intravesikale Diagnostik wesentlich.

Am 13. Januar 1887 führte Bernhard Bardenheuer bei dem 57jährigen Schreinergehilfen Theodor Baum (1830–1887) aus Köln bei einem fortgeschrittenen Blasentumor die erste totale Zystektomie aus (Abb. 2.10). Zur Harnableitung war die „Einpflanzung der Ureteren in den Mastdarm" vorgesehen. Intra operationem fand sich eine Harnstauungsniere auf der rechten Seite mit massiv dilatiertem Ureter, die linke Niere war ebenfalls hydronephrotisch verändert. Insbesondere die zusätzlich ausgeführte Prostatektomie verzögerte wegen starker Blutungen die Operation so

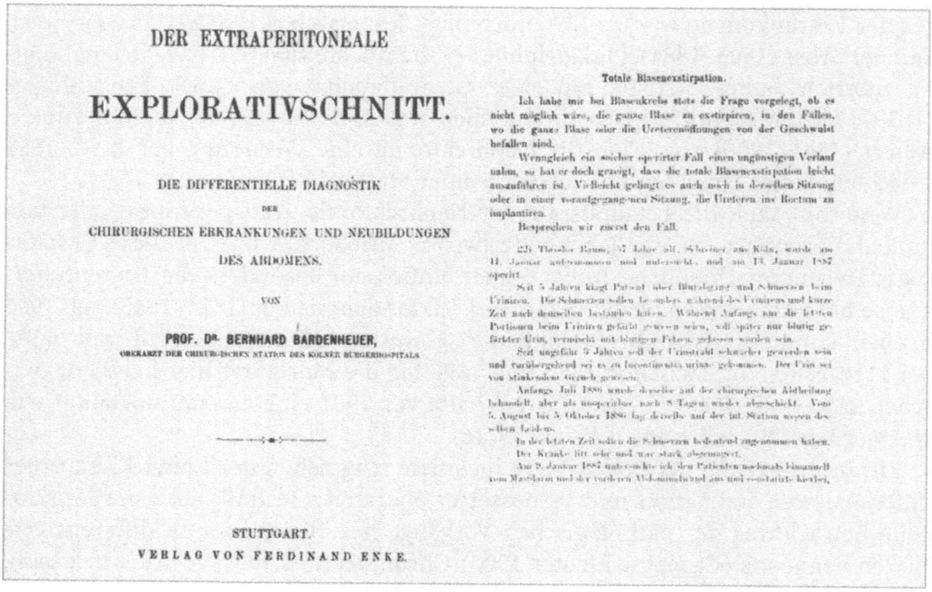

DER EXTRAPERITONEALE

EXPLORATIVSCHNITT.

DIE DIFFERENTIELLE DIAGNOSTIK

DER

CHIRURGISCHEN ERKRANKUNGEN UND NEUBILDUNGEN

DES ABDOMENS.

VON

PROF. DR. BERNHARD BARDENHEUER,

OBERARZT DER CHIRURGISCHEN STATION DES KÖLNER BÜRGERHOSPITALS

STUTTGART.

VERLAG VON FERDINAND ENKE.

Totale Blasenexstirpation.

Ich habe mir bei Blasenkrebs stets die Frage vorgelegt, ob es nicht möglich wäre, die ganze Blase zu exstirpiren, in den Fällen, wo die ganze Blase oder die Ureterenöffnungen von der Geschwulst befallen sind.

Wenngleich ein solcher operirter Fall einen ungünstigen Verlauf nahm, so hat er doch gezeigt, dass die totale Blasenexstirpation leicht auszuführen ist. Vielleicht gelingt es auch noch in derselben Sitzung oder in einer vorausgegangenen Sitzung, die Ureteren ins Rectum zu implantiren.

Besprechen wir zuerst den Fall.

Abb. 2.10. Erstveröffentlichung der totalen Zystektomie 1887, Montage aus Frontispiz und Einleitung

erheblich, daß der Operateur Bardenheuer auf eine Harnleiter-Darm-Implantation verzichten mußte. Deshalb blieben die Harnleiter unversorgt im Wundbett. Die ersten zehn postoperativen Tage waren komplikationslos, am 14. Tag verstarb der Patient an einer Urämie. Trotz dieses unglücklichen Ausgangs hatte der kühne Operateur die Machbarkeit des Eingriffs bewiesen. Erst mehr als ein Jahr später, 1889, konnte Karl Pawlik (1849–1914), Prag, über eine weitere totale Zystektomie bei einer Patientin mit einem „papillomatösen Blasentumor" berichten. Hier erfolgte die Harnableitung in die Scheide.

Weitere Operationen führten Hermann Kümmell (1852–1937), Hamburg, 1890 sowie Ernst Küster 1891 aus. Bei diesen Autoren stand auch die Form der Urinableitung im Mittelpunkt des operativen Vorgehens: Anastomosen des Harnleiters mit der Harnröhre sowie Ureterhautfisteln. Ernst Küster leitete 1891 in Kenntnis vorausgegangener tierexperimenteller Arbeiten die Ureteren in das Rektum. Sein Patient überlebte nicht. Schon 1852 hatte bekanntlich John Simon (1816–1904) bei Blasenextrophie eine Harnleiter-Darm-Implantation ausgeführt. Der Albert-Schüler Carl Maydl (1853–1903) pflanzte 1892 bei Blasenekstrophie die Ureteren en bloc in das Colon sigmoidum ein, um eine retrograd aufsteigende Infektion zu vermeiden.

Die totale Zystektomie besaß bis in die 30er Jahre eine hohe Mortalitätsrate: (Jäger 1909: 65% bei 34 berichteten Fällen; Petroroff 1910: 50% bei 62 Fällen).

Noch 1919 bezeichnete Friedrich Voelcker (1872–1955) die totale Zystektomie als eine lebensgefährliche Operation, die für den Träger zeitlebens schwere, unangenehme Folgen besäße und deren Bewertung ein abschließendes Urteil verböte. Eine ähnliche Auffassung vertrat auch Leopold Casper (1859–1959) in der 5. Auflage seines bekannten Lehrbuches der Urologie: „... daß die Kranken im allgemeinen besser ohne als mit der Operation leben könnten."

Ein Vorläufer des Ileum conduits (Briker 1955) war die von Seiffert 1932 ausgeführte Darm-Siphon-Blase. Im Jahre 1933 gab Karl Scheele mit seiner Kugelblase die Urform der späteren „Neoblasen" an. Hier bildete noch die tuberkulöse Schrumpfblase die Operationsindikation [19].

Literatur

1. Albarran J (1910) Operative Chirurgie der Harnwege. Fischer, Jena
2. Bergmann E v (1885) Über Nierenextirpation. Berl Klin Wschr 22: 741–745 und 766–770
3. Billroth Th (1884) Über Nierenextirpation. Wiener Klin Wschr 22: 705–712
4. Casper L (1901) Fortschritte der Nierenchirurgie. Verh Dt Ges Chir 30: 360–367
5. Cramer K (1897) Eine operative Behandlungsweise der hydronephrotischen Wanderniere. Zbl Chr 24: 586–588
6. Czerny V (1879) Über Nierenextirpation. Zbl Chir 6: 737–740
7. Fenwick S H (1894) Die chirurgischen Operationen an der Niere. In: W Zülzer, F M Oberländer, Klinisches Handbuch der Harn- und Sexualorgane, Bd I. FCW Vogel, Leipzig, S. 367–406
8. Gross S W (1885) Nephrectomy: its indications and contraindications. Am J Med Sci 90: 79–90
9. Hahn E (1881) Die operative Behandlung der beweglichen Niere durch Fixation. Zbl Chir 8: 449–452
10. Israel J (1901) Chirurgische Klinik der Nierenkrankheiten. Hirschwald, Berlin
11. Israel J, Israel W (1925) Chirurgie der Niere und des Harnleiters. Thieme, Leipzig
12. Kocher Th (1878) Eine Nephrotomie wegen Nierensarkom. Dt Z Chir 9: 312–328
13. Kümmell H (1893) Zur Resektion der Nieren. Langenbecks Archiv Klin Chir 46: 310–322
14. Küster E (1901) Die Nieren-Chirurgie im 19. Jahrhundert. Ein Rück- und Ausblick. Langenbecks Archiv Klin Chir 64: 559–578
15. Langenbuch C (1877) Eine eigenthümliche Nierenextirpation. Berl Klin Wschr 14: 337–341
16. Schmieden V (1902) Die Erfolge der Nierenchirurgie. Dt Z f Chir 62: 134–142
17. Schmidt J (1887) Über die Nierenextirpation. In: Bardenheuer B, Mitteilungen aus dem Kölner Bürgerhospital, Heft IV. Albert Ahn, Köln
18. Schmidt J (1890) Beitrag zur Kenntnis der Nierenchirurgie. In: Bardenheuer B, Mitteilungen aus dem Kölner Bürgerhospital, Heft V. Albert Ahn, Köln
19. Seiffert L (1935) Die „Darmsiphonblase". Langenbecks Archiv Klin Chir 183: 569–574
20. Simon G (1870) Extirpation einer Niere am Menschen. Vorläufige Mitteilung, Deutsche Klinik 22: 137–138
21. Simon G (1871; 1876) Chirurgie der Nieren. 2 Bde, Enke, Erlangen
22. Simon G (1874) Extirpation einer Niere wegen Steinkrankheit. Langenbecks Archiv Klin Chir 16: 48–57
23. Wildbolz H (1913) Chirurgie der Nierentuberkulose. In: P von Bruns (Hrsg) Neue Deutsche Chirurgie, Bd 6, Enke, Stuttgart

Fotoreproduktionen E. Lammers, Fotografenmeisterin, Kliniken Stadt Köln

Operative Prostatachirurgie

R. HUBMANN

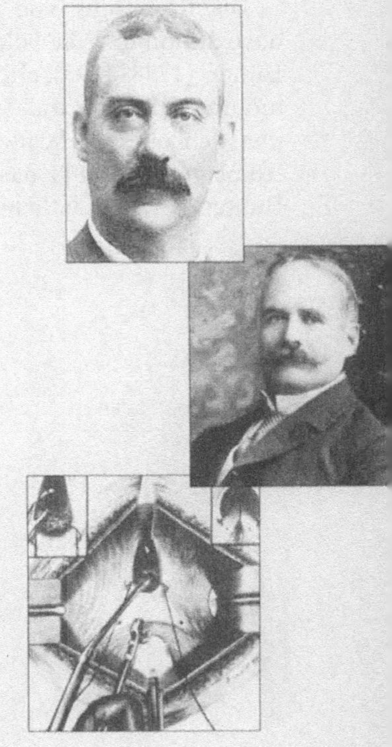

Einleitung

Eine Blasenhalsobstruktion beim älteren Mann war bereits im Altertum bekannt, so auch den indischen Chirurgen Sucruta und Charaka. Es ist auffällig, daß trotz einer 2000 Jahre alten Chirurgie der Blasensteine, die Rolle der Blasenhalsobstruktion durch die Prostatahyperplasie (BPH) als deren Ursache, erst in der zweiten Hälfte des 19. Jahrhunderts verstanden wurde. Diese Tatsache ist um so schwieriger zu verstehen, als die Steinschneider bei der lateralen Technik durch den linken Prostatalappen eingeschnitten haben und beim medianen Steinschnitt mit dem Mittellappen konfrontiert wurden. Am Übergang vom 18. zum 19. Jahrhundert war die Chirurgie der Prostatahyperplasie eng mit der perinealen und suprapubischen Steinentfernung verknüpft.

Der „erste" Chirurg des Mittelalters, Guy de Chauliac (Kleriker und Arzt, 1300–1361), führte in seinem Buch „Grande Chirurgie" die Symptome der BPH mit Ischuria, Stranguria und Dysuria an. Er überließ den Katheterismus und eventuell notwendigen perinealen (!) Schnitt mit „Kathetereinlage" den Steinschneidern oder Hebammen [66]. Thierry de Héry, Paris 1552, sah bei den prostatischen Wucherungen einen Zusammenhang mit Entzündungen der Harnwege und suchte zur Therapie nach Sonden sowie erodierenden Substanzen und Lösungen [66].

Der letzte große Steinschneider und Wundarzt war Ambroise Paré (1510–1590). Er beschrieb 1564 in seinen „Dix Livres de la Chirurgie" die carnosities (caruncules) als Ursache für chaude pisse und Strangurie. Zur konservativen Behandlung wurden Katheterismus und erodierende Spülungen mit dem Subacetat von Blei empfohlen. Jean Riolan (früher Anhänger des hohen Blasenschnittes) betonte als Erster 1649, daß die hyperplastische Prostata Ursache der Blasenhalsobstruktion sei.

Die Bedeutung von Seiten- und Mittellappenhyperplasie für die Blasenhalsobstruktion und die Folgen für Blase und obere Harnwege, erkannte erst 1788 John Hunter (1728–1793), ein vielseitiger Chirurg und Anatom „acting like a valve to the mouth of the urethra" – und deutete die Veränderungen an der Blasenmuskulatur und den oberen Harnwegen als Folgen der Obstruktion. Sein Schwager Everard Home verfaßte 1811 das erste Buch über Prostataerkrankungen auf der Basis von Hunters unveröffentlichten Manuskripten (Abb. 3.1).

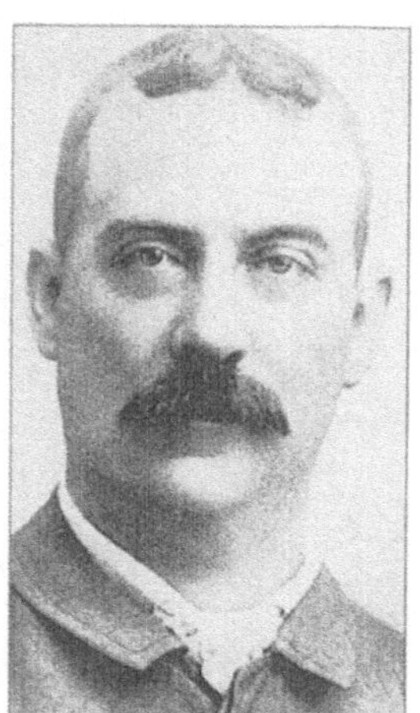

Abb. 3.1. Portrait von G. F. Goodfellow (1855–1910) [Murphy LJT (1972) The history of urology. C. C. Thomas, Publisher Illinois Springfield]

Mercier benutzte 1841 dann den Namen „Prostatahypertrophie" und betonte die Rolle einer „vaskulären Kongestion" als Ursache der Harnretention und der Überlaufblase. Wenig später erschien das Buch von Civiale mit Symptomatik, Diagnose und Komplikationen der BPH. Mercier beschuldigte ihn daraufhin des Plagiats [66].

Civiale behauptete 1851 die Knoten seien entweder ein Blasentumor, was auch noch Albarran (1860–1912) und Desnos glaubten, oder ein Prostatalappen, wie Gouley annahm. Paget (1853) beschäftigte sich mit der pathologischen Anatomie der Prostata und beschrieb, daß die Knoten enukleierbar seien. Es folgten Arbeiten von Fergusson, Gray und um die Jahrhundertwende von Guyon und Albarran [66]. Der Begriff „Enucleation" fand sich bereits bei McGill [57].

Tabelle 3.1. Perineale Prostataenukleation

Vorläufer: Mediane und laterale Lithotomie		
460–357	Ammonius?	Lithotomie

Partielle PE		
1639	Covillard	Entfernung eines Prostataanteils bei Lithotomie durch Zufall
	Desault	Wie Covillard, bemerkt Besserung der Miktion
1834	Guthrie	Erste perineale PE durch Mittelschnitt
1848	Fergusson	Bei lateraler Lithotomie routinemäßig linken Lappen entfernt
1873/84	Gouley	Bogenförmiger Hautschnitt (Celsus), blinde Enukleation durch mediane prostatische Urethrotomie, 1880 partielle Enukleation mittels Excraseur
1907	Ruggi	„Hemiprostatektomie", Keilexzision (zit. Blum)

Komplette PE (transurethral, blind)		
1891	Goodfellow	Routinemäßige Eingriffe nach der Technik von Gouley (1904 veröffentlicht)
1914	Berndt	Prostatektomia mediana aus einer Boutonnière (wie med. Lithotomie)

Operation unter Sicht		
(1866	Küchler	Ausarbeitung des Eingriffs an der Leiche)
1867	Billroth	Nach Technik von Küchler 1866, bogenförmiger Hautschnitt, extraurethral
1873	v. Dittel	Prostatektomia lateralis, publiziert 1890
1889	Zuckerkandl	Extraurethrale PE, bogenförmiger Schnitt
1901	Proust	Mediane, extraurethrale PE, Darstellung von Prostatakapsel u. Faszie, „space of Proust"
1903	Young	Perineale PE, invertierter V- oder Y-Schnitt, „konservative PE", Tractor
1906	Wildbolz	Perineale PE, Sphinkterschonung, Blasen-Urethra-Naht, Längsschnitt
1926	Voelcker	Ischiorektale PE

Kombiniertes Vorgehen, perineal und suprapubisch		
1890	Wishard	Perineal und suprapubisch
1895	Nicol	Perineale Operation, Finger in der Blase
1896	Alexander	Perineale Operation, Finger in der Blase, perineales Drain
1899	Bryson	Perineale Operation, Finger in der Blase, im Cavum retzii
1899	Parker, Simms	Perineale Operation, Finger in der Blase, im Cavum retzii

Die historische Entwicklung der Prostatachirurgie läßt sich in Abschnitte des operativen Vorgehens gliedern, so die Vorläuferoperationen, die partiellen Enukleationen und letztlich die komplette Hyperplasieenukleation (Tabelle 3.1). Die Prostatachirurgie war auch keineswegs eine alleinige „anglo-american success story" [15, 103].

Die intrakapsuläre Prostataenukleation (PE)

Mediane, perineale, intraurethrale Hyperplasieenukleation

Vorläufer dieser Technik war die Entfernung von Steinen in der hinteren Harnröhre, der mediane Steinschnitt des Mittelalters (medianer Hautschnitt und mediane Kapselinzision mit Längseröffnung der prostatischen Urethra auf der Rinnensonde, s. Schultheiss). 1639 fand Covillard aus Lyon bei einer perinealen Lithotomie einen festen Knoten im Blasenhals. Er zerdrückte und extrahierte ihn mit der Steinfaßzange, um dann an den Stein zu gelangen. Ähnlich entfernte Desault 1791 einen Mittellappen und vermerkte eine Beseitigung der obstruktiven Symptome (Tabelle 3.1; [42]).

Sir William Blizard soll 1806 über mehrere Entfernungen von Prostatalappen durch perinealen Steinschnitt als elektiven Eingriff ohne Vorliegen eines Blasensteines berichtet haben [37]. Letzterer hatte ebenfalls bei medianen perinealen Lithotomien vergrößerte Prostatalappen entfernt und schlug vor, komplette Enukleationen zu versuchen (1836). Sir William Fergusson (1808–1877), Sergeant surgeon of the Queen, hatte nach 1848 regelmäßig bei lateralen Lithotomien den linken Prostatalappen entfernt, da er sehr locker sei. Er sehe aus wie ein „adenomatoid" in der Prostata [103].

Gouley hatte 1873 in New York eine Entfernung der Prostatahyperplasie geplant und sie mit einer medianen, prostatischen Urethrotomie blind durchgeführt, so berichtete Watson [39]. Leroy dé Etiolle und Demarquay (1852) operierten ähnlich mit bogenförmigem Hautschnitt oberhalb des Afters (Schnitt nach den Aufzeichnungen von Celsus 53 B. C.).

Georg Goodfellow (1855–1910) aus Cleveland war nach Auffassung seiner Kollegen der Erste, der in den USA planmäßig die komplette perineale Prostataenukleation durchführte; dies geschah zum ersten Male im September 1891 (Abb. 3.1). Das operative Vorgehen entstammte der medianen Lithotomie und wurde als (blinde) intraurethrale Technik bezeichnet. Goodfellow war anfangs Militärarzt und eine schillernde Persönlichkeit mit großem operativen Geschick [82]. Er operierte von einem Mittelschnitt zwischen Scrotum und Anus aus, mit medianer, prostatischer Urethrotomie auf einem „Lithotomie-Stock" mit geradem Messer. Der Assistent übte einen starken suprapubischen Druck nach kaudal aus. Die Enukleation erfolgte weitgehend blind. Ein Katheter wurde postoperativ nicht gelegt. Details veröffentlichte er erst schriftlich 1904 nach 73 Operationen mit nur 2 postoperativen Todesfällen. Als antibakterielle Substanz wurde Urotropin in 3 Dosen von 7–10 grain verabreicht (Abb. 3.1; [33, 34, 82]). Nicoll (1894) in Glasgow eröffnete zusätzlich die Blase suprapubisch, um sich die Prostata herunterzudrücken.

Die Enukleation unter Sicht, extraurethral

Küchler (1862–1886) aus Darmstadt hielt das bisherige Vorgehen für palliativ und operierte an der Leiche von einem bogenförmigen Dammschnitt aus [48]. Er öffnete die Prostatakapsel in der Mittellinie und präparierte die Lappen von der Harnröhre ab, extraurethrales Vorgehen (dito Vignard 1890). Theodor Billroth (1829–1894) wandte 1867 und 1876 dieses Vorgehen als Erster an, allerdings mit ungünstigem Ausgang [7]. Otto Zuckerkandl (1861–1921) übernahm seit 1889 die gleiche Technik mit einem bogenförmigen Hautschnitt, um den After nach Celsus, zur partiellen und später totalen Enukleation, die er auch häufiger ausführte (Abb. 3.2 u. 3.3; [104]). Eine ausführliche Beschreibung der Operation findet sich auch bei Kleinschmidt [47]. Ähnlich gingen 1889 Kümmell, Israel und Helferich vor. Im gleichen Jahr entwickelte Leopold von Dittel (1815–1890) die Prostatectomia lateralis beginnend mit einem Mittelschnitt, der um den Anus herum bis zum Os coccygis fortgeführt wurde, um mehr Platz zur Darstellung der Prostata zu erhalten (s. auch Couvelaire 1951). Dieser Schnitt entsprach im Mittelteil dem lateralen Steinschnitt (Abb. 3.4; [90]).

Proust (1901), Bruder des Dichters, etablierte die „komplette Enukleation" unter Sicht in Frankreich. Mit Darstellung der dorsalen Prostatakapsel und Abschieben des Rektums auf der hinteren Denonvillier-Faszie eröffnete er den „éspace décollabel retroprostatique oder space of Proust". Die Operation erfolgte in inverser perinealer Lage. Ein Retraktor wurde durch einen kleinen Schnitt in die Harnröhre proximal vom Schließmuskel eingeführt. Nach Entfernung der Lappen kam ein Katheter in die Loge. Die Kapsel wurde verschlossen und die Haut nach Einlage einer Tamponade und Drainage vernäht [69, 70].

1903 beschrieb Hugh Hampton Young (1870–1945) John Hopkins hospital, seine klassische Technik der „kompletten, perinealen PE", die er erstmals 1901 vornahm und als „konservative Prostatektomie" bezeichnete, die in ihrer Technik dem Vorgehen von Proust ähnelte (Abb. 3.3). Er begann mit einem bogenförmigen Haut-

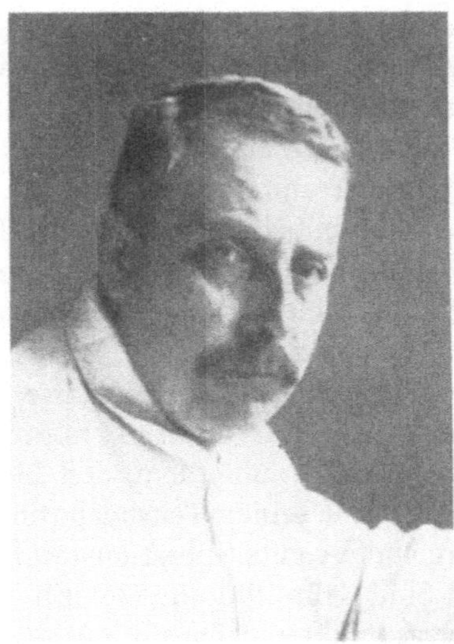

Abb. 3.2. Porträt von Otto Zuckerkandl. [Aus: Mauermayer-Schultze-Seemann (1979) Eröffnungsreden der Präsidenten, Springer, Berlin]

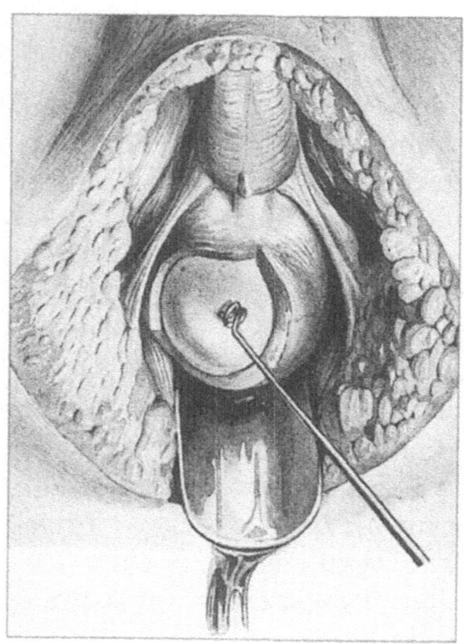

Abb. 3.3. Korkenzieher zum Vorziehen der Lappen von O. Zuckerkandl [Tandler A, Zuckerkandl D (1922) Studien zur Anatomie und Klinik der Prostatahypertrophie. Springer, Berlin]

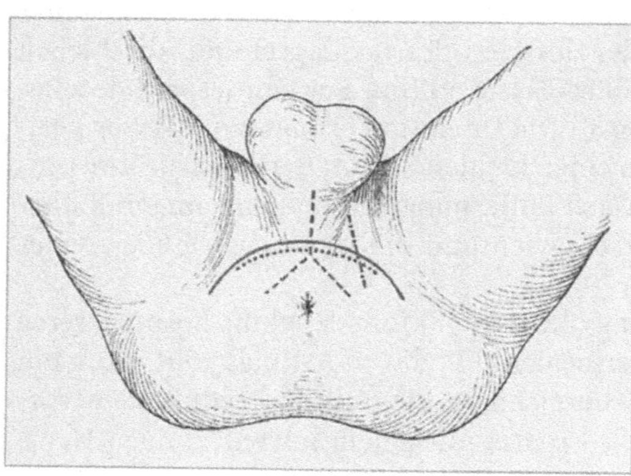

Abb. 3.4. Schnittführung zur perinealen Prostatektomie. 1. Albarran, 2. Proust-Zuckerkandl, 3. Young, 4. Wilms [Voelker F, Boeminghaus H (1926) Anatomie und chirurgische Operationslehre der Prostata. In: Von Lichtenberg A, Voelker F, Wildbolz H (Hrsg) Handbuch der Urologie, Bd. 1, Springer, Berlin]

schnitt und inzidierte die Prostatakapsel durch einen invertierten V- bzw. Y-Schnitt (Abb. 3.4). Anfangs hatte er versucht durch 2 Längsschnitte, die Samenleiter zu erhalten. Zur besseren Übersicht wurde ein Prostatatractor entwickelt, um die Prostata nach außen vorzuziehen. Varianten konstruierten gleichzeitig auch Pezzer und Albarran (desenclaveur). Die Loge wurde dabei mit Gaze oder einem einläufigen Gummiballon tamponiert. Die Mortalität betrug 3,7% bei 450 beschriebenen Operationen [97–102]. Bei Patienten in schlechtem Allgemeinzustand, z.B. durch Urämie, schlug er eine zweizeitige Operation vor, mit Kathetereinlage für kürzere Zeit und nachfolgendem Eingriff.

Wildbolz (1873–1940) führte 1906 einen Vertikalschnitt in die Kapsel ein und eröffnete die Harnröhre 1 cm proximal vom Apex zum Schutz des Schließmuskels. Er versuchte außerdem, den Blasenhals an die Harnröhre zu nähen. Albarran bedauert in seinem Lehrbuch von 1909, daß wegen technischer Probleme viele Chirurgen diese gute Operationstechnik wieder aufgeben [1, 96].

Emil Haim 1931 und Elmer Belt 1936 entwickelten, unabhängig voneinander, den intrasphinkteren Zugang mit Aufdehnung des Sphincter ani externus. Der Vorteil

war eine geringere Blutung und Schonung des N. pudendus [5]. Der Versuch die
Urethra bei der Enukleation zu erhalten (Rydygier) erwies sich als kaum möglich,
zudem war der Mittellappen bei diesem Vorgehen nicht zu beurteilen. Die verschiedenen Operationstechniken mit dem Stand gegen Ende der 60er Jahre wurden von
Gittes im Handbuch von Alken et al. eingehend beschrieben [32].

Die kombinierte, perineale und suprapubische Prostataenukleation

P. Sims legte seit 1899 die Prostata perineal frei und eröffnete dann suprapubisch
das Cavum retzii um sich, zur einfacheren Enukleation, die Prostata herunterzudrücken. S. Alexander hatte schon 2 Jahre zuvor bei 2 Patienten zum gleichen Zweck
noch die Blase eröffnet, desgleichen Nicoll in Glasgow 1894 [66].

Die Transvesikale Prostataenukleation (PE)

Das operative Vorgehen bei den suprapubischen PE entwickelte sich aus dem hohen
Blasenschnitt, erst als partielle Exzision im Bereich des Mittellappens und etwa ab
1890 als komplette Enukleation der Hyperplasie und relativ spät auch als extrakapsuläre, „radikale" Prostatektomie (Tabelle 3.2).

Der Durchführung der suprapubischen Blaseneröffnung stand lange Zeit die
Bemerkung von Hippokrates entgegen, daß Wunden der Blase, z.B. durch eine

Tabelle 3.2. Suprapubische transvesikale, intrakapsuläre PE

Vorläufer Eingriffe		
1556	Franco, Pierre	Apparatus altus (sectio alta), Montpellier -Paris
1719	Douglas, John	Lithotomia Douglasiana,Westminster Hospital
Partielle Exzision		
1827	Amussat (Paris)	Partielle Exzision bei Sectio alta wegen Stein
1869–1876	Billroth (Wien)	Partielle Exzision bei Sectio alta wegen Stein
1884	v. Dittel (Wien)	Partielle Exzision bei Sectio alta wegen Stein
1885–1889	Kümmell, Schmidt, Trendelenburg, Belfield	Partielle Exzision bei Sectio alta wegen Stein
1887	McGill (Leeds)	Partielle Exzision bei Sectio alta wegen Stein
1890	Belfield (Chicago)	Partielle transvesikale PE, kritische Wertung
Komplette Enukleation der Prostatahyperplasie		
1889	McGill (Leeds)	Entfernung von Seitenlappen (zit. Forthyt)
1895	Fuller (New York)	„Gedeckte" Operation von 6 Patienten
1901	Freyer (London)	Technik von Fuller und Guiterás, 110 Operationen
1911	Thompson-Walker (London)	Beschreibung eines Blasensperrers, „offene" Operation unter Sicht
1913	Cabot	Erste Versuche der Blutstillung und Tamponade
1927	Harris (Sydney)	Beschreibung von gezielten Umstechungsnähten zur Blutstillung,primärer Blasenverschluß
1951	Hryntschak (Wien)	Verbreitet mit geringer Variation die Technik von Harris, eigeneTabaksbeutelnaht der Blase

Speerspitze, immer fatal enden. Die erste Lithotomie durch Sectio alta führte im Abendland Pierre Franco im Jahre 1556 (Montpellier) in einer Notfallsituation bei einem Kind aus. Die weitere Entwicklung ist mit den Namen Rosset, Cheseleden 1723, Borelius, Heister sowie Frère Come 1728 verknüpft (s. Kap. 1). Einzelne Berichte gab es von Hodge 1774, Hunter 1793, Dorsey 1813, Amussat 1832, Parrish 1836 [43, 66].

Erst C. W. Dulles (1881) forcierte erneut die Sectio alta als Steinschnitt, allerdings mit 28% postoperativer Mortalität, während der perineale Steinschnitt zu dieser Zeit nur eine Sterblichkeit von 10% hatte. – Frère Come und Langenbeck führten die Sectio alta nur bei voller Blase, angehoben durch einen rektal liegenden Ballon nach Bryant oder in der Trendelenburg-Lagerung durch, um das Bauchfell nicht zu eröffnen [15, 93].

Partielle suprapubische PE (Mittellappen)

Erst Jean Amussat, Paris, beschrieb 1827 wieder eine Steinentfernung durch sectio alta mit Entfernung des Mittellappens der Prostata durch Exzision. Ein Patient von v. Dittel auf diese Weise operiert, verstarb nach 2 Wochen an einer perivesikalen Beckeninfektion (1885). Von Dittel gab darauf die Technik wieder auf. Er bezeichnete den Eingriff als Dekapitation des mittleren Lappens der Prostata (Tabelle 3.2) [89]. Einzelne partielle, transvesikale PE nahmen Billroth 1885, Trendelenburg 1886, Guyon 1889 und viele andere bis zur Jahrhundertwende vor. Im gleichen Jahr wurde bereits in der Wiener med. Gesellschaft mit Billroth und v. Dittel über einen primären Blasenverschluß insbesondere bei klarem Urin diskutiert [89]. Anläßlich eines Vortrages in Wien 1890 berichtete v. Dittel, daß Kümmel, Hamburg, bereits 5 Patienten entsprechend operiert habe. Das Ergebnis sei schlecht gewesen, der Restharn sei meist unverändert geblieben. Nur der Katheterismus habe sich einfacher durchführen lassen. Billroth kommentierte anschließend, daß eine „Totalexstirpation" nicht möglich sei, da die Urethra zu stark mit der Hypertrophie verwachsen sei [9, 90].

In Amerika waren es Belfield (1856–1929) [4] und vor allem Fuller in New York [26] sowie in Leeds McGill (1850–1890) [58], die die partielle PE (im Jahre 1888, 3 Fälle) in Form einer keilförmigen Mittellappenexzision durchgeführt hatten. McGill berichtete darüber auf einer Tagung 1889 in London im Beisein von Sir Henry Thompson (1820–1897), der sich anfangs ausschwieg und einige Wochen später erklärt hatte, er wolle die Ergebnisse abwarten. Es sei zu befürchten, daß die atone, dilatierte Blase ihre Funktion nicht mehr aufnehmen würde. Thompson behinderte in seiner dominierenden Stellung als königlicher Leibchirurg in London durch seine Ablehnung der PE die weitere Entwicklung deutlich [79].

Belfield erwähnte 1890 in einer Publikation, ähnlich wie v. Dittel und Billroth in Wien, die schlechten Ergebnisse der partiellen Prostataentfernung. Über 30% der Patienten hätten weiterhin keine spontane Miktion. Die Mortalität sei mit über 16% zu hoch. Belfield diskutierte die Schwierigkeiten, mit dem Finger die Seitenlappen zu erreichen. Bei der perinealen Operation sei der Mittellappen häufig nicht zu tasten, trotzdem sei dieser Zugang vorzuziehen, eventuell kombiniert mit einer Zystoskopie. Er meinte die Technik von v. Dittel (laterale, perineale PE) mit Abschieben des Rektums sei der empfehlenswerte Weg, hatte aber keine eigene Erfahrung [4].

Die gesamte operative Medizin erlebte Mitte des 19. Jahrhunderts durch die Erfindung der Anästhesie und der Antisepsis einen großen Aufschwung.

Komplette transvesikale Enukleation als gedeckter Eingriff

Fuller (1858–1930), New York, veröffentlichte 1895 eine Arbeit zur vollständigen transvesikalen Enukleation der Hyperplasie mit dem Titel „On six successful and successive cases of prostatectomy". Mit einer Schere wurde der Blasenhals bei 6 Uhr umschnitten. Zur Anhebung der Prostata erfolgte durch einen Assistenten mit der Hand ein starker Druck auf das Perineum. Diese Publikation fand wenig Beachtung (Abb. 3.5; [26]).

Erst Peter Freyer (1852–1921), London, der durch Guitéras, Assistent von Fuller, von der Technik erfahren hatte, machte den Eingriff zu einer Standardoperation [25]. Er veröffentlichte 1901 ein Buch mit dem Titel „Total exstirpation of the prostate for radical cure of enlargement of that organ". Die erste Operation erfolgte im November 1900. Die Blase wurde anfangs nur wenig eröffnet und abschließend an die partiell verschlossene Bauchwunde genäht. Die Enukleation erfolgte ohne Übersicht in die Loge. Mit einem „langen Nagel" am Zeigefinger der enukleierenden Hand wurde die Schleimhaut am Mittellappen eröffnet und chirurgische Kapsel und Hyperplasie voneinander getrennt (Abb. 3.6).

Bei dem Eingriff blieb eine suprapubische Drainage für einige Tage mit der Möglichkeit zu antiseptischen Spülungen. 1910 berichtete er über 1000 Fälle bei einer Mortalität von nur 5,5% [32]. Die für die damalige Zeit sehr niedrige Sterblichkeit, war wohl einer sehr großzügigen suprapubischen Drainage zu verdanken [66, 82], obwohl Freyer von Asepsis und Antisepsis nicht viel Gebrauch machte. Ein starrsinniger Streit um die Priorität schadete Freyer sehr [27]. Auch glaubte er, die Prostata total zu entfernen.

Die Idee, als erstes die Harnröhre ventral durchzudrücken und von da aus die Hyperplasie zu enukleieren, stammte von Fenwick und Squier. Guitéras führte den Zeigefinger der linken Hand zur Anhebung der Prostata in den After ein [36]. Bei

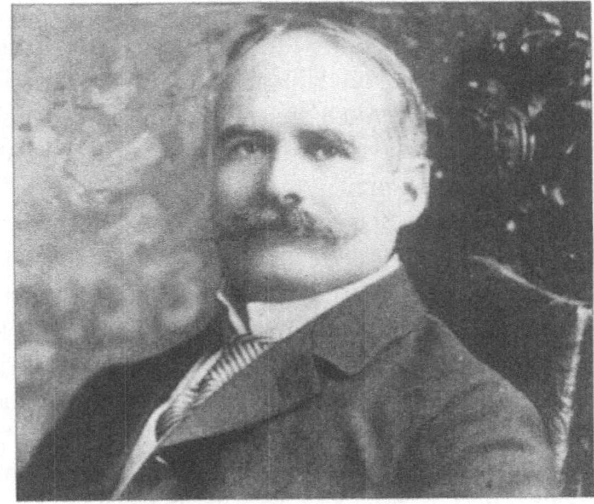

Abb. 3.5 Portrait von Eugene Fuller (1858–1930). [Zorgniotti AW (1983) Suprapubic prostatectomy, an anglo-american success story. In: Hinman F (ed) Benigne prostatic hpyertrophy. Springer, New York Heidelberg Berlin]

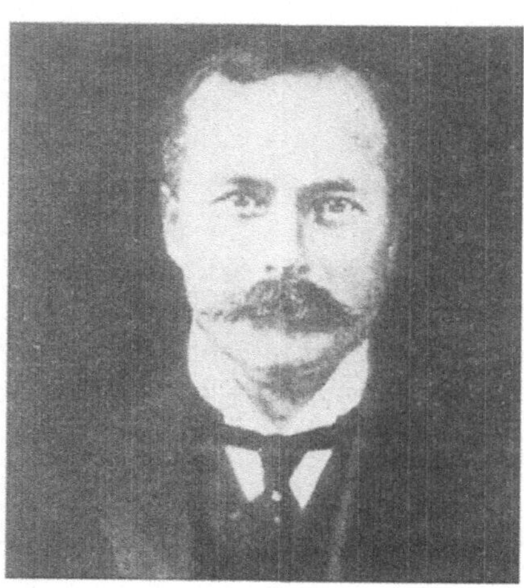

Abb. 3.6. Portrait von Peter Freyer (1852–1921) [Zorgniotti AW (1983) Suprapubic prostatectomy, an angloamerican success story. In: Hinman F (ed) Benigne prostatic hpyertrophy. Springer, New York Heidelberg Berlin]

diesen sog. kleinen oder „gedeckten" Eingriffen wurde die Loge offen gelassen. Auch Young operierte seit 1898 gelegentlich nach dieser Technik [102].

„Offene" transvesikale Prostataenukleation

Thomson-Walker verbesserte 1911 die Übersicht durch eine größere Eröffnung der Blase („offene" Operation) und die Entwicklung eines selbsthaltenden Sperrers. Erst jetzt konnten Blasenauslaß und Loge eingesehen werden.

Der Blasenhals wurde zirkulär umschnitten. Thompson-Walker konnte ebenso zeigen, daß bei diesen Eingriffen nur die Hyperplasie enukleiert wurde und nicht die gesamte Prostata, wie viele Kollegen, z.B. Freyer, glaubten [80, 81].

Ein häufig diskutiertes Problem war die Blutstillung. Freyer [25] führte eine manuelle Kompression der Loge durch und spülte mit heißen Lösungen; Casper umpritzte mit Adrenalin. Keyes sowie Rubritius zogen einen Tampon in die Loge mit einem Faden durch die Urethra [11, 66].

Hugh Cabot (1913) tamponierte die Loge mit Gazestreifen. Er entwickelte weiterhin Nähte zur Blutstillung, nachdem er festgestellt hatte, daß die Blutung aus Arterien der Prostatakapsel entstand. Dazu kam die Bumerangnadel nach Young zur Anwendung. Auch spezielle einläufige Ballonkatheter zur Tamponade wurden angegeben. Später kam das Steigrohr von Marion zur Blasendrainage, auch mit Dauerspülung, hinzu.

Der primäre Blasenverschluß konnte erst nach guter chirurgischer Blutstillung erfolgen. Harris (1880–1936) aus Sydney löste 1927 das Problem durch Logenverschluß über einem Harnröhrenkatheter und nachfolgendem primären Blasenverschluß. Er senkte die Mortalität auf 2,7% [38]. Es war das Verdienst von Theodor Hryntschak (1889–1952) Wien, dieser Technik mit nur geringen Variationen und einem eigenen Tabaksbeutelverschluß der Blase zum Durchbruch verholfen zu haben (Abb 3.7; [40, 41]).

Blum schrieb in seinem Handbuchartikel von 1928, daß nur noch einzelne amerikanische Operateure perineal operierten. Der suprapubische Eingriff führe zu

Abb. 3.7. Operationsskitze von Harris zum Verschluß der Prostataloge [Harris SH (1928) Prostatectomy with complete closure. Med J. Austr
2:288]

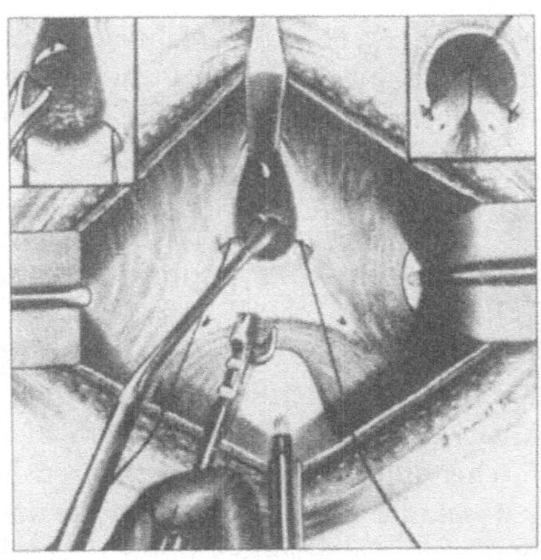

einer guten Übersicht, weniger Inkontinenzen und Potenzstörungen [11]. Das operative Vorgehen der wichtigsten Operateure wurde von Voelcker und Boeminghaus im Handbuch von 1926 mit einem breiten Literaturverzeichnis wiedergegeben, so die Technik nach Zuckerkandl mit Korkenzieher oder Haltefäden in der Prostata, nach Albarran, der anfangs versucht hatte, die prostatische Urethra zu erhalten, nach Young ähnlich wie Zuckerkandl und eigenem Tractor, nach v. Rydygier ohne Eröffnung der Urethra, demensprechend eine inkomplette PE, nach Wilms mit lateralem Zugang und nach Berndt, der einen minimalen Eingriff versuchte als Prostatectomia mediana, beginnend wie der alte mediane Steinschnitt. In der Urethra lag ebenfalls eine Rinnensonde.

„Einfache retropubische PE" (extravesikal)

Van Stockum, Rotterdam, veröffentlichte 1908 als Erster die Technik einer retropubischen, extravesikalen PE unter Verwendung einer vertikalen Kapseleröffnung (1 Patient; Tabelle 3.3; [94]).

Erst Millin hatte ab 1943 die Technik standardisiert und mit seiner Monographie „Retropubic urinary surgery" 1947 verbreitet. Die Enukleation erfolgte retrograd nach Querschnitt in die Kapsel und Versorgung der Blasenlippe, Blutstillung und

Tabelle 3.3. Retropubische extra– und intravesikale PE

1909	van Stockum	Mittelschnitt der Kapsel, Blasenfistel, Tamponade
1924	Maier	Inguinaler Hautschnitt: seitliche Kapselinzision, 4 Patienten
1933	Jacobs, Cooper	Mediane Inzision, 3 Patienten
1945/47	Millin	Querschnitt in die Kapsel, Lehrbuch
1935	Hybbinette	Transvesikokapsuläre PE
1948	Ward	Vesikokapsuläre Inzision
1951–59	Hand-Survillian, Bourque, Leadbetter	Vesikokapsuläre Inzision (zit. Gittes)

Katheter [62, 66]. Die Gefahr der Infektion im Cavum retzii wurde erst durch Sulfonamide und Antibiotika stark reduziert. Störend blieb die Ostitis pubis bei Verletzungen des Periostes. Eine posteriore Kapsulektomie als Carcinomprophylaxe propagierten Hand und Sullivan 1951 und Bourquet 1954 [66].

Ischiorektale, kokzygoperineale und sakrale PE

L. v. Dittel (1815–1890) begann seinen Schnitt am Os coccygis, umfuhr den After und folgte der perinealen Raphe [88, 90]. Dann wurde das Rektum abgeschoben. Voelcker (1872–1955) übernahm diese Technik 1911, ebenso wie seine Schüler Fischer und Orth. In den 50er Jahren dieses Jahrhunderts wurden in Europa sakrale, parasakrale und kokzygoperineale und sakroperineale Zugänge durchgeführt, mit und ohne Steißbeinresektion (Couvelaire 1951, Übelhör 1952, Thiermann 1952; Abb. 3.8a,b; [16, 83, 77, 78]). Auch ein transpubischer und ein infrapubischer Eingriff wurde angegeben. Einzelne Kollegen nahmen auch wenige transanale Operationen vor (Robertson 1891, Jaboulay 1900, Sophoskoff 1922 [66]. Einen transpubischen Zugang soll Billroth versucht haben [12].

Extrakapsuläre, radikale Prostatektomie

Die erste, geplante Operation bei einem Karzinom wurde 1867 von Billroth (1829–1894) in Zürich vom Damm her mit einem scharfen Löffel versucht und als partielle Exzision beendet [7, 10]. Ob er ein extrakapsuläres Vorgehen angestrebt hatte, ist seinem Bericht nicht zu entnehmen (Abb. 3.9). Es folgte Leisring (Schüler von Langenbeck) mit der ersten „radikalen" Prostatektomie noch ohne Vesikulektomie (1883). Der Patient überlebte den Eingriff nur kurzzeitig. Partielle Exstirpa-

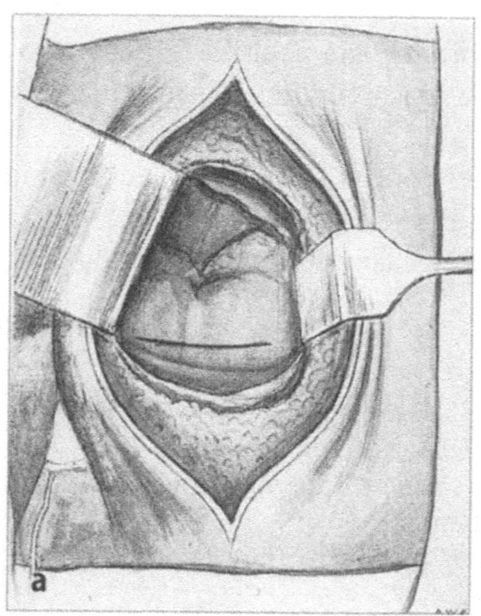
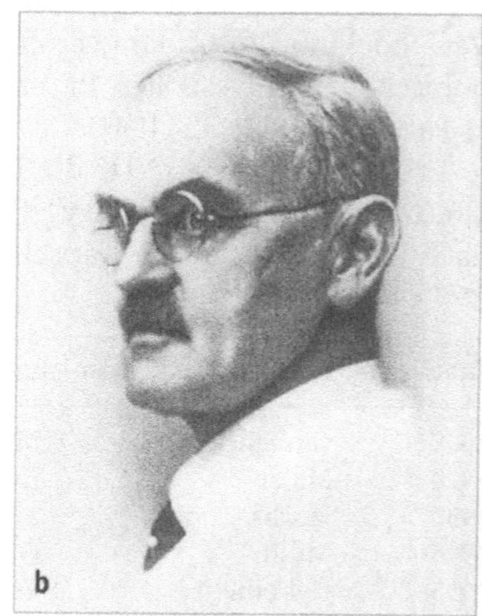

Abb. 3.8 a Voelcker. Operationssitus bei der sacrospinalen PE 3, **b** Porträt von Voelcker (1872–1955) [Aus: Mauermayer-Schultze-Seemann (1979) Eröffnungsreden der Präsidenten, Springer, Berlin]

Abb. 3.9. Portrait von Theodor Billroth
(1829–1894)

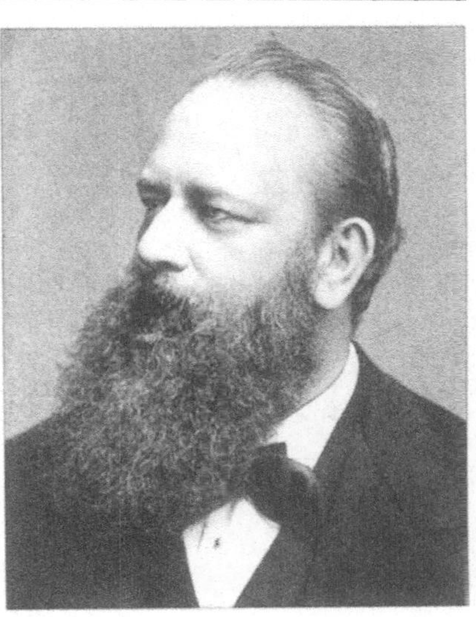

Tabelle 3.4. „Extrakapsuläre", radikale perineale Prostatektomie

Partielle Exzision bei Karzinom		
1867	Billroth	Erste perineale Prostatektomie versucht, Mittelschnitt.
1876	Langenbeck	Partielle Exzision
Extrakapsuläre Prostatektomie		
1882	Leisrink	Bogenschnitt nach Celsus, ohne Vesikulektomie usw., 1 Operation
1889	Czerny	dito, 2 Operationen (Patienten verstarben p.c.)
Radikale Prostatektomie		
1904	Young	Radikale Prostatektomie mit Samenblase, Assistenz Halstedt
1909	Albarran-Proust	Radikale Prostatektomie mit Samenblase
1913	Young	Festlegung der Indikationen zur Operation
1924	Voelcker	Ischiorektales Vorgehen
1940	Vest	Verbesserung der Anastomose (Schüler von Young)
1942	Hein/Belt	Intrasphinktere radikale PE ohne Lymphadenektomie
1952	Thiermann	Sakroperineale totale Prostatektomie
1952	Übelhör	Sakrale radikale Prostatektomie
Radikale retropubische Prostatektomie		
(1898	Fuller	Antegrade extrakapsuläre PE ohne Samenblasen, 1 Patient)
1910	Leriche	Erste antegrade radikale Prostatektomie (transvesikale)
(1928	Blum, Rubritius	Halten Operation für nicht möglich, s. Handbuch)
1946 (?)	Millin	Radikale retrograde Prostatektomie, publ. 1947, 2 Patienten
1947	Souttar	Extrakapsuläre retrograde Prostatektomie ohne Samenblase, 1 Patient
1949	Memmlaar	Radikale retrograde Prostatektomie, 30 Patienten
1959	Campbell	Antegrade radikale Prostatektomie als Standardeingriff (Ansell)
1959	Denis	Antegrade radikale Prostatektomie als Standardeingriff
1959	Flocks	Routinemäßige Lymphadenektomie
1962	Arduino	Pelvine Lymphadenektomie
1971	Kirchheim	Moderne Indikationsstellung
1979	Reiner/Walsh	Technik der Gefäßunterbindung
1983	Walsh	Gefäß-Nervenbündel schonend

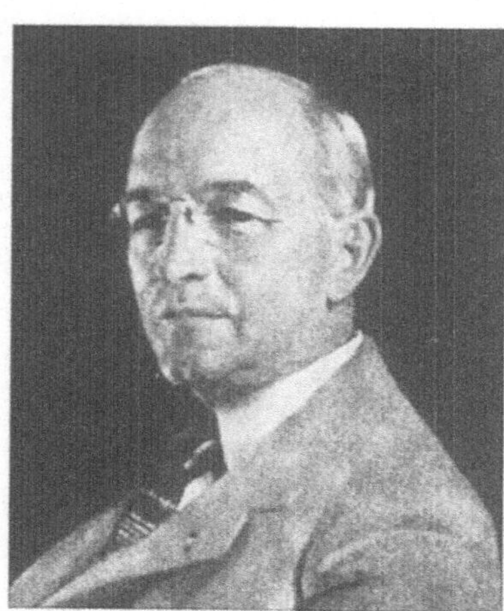

Abb. 3.10. Portrait von H. H. Young (1870–1945; aus den Lebenserinnerungen) [Young HH (1940) A Surgeon's Autobiography. Harcourt, Brace & Co., New York]

tionen nahmen auch Czerny sowie Fuller 1889 vor (Tabelle 3.4). Die frühe Literatur zur radikalen Prostatektomie wurde von Stein 1889 zusammengestellt.

Der anfangs als „extrakapsuläre", perineale Prostatektomie bezeichnete klassische Eingriff wurde durch Young geplant und am 4. Juli 1904 unter Assistenz von Halstedt erstmals vorgenommen. Samenblasen, distaler Ductus deferentes und Blasenhals wurden mit entfernt. Young hat 1913 in einem Referat in London die noch heute gültigen Indikationen zur radikalen Prostatektomie festgelegt. Limitierend seien die Infiltration von Kapsel, Trigonum und Samenblasen [11].

Er wies bereits damals auf die Bedeutung der Denonvillier-Faszie für die Tumorausbreitung hin. Die Operation begann mit einer Probeexzision. In einer Analyse von 1939 ging es 50% der Patienten nach 5 Jahren gut (Abb. 3.10; [100, 101]).

Weitere Erfahrungen publizierten Vest 1940 und Lowsly 1941. Voelcker paßte seine ischiorektale Methode entsprechend an. Belt 1942 und Memmlaar 1949 hatten den Eingriff, noch ohne Lymphadenektomie, wieder aktualisiert. – Die perineale radikale Prostatektomie wird erst in den letzten Jahren wieder bei niedrigem PSA (<10) ohne oder im Anschluß an eine vorher erfolgte laparoskopische Staginglymphadenektomie (Thrasher 1992, Vancaille 1991) durchgeführt [86].

Millin hielt ein suprapubisches Vorgehen wegen der besseren Übersicht für geeigneter und operierte wahrscheinlich 1946 zwei Patienten [63]. Im gleichen Zeitraum hatte auch Souttar eine geplante radikale, retrograde (extrakapsuläre) Prostatektomie durchgeführt [77].

Flocks (1959), Arduino (1962) und Kirchheim (1972) betonten die Notwendigkeit einer pelvinen Lymphadenektomie [3, 23, 46]. Walsh hatte beobachtet, daß ein Teil seiner Patienten postoperativ die Potentia coeundi wiedererlangte. In histologischen Studien beschrieb er mit Donker zwei Gefäß-Nerven-Bündel, deren Erhalt sich für die Funktion des Corpus cavernosum penis als wesentlich erwiesen [92]. Diese waren anatomischerseits bereits 1836 von Müller [44, 65] beschrieben worden. Reiner und Walsh verbesserten die Gefäßunterbindung im Bereich der V. dorsalis [77].

Die erste antegrade, „transvesikale", radikale Prostatektomie wurde von Leriche 1910 mit gutem Ergebnis vorgenommen [51]. Sehr viel später standardisierten diese Technik Campbell (1959) und unabhängig davon Ansell und v. Denis (1959; [2, 14,

18]). Mittemeyer berichtete 1978 über diese Technik. Der Vorzug sollte eine frühzeitige Unterbindung der Gefäß- und Lymphversorgung sein [64]. Scardino entwickelte 1996 die Raffung der Faszie des Beckenbodens auf der dorsalen Prostatakapsel zur Verminderung des Blutverlustes 22.

Zusammenfassung

Die Entwicklung der Chirurgie der benignen Prostatahyperplasie ist eng mit der perinealen und suprapubischen Lithotomie verknüpft. Erst 100 Jahre nach dem Übergang des Steinschnittes in die Hände von Chirurgen (z.B. Heister) begann die Suche nach Möglichkeiten der Prostataverkleinerung. Ihren Anfang nahm die Prostatachirurgie als perinealer Eingriff. Nach Standardisierung der Sectio alta folgte die partielle und später die komplette Enukleation der Prostatahyperplasie von oben. Unterstützt durch die Einführung der Allgemein- und Regionalanästhesie in der Mitte des 19. Jahrhunderts sowie der Antisepsis kam es zu einem raschen Fortschritt in der operativen Medizin und speziell der Prostatachirurgie. Die historische Entwicklung läßt sich in einzelne Schritte von der Vorläuferoperation zur partiellen und dann zur kompletten Enukleation unterteilen. Die extrakapsuläre, später dann radikale Prostatektomie genannte Operation beim Karzinom erfolgte in einer ähnlichen, aber komplizierteren und langwierigeren Entwicklung.

Literatur

1. Albarran Y, Domingues JM (1909) Operative Chirurgie der Harnwege. Kämpfe, Jena, S 709–914
2. Ansell JS (1959) Radical transvesical prostatectomy:preliminary report of an approach to surgical excision of localiced prostate malignancy. J Urol 82:373–374
3. Arduino LJ, Gluckman MA (1962) Lymphnode metastases in early carcinoma of the prostate. J Urol 88:91–93
4. Belfield WT (1890) Operations on the enlarged prostate. Amer J med Science 100:439–445
5. Belt E, Ebert CE, Surber AC (1939) A new anatomic approach in perineal prosta-tectomy. J Urol 41:482–504
6. Belt E (1942) Radical perineal prostatectomy in early carcinoma of the Prostate. J Urol 48:287–293
7. Billroth T (1869) Chirurgische Erfahrungen. Zürich 1860–1867. Langenbeck's Arch Klin Chir 10:547–554
8. Billroth T (1879) Gesammtbericht über die chirurgischen Kliniken in Zürich und Wien 1860–1876. Chirurgische Klinik. Hirschwald, Berlin S 354–355
9. Billroth T (1890) Diskussion zu v. Dittel: Prostatektomia lateralis. Wien Med Wochenschr 17:710
10. Billroth T (1885) Diskussion zu v. Dittel. Wiener Med Blätter:301–302
11. Blum V, Rubritius H (1928) Die Erkrankungen der Prostata. In: Lichtenberg H von (Hrsg) Handbuch der Urologie, Bd 5. Springer, Berlin, S 623–740
12. Caldamone AA (1981) Theodor Billroth the urologist. Urology 18:316–324
13. Caine M (1982) Retropubic prostatectomy.In: Hinman F (ed) Benigne prostatic hypertrophy. Springer, Berlin Heidelberg New York, S 59–63
14. Campbell EW (1959) Total prostatectomy with preliminary ligation of the vascular pedicle. J Urol 81:464–468

15. Chisholm GD (1983) Prostatectomy, past and present.In: Hinman F (ed) Benigne prostatic hypertrophy. Springer, New York Heidelberg Berlin, pp 35–45
16. Couvelaire R, Boufford JR (1951) L'adenectomie prostatique par voie coccy-périnéale droite. J Urol 57:362–368
17. Culp OS (1967) Radical perineal prostatectomy. Its past, present and possible future. 98:618–626
18. Denis R (1959) Adenomektomie endo-urétrale de l'adénome prostatique et traitment du cancer de la prostate. Masson et Cie, Paris
19. Duval P (1906) Prostatectomie transvesicale avec suture de la vessie a l'uretre et reunion par premiere intention. Bull Soc Chir Paris 32: 651
20. Eigenbrodt K (1891) Über radikale Behandlung der Prostatahypertrophie. Beitr Klin Chir 8:123–124
21. Fergusson W (1870) Observations on lithotomy and certain cases of enlarged prostate. Lancet:1
22. Fichtner J, Hohenfellner R (1996) Deszendierende, radikale retropubische Prostatektomie. Akt Urol 27:V–XIII
23. Flocks RH, Culp D, Porto R (1959) Lymphatic spread from prostatic cancer. J Urol 81:194–196
24. Forsyth JAC (1901) An early specimen of the prostate removed by the late Mr. McGill. Br Med J:1111
25. Freyer PG (1904) One hundred ten cases of total enucleation of the prostate for radical cure of the enlargement of that organ. Lancet II:197–203
26. Fuller E (1895) Six sussessful and successive cases of prostatectomy. J Cutan Dis 13:229
27. Fuller E (1905) The question of priority in the adaptation of the methode of total enucleation, suprapubically, of the hypertrophied prostate. Ann Surg 41:520–534
28. Fuller E (1910) The operative procedure in cancer of the prostate. Ann Surg 56:738–743
29. Fuller E (1912) Carcinom op. Ann Surg 56:738
30. Geraghty (1922) A new method of perineal prostatectomy, which insures more perfect functionelle results. J Urol 7:339–345
31. Gil VS (1953) Patologia Urogenital: Biologia y patologia de la prostata, vol 1. Editorial Paz Montalvo, Madrid, S 1–72
32. Gittes RF (1970) Open surgery of the prostate. In: Alken et al. (Hrsg) Handbuch der Urologie, Bd 13/2, Operative Urology 2. Springer, Berlin Heidelberg New York
33. Goodfellow G (1904) Median perineale prostatectomy. J Am Med Assoc 43:148–149
34. Goodfellow G (1901) Perineal prostatectomy. Occidental Med Times
35. Gouley JWS (1873) Diseases of urinary organes. William Wood, New York
36. Guitéras R (1900) The present status of the treatment of prostatic hypertrophy in the United States. N J 72:974
37. Guthrie GJ (1834) Anatomy and diseases of the neck of the bladder and the urethra. Burgess & Hill, London
38. Harris SH (1928) Prostatectomy with complete closure. Med J Austr 2:288
39. Home E (1811) Practical observations in the treatment of disease of the prostate gland. C & W Nicol, London
40. Hryntschak T (1940) Zur Technik der suprapubischen Prostatektomie mit primärem Blasenverschluß nach Harris. Z Urol 34:1–14
41. Hryntschak T (1955) Suprapubic prostatectomy with primary closure of the bladder by an original method. Preparation, technique and postoperative treatment. C. C. Thomas, Springfield
42. Hubmann R (1997/98) Die historische Entwichklung der Prostatachirurgie. Teil 1/2. Urologe B 37: 604–608/38:42–47
43. Hunt WC (1933) Prostatismen und prostatic surgery. In: Ballenger EG, Frantz WA, Hamer HG, Lewis B (edn) History of Urology. Williams & Wilkins, Baltimore, pp 91–208
44. Huland H (1991) Morphologische Grundlagen zur radikalen Prostatektomie. Urol A 30:361–369

45. Hybbinette S (1935) Suprapubische transurethrale Prostatektomie. Langenbecks Arch Klin Chir 138:145
46. Kirchheim D, McRoberts JW (1971) Radikale suprapubische Prostatektomie in der Behandlung des Prostatacarcinoms. Urologe A 10:49–56
47. Kleinschmidt O (1947) Operative Chirurgie, 3. Aufl. Springer Berlin Heidelberg, S 1330–1336
48. Küchler H (1866) Über Prostatavergrößerungen. Dtsch Klin 18:458–460
49. Kümmell H (1895) Die operative Heilung der Prostatahypertrophie. Berl. Klinik, August
50. Küster E (1891) Neue Operationen an der Blase und Prostata. Arch klin Chir 42:859–878
51. Leriche M (1910) Cancer de la prostate. Ablation par voie transvesikale. Lyon méd. 114:699–702
52. Leisrink H, Ahlsberg A (1882) Tumor prostatae;Totale Exstirpation der Prostata. Arch Klin Chir 28:578–580
53. Lousley OS (1941) Total perineale prostatectomy, J Urol 45:196–201
54. McNeal JE (1988) Normal histology of the prostate. Am. J. Pathol. 12:619–33
55. Maier O (1924) Inguinale extravesikale Prostatektomie. Langenbecks Arch Klin Chir 132:296
56. Marshall DF (1965) Transcoccygeal prostatectomy. J Maine med Ass 56:193
57. McGill AF (1887) Suprapubic prostatectomy. Brit. med. J. II:1104
58. McGill AF (1888) On suprapubic prostatectomy with three cases in which the operation was successfully performed. Trans. Clin. Soc. London 21:25
59. McGill AF (1888) Hypertrophy of the prostate and it relief by operation. Lancet 1:215
61. Memmelaar J (1949) Total prostatovesiculectomy-retropubic approach. J Urol 62:340–318
62. Millin T (1945) Retropubic prostatectomy:a new extravesical technic. Report of 20 cases. Lancet II:693
63. Millin T (1947) Retropubic urinary surgery. Livingstone, Edinburgh
64. Mittemeier BT, Cox HD (1978) Modified radical retropubic prostatectomy. Urology 12:313–316
65. Müller J (1836) Über die organischen Nerven der erektilen männlichen Geschlechtsorgane des Menschen und der Säugetiere. Königl. Akad. Wissenschaften, Berlin Zit. Huland 1991
66. Murphy LJT (1972) The history of urology. C. C. Thomas, Publisher Illinois Springfield
67. O'Conor VJ jr (1984) Suprapubic prostatectomy. In Hinman F (ed) Benign protatic hypertrophy. Springer NY Heidelberg Berlin, pp 870–879
68. Paulson DF (1980) The prognostic role of lymphadenectomy in adenocarcinoma of the prostate. Urol. Clin N Am 7:615–622
69. Proust R (1903) Manuel de la Prostatectomie perineal pour Hypertrophie. Paris
70. Proust R (1901) Technique de la Prostatectomie périnéal. Ass Franc d'Urol 5:361
71. Reiner WG,Walsh PC (1979) An anatomical approach to the surgical manage ment of the dorsal vein and Santorini`s plexusduring radical retropubic prostatectomy. J Urol 121:198–200
72. Souttar H S (1947) Complete removal of the prostate. Br Med J 1:917–918
73. Squier JB (1911) Suprapubic intra-urethral enucleation of the prostate. Boston Med Surg J 164:911–912
74. Stein A (1889) Ueber die Exstirpation der Prostata wegen maligner Neubildungen. Verh Dtsch Ges Chir 39:537–554
75. Tandler A, Zuckerkandl O (1922) Studien zur Anatomie und Klinik der Prostatahypertrophie. Springer, Berlin
76. Thrasher JB, Paulson DF (1992) Reappraisal of radical perineal prostatectomy. Eur Urol 22:1–8
77. Thiermann E (1952) Sakrale Prostatektomie bei Hypertrophie der Vorsteherdrüse. Z Urol 45:742–746
78. Thiermann E (1952) Sacroperineale totale Prostatektomie bei Carcinom der Vorsteherdrüse. Z Urol 45:737–742
79. Thompson H Sir (1877) Übersetzt von Dupuis, Die chirurgischen Krankheiten der Harnorgane. Druck und Verlag von Reimer Berlin

80. Thompson-Walker JW (1904) On the surgical anatomy of the normal and enlarged prostate and the operation of the suprapubic prostatectomy. Vol.87 Med surgical transactions. London

81. Thompson-Waker J (1911) Transactions Second. Congress International Association of Urology, London

82. Thorwald J (1994) Der geplagte Mann. Droemer Knaur, München

83. Übelhör R (1952) Die Radikaloperation des Prostatakarzinoms. Z Urol 45:330–335

84. Van Stockum J (1909) Prostatectomia suprapubica extravesicalis. Neederland. Tijschr geneesk. 1909, Nr. 1-Zbl Chir 36:41

85. Voelcker F (1903) Behandlung der Prostatahypertrophie mit perinealer Prostatektemie. Arch Klin Chir 71:1001

86. Voelcker F, Boeminghaus H (1926) Anatomie und chirurgische Operationslehre der Prostata. In: Von Lichtenberg A, Voelcker F, Wildbolz H (Hrsg) Handbuch der Urologie, Bd 1. Springer, Berlin, S 207–243

87. Von Walther PF (1852) System der Chirurgie. Bd 6, Freiburg Herder'sche Verlagsbuchhandlung. 3297

88. Von Dittel L (1874) Die Ablösung der vorderen Mastdarmwand. Wien Med Wochenschr 1:6–8

89. Von Dittel L (1885) Dekapitation des mittleren Lappens der Prostata mittels des hohen Blasenschnittes. Wien Med Presse 12:307–309

90. Von Dittel L (1890) Über die Prostatectomia lateralis. Wien Med Wochenschr 17:707–710

91. Vest SA (1940) Clinical surgery. Sur Gyn Ostetr 70:935–937

92. Walsh PC, Donker PJ (1982) Impotence following radical prostatectomy: In sight into etiology and prevention. J Urol 128:492–497

93. Walker G (1923) Symphysiotomy as an aid to the removal of the cancer of the prostate Ann Surg 68:795–798

94. Weyrauch HW (1959) Surgery of the prostate. WB Saunders, Philadelphia, London

95. Wishard NW (1892) Perineal operations on the prostate with a brief report of the new method of removing the lateral lobes. J Cutan & Genito urin Dis. x:473

96. Wildbolz H (1906) Die operative Behandlung der Prostatahypertrophie. Korresp Blatt Schweiz Ärzte 36:227

97. Young HH (1903) Conservative perineal prostatectomy. JAMA 41:999–1009

98. Young HH (1904) Discussion Goodfellows paper JAMA 43:1448

99. Young HH (1905) The early diagnosis and radical cure of carcinoma of the prostate. Bull. John Hopkins Hosp. 16:315

100. Young HH, Davis DM (1926) Practice of urology. Saunders, Philadelphia, vol. I, p 417

101. Young HH (1945) Cure of cancer of the prostate by radical perineal prostatectomy (prostatoseminal vesiculectomy): history, literature and statistic of Young's operation. J Urol 53:188–252

102. Young HH (1940) A Surgeon's Autobiography. Harcourt, Brace & Co. New York

103. Zorgniotti AW (1983) Suprapubic prostatectomy, an angloamerican success story. In: Hinman F (ed) Benigne prostatic hypertrophy. S. 45–58, Springer, New York Heidelberg Berlin

104. Zuckerkandl O (1889) Über die perineale Bloßlegung der Prostata und der hinteren Blasenwand. Wiener Med Presse 30:857–902

105. Zuckerkandl O (1909) Chirurgische Operationslehre. Bd 16, 4. Aufl. J. F. Lehmann's, München

Transurethrale Prostataeingriffe

4

R. HUBMANN

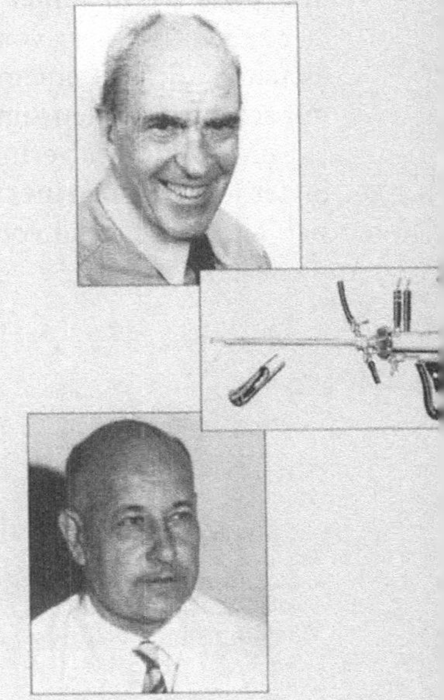

Einleitung

Der Fortschritt bzw. die Revolution, die die transurethrale Prostataresektion (TUR-P) für die Prostatachirurgie brachte, zeigt sich, wenn man die Häufigkeit der Operationen, offen oder transurethral, bereits Mitte der 30er Jahre miteinander vergleicht. Die TUR-P war und ist für den Patienten mit sehr viel weniger Morbidität und Mortalität verbunden. Voraussetzung für die Entwicklung der TUR war einmal die Erfindung des weißglühenden Lämpchens durch Edison 1879 und ihr Einbau in die Zystoskope durch du Rocher 1885 und unabhängig davon durch Nitze und Leiter 1887. Eine gleiche Bedeutung hatte die Einführung der Hochfrequenzströme in die Medizin, des Schneidstroms durch Beer bzw. Stern-Wappler und des Koagulationsstroms durch Davis 1927.

Der Beginn einer instrumentellen Behandlung der symptomatischen Prostatahyperplasie (BPH) läßt sich bereits in das frühe Mittelalter legen, in eine Zeit in der versucht wurde, durch Instillation von ätzenden Lösungen in die prostatische Harnröhre, Prostatagewebe zu zerstören (d'Hery 1552). Der letzte große Steinschneider und Wundarzt war Ambroise Paré (1510–1590). Zur konservativen Behandlung wurden Katheterismus und Spülungen mit dem Subacetat von Blei empfohlen. Paré entwickelte auch einen „schneidenden" Metallkatheter zur Inzision des Blasenhalses. In den gleichen Zeitraum fielen Versuche die Miktion durch einfache oder gewaltsame Bougierung oder Dehnung der BPH zu verbessern. Die absichtliche Anlage einer via falsa im Bereich des Prostatamittellappens wurde mit einem „cutting catheter" erleichtert (S. Fitch 1887). Auch andere Autoren praktizierten dieses „tunneling", lehnten es aber bald wegen fataler Komplikationen ab (Chopart 1791, Home 1811, Staffort 1831; [36]).

Als erster intravesikaler „Eingriff" gilt eine von Civiale 1824 mit einer blinden dreiarmigen Zange vorgenommene Steinzertrümmerung. Ein transurethrales Instrument zur Inzision des Blasenhalses soll Guthrie 1834 entwickelt haben [36]. Es handelte sich um einen Metallkatheter mit einem verborgenen Messerchen nahe der Spitze, das mit einer Feder ausgefahren wurde. Zwei Jahre später beschrieb Mercier seinen Exciseur, von dem er von 1839 bis 1850 4 Varianten entwickelt hatte. Er ähnelte äußerlich einem „Zangen"-Lithotryptor, hatte aber ausgehöhlte Branchen mit scharfen Kanten zum Ausstanzen von Gewebe (Abb. 4.1).

Leroy d'Etoilles verfolgte ein anderes technisches Prinzip: Ein gespanntes Band in der Krümmung eines Metallkatheters zog 2 Messer keilförmig auf [36]. Es erwies sich allerdings als unvorteilhaft. Auch Civiales Kiotome und Maisonneuves coupe-

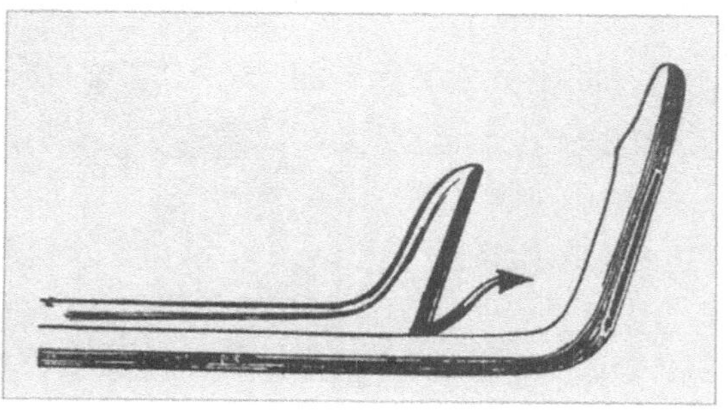

Abb. 4.1. Prostataexcisieur von Mercier 1856 [Murphy LJT (1972) The history of urology. C. C. Thomas, Publisher, Illinois, Springfield]

bridge konnten sich gegen Merciers Instrument nicht durchsetzen. Ein ähnliches Gerät entwickelte Gouley in Amerika, genannt „Prostatotome oder Prostatectome" (1878).

Die Galvanokaustische Technik der Prostatainzision

Inzwischen hatte E. Bottini aus Pavia eine ganz neue Technik der transurethralen Eingriffe vorgestellt, den galvanocaustischen Inzisor. In Turin beobachtete er 1870 chirurgische Versuche zur Gewebedurchtrennung mit kleinen Plättchen oder Messern aus Platin, die durch galvanischen Strom zum Glühen gebracht wurden [8]. Die Bemühungen, ein brauchbares Instrument auf der Basis des Exzisors von Mercier zu entwickeln, dauerten bis 1876. Die Isolierung der Stromleiter erfolgte mit Elfenbein. Das Instrument neigte jedoch zur Überhitzung und mußte eine Wasserkühlung erhalten. Bei dem Eingriff wurde das glühende, ausgeklappte Plättchen blind in den Blasenhals und die hintere Harnröhre gezogen. Der galvanokaustische Inzisor gelangte rasch zu einer großen Verbreitung in Europa und Nordamerika. Es folgten diverse Abänderungen [36].

Einen großen Umbruch für das transurethrale Vorgehen brachte die Entwicklung des Zystoskops durch Nitze 1879/1885 und dessen Fortentwicklung durch Ringleb 1897. Freudenberg ließ 1900 durch L. & H. Loewenstein, Berlin, dem galvanokaustischen Inzisor eine Optik hinzufügen [21, 42]. Das Instrument von Wossidlo, ein „Inzisionskystoskop", erwies sich als wenig komfortabel. Weitere Variationen kamen nach Anlegen einer perinealen Boutonnière zum Einsatz (Perineal cautery incisor, W. N. Wishard 1902, Rochester Surgical Appliance Comp. C. H. Chestwood, 1905, Scheerer Comp. NY.). Diese Geräte hatten keine Optik. Eine detaillierte Beschreibung des Einsatzes des Prostatainzisors findet sich im Lehrbuch von Albarran 1909 [1]. Die galvanokaustischen Instrumente waren anfang des 20. Jahrhunderts im angloamerikanischen Bereich weit verbreitet (Chestwood 1905). Manche Autoren nahmen sie nur bei Blasenhalsengen und hielten sie zur Behandlung der BPH für ungeeignet. In Frankreich wurde die Methode als sinnlos abgelehnt (Desnos). Eine moderne Variante ist die Prostatainzision TUIP von Orandi 1972 für die Behandlung von Blasenhalsveränderungen des jungen Mannes (Tabelle 4.1; [39]).

Tabelle 4.1. Prostatainzision – Prostatatomie

1575	Paré	Inzisionskatheter, Name, Blasenhalsenge angegeben
1806	Blizard	Inzision über eine perineale Urethromie
1834	Guthrie, Couvillard, Dessault	Inzisionssonde
1839–50	Mercier	Vier verschiedene Instrumente
1874	Bottini	Galvanokaustisch, „Cauterio termo-galvanico"
1897	Freudenberg	Galvanokaustisch im Cytoskop (Löwenstein, Berlin)
1900	Wossidlo	Galvanokaustisch
1923	Collings	Messer am Cytoskop für HF-Radiotherm, R. Wappler, Blasenfüllung mit Öl
1973	Orandi	TUIP

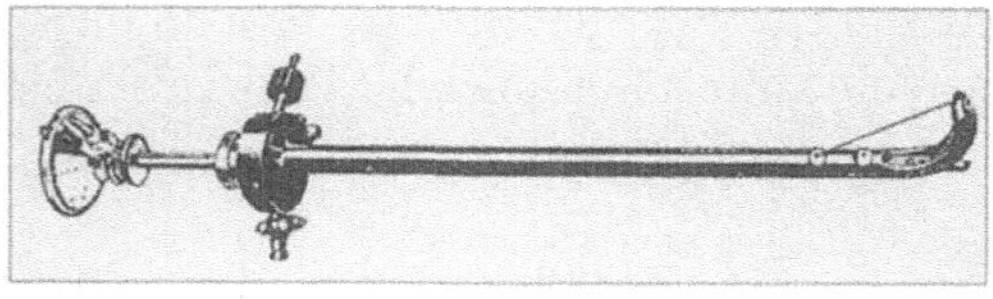

Abb. 4.2. Cystoscopic prostatic excisor von Foley 1928 [Gutierrez R (1933) Transurethral treatment of bladder neck obstructions. Endoscopic prostatic resection. In: Ballinger EG, Frantz WA, Hamer HG et al. History of Urology. Williams & Wilkins Comp. Baltimore]

Der Punch

Ein neues technisches Prinzip entwickelte Young 1909 mit seinem „Punch" zur Entfernung von medianen Barren und Blasenhalssklerosen. Der an der Spitze, wie bei den Zystoskopen, leicht gebogene Außenschaft hatte am Ende des geraden Anteils eine große Öffnung, in die Gewebe eingedrückt werden konnte. Dieses Gewebe wurde dann mit einem vorne scharfen Innenrohr abgeschnitten (Abb. 4.2; [54]). Der Vorgang ließ sich bei nachfolgenden Konstruktionen durch ein planes Glasfenster mit Lichtquelle beobachten (Braasch 1918, Willms surgical Instrument Comp.).

Weitere Fortentwicklungen des Punchgerätes, vor allem eine Koagulationssonde und eine Lichtquelle in der Blase, ermöglichten es auch größere Prostataanteile zu entfernen (Braasch 1918, Caulk 1911, Kenneth-Walker 1925, Braasch-Bumpus 1926 [9, 11, 12, 36]. Anfangs hatte Young sein Gerät zu 50% bei Patienten mit Blasenhalsengen eingesetzt, resezierte dann zunehmend Prostatagewebe. Am weitesten wurde die Punchresektion von Caulk vorangetrieben, der 1930 85% seiner BPH-Patienten mit seinem Punch operierte [12]. Er arbeitete mit einer kaustischen Sonde. Ein fortentwickeltes Resektoskop, „Visualized Excisor", stellte McCarthy 1937 mit einem scherenförmigen Transporteur bzw. einem Pistolengriff vor [35]. Noch im Gebrauch befindet sich das „Punchresektoskop", z. B. nach Gershom-Thompson 1935, McCarthy 1937 bzw. Frohmüller 1978 (Tabelle 4.2; Abb. 4.3; [22, 29, 44]).

Tabelle 4.2. Cold punch

1909	Young	„Median bar excisor", Lokalanästhesie
1918	Braasch	„Median bar excisor" mit Optik
1920	Caulk	„Cautery punch" mit Koagulationsstanze und -sonde, in Luft
1927	Bumpus	Mit Koagulation vor dem Schnitt
1935	Thompson	Punchresektoskop, ohne Optik und mit Koagulationssonde
1937	McCarthy	Punchresektoskop mit Optik
1968	Frohmüller	Punchresektoskop, Direktsicht analog Thompson (R. Wolf)

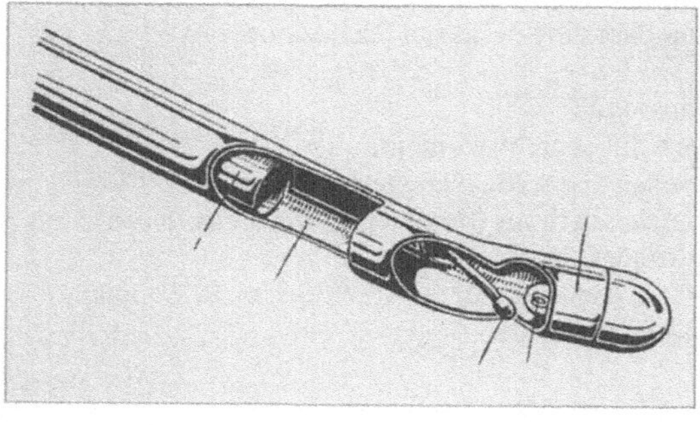

Abb. 4.3. Thompson cold punch Direktsichtresektoskop mit zylindrischem Messer, Koagulationssonde und Beleuchtung [Mauermayer W (1962) Die transurethralen Operationen. JF Lehmanns, München]

Hochfrequenzstrom

Einen wesentlichen Fortschritt in der transurethralen Therapie der Prostata brachten technische Entwicklungen aus Europa, die Konstruktion von Wechselstromgeneratoren und ihr Gebrauch in der Chirurgie als Weiterentwicklung der Anwendung von galvanischem Strom durch Bottini.

Der Ingenieur Tesla und Arsène d'Arsonal, Physiologe in Paris und Schüler von Claude Bernard, machte 1892–1896 Untersuchungen mit Wechselströmen verschiedener Frequenzen und Stromstärken. Sie fanden, daß hohe Hertzzahlen ein sehr gutes Schneidevermögen im Gewebe haben, ohne eine Reizwirkung auf die Muskulatur auszuüben. Außerdem konnten sie zeigen, daß gedämpfter Wechselstrom aus dem Funkenstreckengenerator ausgezeichnet zur Fulgration geeignet war. Diese Erkenntnisse wurden z.T. von dem deutschen Auswanderer und Mechaniker in New York, Reinhold Wappler, aufgegriffen. Er versuchte längere Zeit nur mit ungedämpftem Hochfrequenzstrom bis 1,4 Mio. Hertz auch eine Koagulation zu erreichen [43].

Beer sowie Keyes jun. koagulierten im Jahre 1910 Blasentumore erfolgreich mit einer Sonde und einpoligem, gedämpftem Hochfrequenzstrom des Oudine-Funkenstreckengenerators (Goldmedaille 1927 auf dem Kongress der ICU). Collings ließ sich in das McCarthy Panendoskop, ein mit Hartgummi isoliertes Messerchen für HF-Strom, zur Blasenhalsinzision einbauen.

Keyes et al. arbeiteten in den USA 1924 bereits mit ungedämpftem, bipolaren HF-Strom aus Röhrengeräten nach d'Arsonal, während Sanitas und Siemens noch Funkenstreckengeneratoren bevorzugten.

Eine reine Koagulation, sog. Fulgration, von harnröhrennahem Prostatagewebe als Behandlungsmethode wurde nur kurzzeitig angewandt (G. Luys, Paris, „Forage de la prostate" 1913, Stevens 1913, Heitz-Boyer, Bugbee, Puhl, Wildegans, Rosenburg, Hofmeister, Schneider [36]. Einen Gummikatheter mit Neusilberelektroden beschrieben Vogel, Best, Kruimel [29, 44].

Die transurethrale Elektroresektion

M. Stern in New York ließ sich 1924 von Wappler ein Gerät konstruieren mit einem 9 mm starken Katheter, 2 auswechselbaren Optiken und einer Platinschlinge, mit der Gewebe aus dem Blasenhals geschnitten werden sollte. Es gab viele Probleme. Der anfangs verwendete Hochfrequenzstrom schnitt nur in einem öligen Medium. Die Stromfrequenz und -leistung mußten erhöht werden. 1926 kam ein transurethrales Resektoskop mit seitlichem Fenster zum Einsatz. In der Schaftöffnung konnte die Schlinge mit Zahnradtrieb bewegt werden. Eine Blutstillung war jedoch auch mit hoher Frequenz von 1,4 Mio. Hertz bei ungedämpftem Strom nicht zu erreichen [47].

Ein Landarzt aus South Carolina, Theodore McCann Davis (1974), mit Erfahrung in der Zystoskopie und elektrotechnischer Vorbildung, interessierte sich für Operationen am Blasenhals. Er hospitierte 1926 bei Stern, der noch Stunden für wenige Späne benötigte. Eines seiner Geräte wollte Stern ihm aber nicht verkaufen. Davis konnte 1927 ein gebrauchtes Resektoskop und einen Hochfrequenzgerät mit ungedämpften Schneidstrom sowie einen Funkenstreckengenerator kaufen, mit dem auch Keyes gearbeitet hatte. Außerdem konstruierte Davis einen doppelten Fuß-schalter zur Einschaltung der beiden unterschiedlichen Stromarten (s. Thorwald). 1928 begann Davis mit diesem Gerät beim Menschen zu arbeiten. Er fand jedoch bei Kollegen keine Unterstützung. Der Chirurg A. J. Crowell aus dem Nachbarstaat brachte ihn mit Wappler zusammen,der jedoch starr an seiner „Einstromtechnik" festhielt. Crowell zog daraufhin den Ingenieur Liebel, Cincinnati, hinzu. In Kürze entstand ein neues Resektoskop mit entsprechenden Stromgeneratoren, die Davis-Bovie-Unit Dezember 1928 [3, 15]. Das Gerät hatte vor allem eine größeren Platin-Iridium-Schlinge bei sonst gleicher Grundkonzeption wie das Stern-Instrument.

Viele Urologen hospitierten bei Davis, der auch über 100 g Gewebe entfernte, so H. C. Bumpus, J. Iglesias und vor allem H. G. Alcock aus Iowa City, der schon in größerem Umfang schlechte Erfahrungen mit anderen Instrumenten gemacht hatte. Alcock wurde schließlich zu einem der größten „Resektionisten" seiner Zeit. Er operierte später auch Davis an der Prostata. Alcock war es auch, der 1932 auf einem Kongress in Toronto der TUR zum Durchbruch verhalf. 1936 berichtete er bereits über 1400 Eingriffe mit einer Mortalität von 1%. Er prägte den Begriff „TUR-P" [2]. Seine Resektionstechnik wurde von Mauermayer weiterentwickelt.

Mc Carthy stellte 1931 mit Frederic Wappler jun. ein weiteres Resektoskop vor, dessen Grundkonzeption bis heute verwendet wird. Der Bakelitschaft war vorne schnabelförmig offen und enthielt eine feststehende prograde Optik. Die Schlinge wurde wiederum mit einem Zahnrad bewegt. Die HF-Ströme entstammten jetzt einem kombinierten Röhren- und einem Funkenstreckengenerator, letzterer zum Koagulieren „Surgical Unit" genannt (Abb. 4.4; [30]). Dieses Gerät wurde von sei-nem Schüler Kraas in Deutschland bekannt gemacht [29]. In der Klinik von McCar-thy war Anfang 1930 das Verhältnis Resektion zu Prostatektomie 1:1.

Parallel zur Entwicklung der TUR konstruierte Foley 1928 einen „cystoscopic prostatic excisor". In der vorderen Krümmung des Zystoskops war ein gerade gespannter Glühdraht in der Längsrichtung zum Instrument angebracht, der durch Drehung des Endoskops mit Hochfrequenzstrom einen Trichter in den Blasenhals schneiden sollte. Zwischenzeitlich wurde noch der „Vesical neck resector", in Deutschland von Boshammer, eingebracht. Die Schlinge rotierte um die Instru-mentenachse. Auch dieses Instrument, primär von Kirwin angegeben, rotar resec-toscop, war mit der Fertigstellung überholt [20].

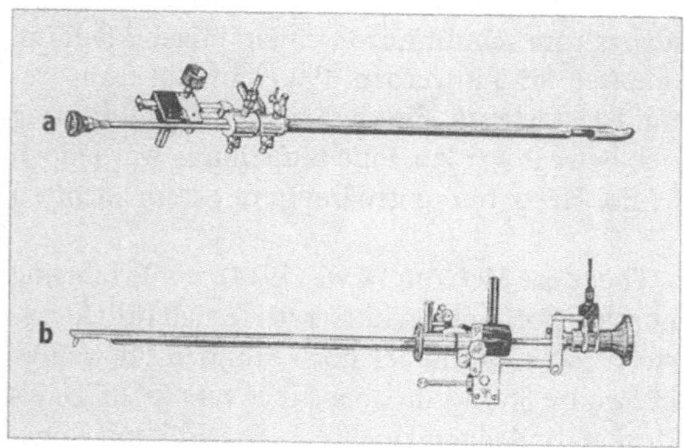

Abb. 4.4a, b. Resektoskope von Stern 1926 und von McCarthy 1931 [Wolf R (1979) 100 Jahre Cysto-skop, Eigendruck, Knittlingen]

Die Technik der TUR-P wurde in den USA von mehreren Urologen weiter voran getrieben, so von R. M. Nesbit, Ann Arbor-Michigan, G. O. Baumrucker-Indianapolis und R. W. Barnes in Los Angeles [4, 5]. Das Lehrbuch von Nesbit über die TUR erschien 1943. Er entwickelte das erste, nur mit einer Hand zu bedienende Instrument. Die Schneidschlinge wurde mit dem Daumen unter Spannen einer Feder nach vorne geführt, letztere zog dann die Schlinge durch das Gewebe zurück (passiv). Baumrucker verfolgte das umgekehrte Prinzip des aktiven Schneidens gegen eine Feder.

Die Entwicklung in Deutschland

Maximilian Stern demonstrierte am 12. Februar 1927 seine Technik in Berlin in der Urologischen Abteilung der Universitätsklinik (Josef) in der Ziegelstraße, nachdem er am Vorabend in der Berliner Urologischen Gesellschaft einen Vortrag gehalten hatte. Leider starben beide Patienten postoperativ, so daß sich die Begeisterung für die neue Technik im Gegensatz zu den USA sehr in Grenzen hielt. In Europa bestand nach den schlechten Ergebnissen mit dem Instrument von Bottini und von Mercier ohnehin eine starke Zurückhaltung gegenüber dieser Art des operativen Vorgehens.

A. v. Lichtenberg hatte das erste Resektionsgerät in Deutschland mit der Firma Heynemann, Leipzig, 1932 entwickelt (v. Lichtenberg-Heywalt). Der dazugehörige Funkenstreckengenerator, Prostata-Cutor genannt, stammte von Sanitas (1 Mio. Hertz) [49]. E. Kraas aus Halle, Schüler von McCarthy und Magnus, München, berichtete 1935 über seine Erfahrungen mit der „endourethralen Elektroresektionsbehandlung" im Sinne einer partiellen Resektion bei 220 Fällen. Er gab auch einen historischen Überblick [29]. Im Jahre 1937 auf der zweiten Tagung der „Gesellschaft reichsdeutscher Urologen" hielt Th. Wohlleben (1898–1955), Hamburg, einen Vortrag mit dem Thema „Zur Elektroresektion der Prostata" [53].

Staehler (1908–1919) brachte 1939 ein fortentwickeltes Gerät zum Einsatz (Staehler-Heywalt) (Heywalt stand für den Konstrukteur Walter Heynemann, Abb. 4.5 u. 4.6). Ein verändertes Stern-McCarthy-Gerät mit Zahnradtrieb stellte gleichzeitig die

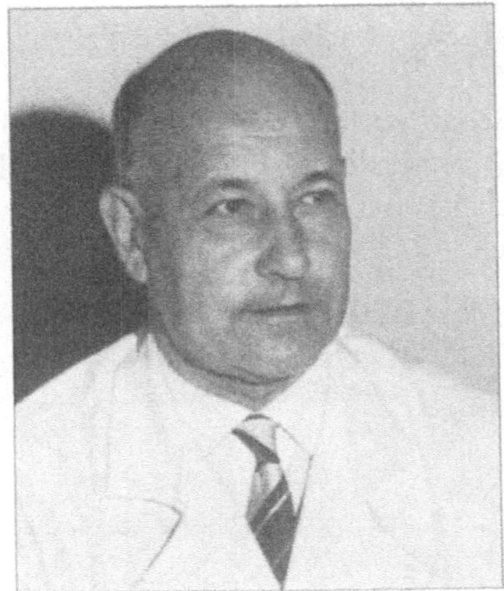

Abb. 4.5. Porträt von W. Staehler. [Aus Mauermayer-Schulze-Seemann (1979) Eröffnungsreden der Präsidenten, Springer, Berlin]

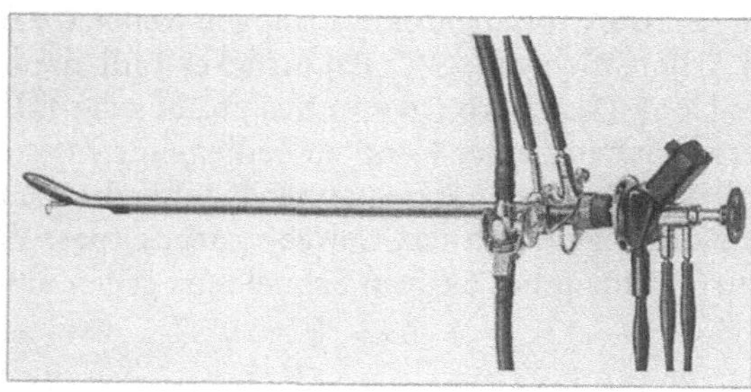

Abb. 4.6. Resektoskop von Staehler 1941, Heynemann, Leipzig. [Staehler W (1941) Operative Cystoscopie. Thieme, Leipzig]

Firma G. Wolf, Berlin, her (Usadel-Bitschai). Wenig später, 1940 und 1941, erschienen die beiden Lehrbücher von B. Reiser, München, und von W. Staehler, Leipzig, zu transurethralen Eingriffen. Dann unterbrach der Krieg die Weiterentwicklung in Deutschland und den Zugang zur Weltliteratur [40, 45, 46].

Wichtige technische Unterschiede in den Konstruktionen waren anfangs, ob die Schlinge und die Optik sich in konstantem Abstand miteinander bewegten oder ob die Frontlinsen fest im Schaft standen; ob das Instrument mit einer Hand bedient werden konnte (Federn als Arbeitselement, Nesbit 1938) oder beide Hände am Gerät bleiben mußten (Zahnradtrieb). Auch der Sichtwinkel der Optik stand in Diskussion (s. auch Mebust). Weitere Unterschiede waren: Metall- oder Bakelitschaft; Lage der negativen Elektrode am Schaft oder am Körper (neuerdings Trokar in Diskussion). Weitere Themen waren die Schaftdicke, der Flüssigkeitsdurchstrom, Niederdruckresektion als Dauerspülinstrument (Iglesias) oder mit Blasenfistel (Reuter, Truß) [35, 41].

Nach dem 2. Weltkrieg beschäftigten sich im süddeutschen Raum vor allem W. Mauermayer in München und M. Hösel in Ulm als erste wieder mit der TUR. W. Mauermayer (1919–1994) trat als Schüler von F. May (1898–1978) am 1. Januar 1948 in die städtische urologische Klinik Talkirchener Straße ein, die von seinem Lehrer 1938 aufgebaut worden war. Er absolvierte 1951 einen halbjährigen Studienaufenthalt in den USA, um sich bei Barnes, Emmett, Flocks und Nesbit u.a. die Grundregeln der damaligen Resektionstechnik anzueignen. Anschließend, im Klinikum rechts der Isar, entwickelte er mit Heynemann ein neues Resektoskop, das über 2 Lichtquellen verfügte und einhändig zu handhaben war (1952; Abb. 4.7 u. 4.8). Es arbeitete nach dem Nesbit-Prinzip. Der Operateur drückt die Schlinge „aktiv" gegen eine Feder nach vorne. Die Feder zieht die Schlinge „passiv" schneidend in den Schaft zurück. Der Daumen war der arbeitende Finger. Ein Stromgenerator mit 2 Stromqualitäten mußte in Deutschland erst neu gebaut werden (B. Laber, München). Mauermayer schrieb 2 Bücher zur Technik der TUR [32, 33]. Es folgten von

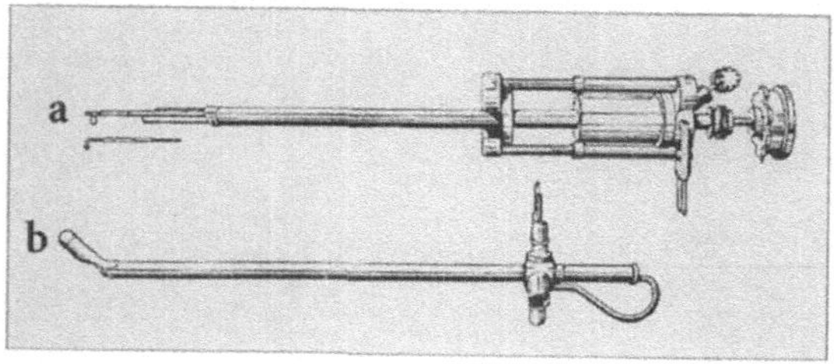

Abb. 4.7a,b. Resektoskop nach Mauermayer 1952, Heynemann, a Elektrotom bestehend aus Optik, Resektionschlinge und Glühlämpchen, b Schaft mit Mandrin und weiterem Glühlämpchen. [Mauermayer (1962) Die transurethralen Operationen. JF Lehmanns, München]

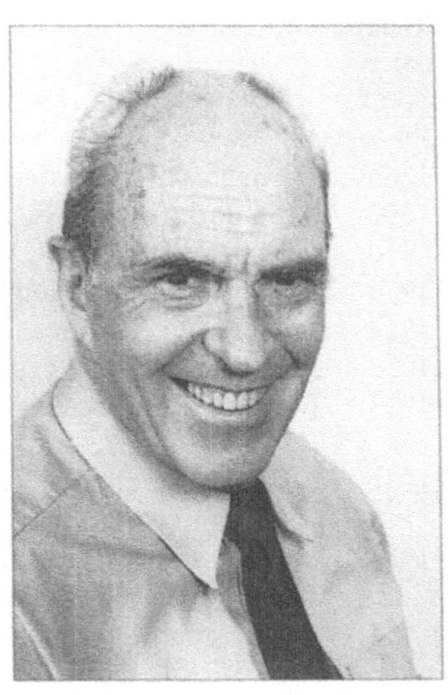

Abb. 4.8. Porträt von W. Mauermayer. [Von Frau A. Mauermayer zur Verfügung gestellt]

Heynemann das Resektoskop R3 und R4 sowie der Typ RG nach Nesbit und Mauermayer (s. Abschiedsvorlesung W. Mauermayer, 15. Februar 1985.) Storz konstruierte später, in Zusammenarbeit mit Mauermayer, einen scherenförmigen Transporteur für die Schneidschlinge.

Auch das von M. Hösel, Ulm (1906–1972), Schüler von Pflaumer Erlangen, fast gleichzeitig mit R. Wolf, Knittlingen, verbesserte Resektoskop nach Boeminghaus (1893–1980) arbeitete mit einer Feder und besaß nur eine Mignonbirne (1954). Es wurde mit einem relativ schweren Pistolengriff (s. auch Gibson) oder als ein leichter Schlitten (nach Staehler) geliefert. Die negative Elektrode war allerdings noch der Instrumentenschaft [26]. Der Zeigefinger war der arbeitende Finger (Abb. 4.9). Insbesondere nach Einführung des sog. Kaltlichtes blieb dieses Resektionsgerät ein Grundtyp für die Instrumente von R. Wolf. In der Klinik von Pflaumer wurde, wie Hösel im Vorwort zu seiner Übersetzung des Lehrbuchs von Denis 1964 berichtete, bereits 1933 mit der TUR-P begonnen [17]. Die urologische Abteilung in Ulm übernahm er 1948 (Tabelle 4.3).

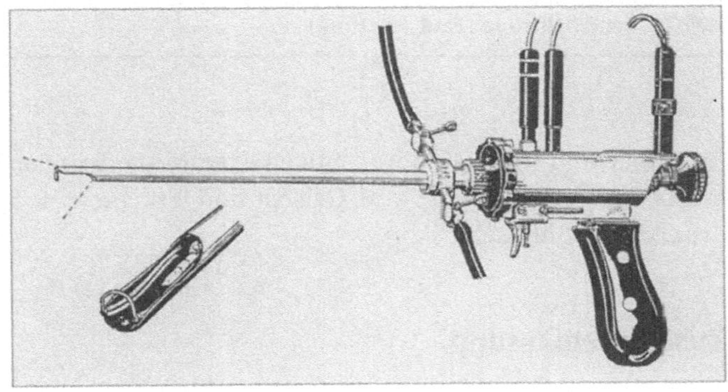

Abb. 4.9. Resektoskop nach Hösel 1953 (R. Wolf) variert nach Boeminghaus mit Pistolengriff und Drehkranz. [Hösel M (1955) Ein neues Resektoscop. Chirurg 26:191–192]

Für die Überlassung des Textes und des Portraits (Abb. 4.8), dürfen wir Frau A. Mauermayer danken.

Tabelle 4.3. Zeittafel

Jahr	Technische Entwicklung der TUR-P
1865	Desormeaux prägt den Namen „Endoscopie"
1890	Tesla und Arsonval entdecken den ungedämpften Hochfrequenzstrom (HF)
1910	Oudine-HF-Strom, R. Wappler, Nitze-Zystoskop, Einsatz beim Blasentumor (Beer)
1913	Punch-Resektion (Young)
1914	Prostatafulgration nach Luys oder Bugbee
1926	Resektoskop von Stern mit HF-Generator von Reinhold Wappler bzw. Western Electric
1928	Davis-Bovie Unit HF mit 2 Generatoren, zum Schneiden und Koagulieren (Liebel, 1932, 372 Patienten)
1931	Resektoskop nach McCarthy, Zahnrad, Kombinierter Röhren- und Funkenstrecken-generator (F. Wappler Electric Comp.)
1932	Vesical neck resector von Kirwin, modif. nach Boshammer (Leiter), Resektoscop v. Lichtenberg, Heynemann (Leipzig, HF-„Prostacutor")
1934	Usadel, modif. Bitschai-Stern-McCarthy mit Dauerspülung (G. Wolf, Berlin)
1936	Kraas, Schüler von McCarthy, geht nach München zu Magnus. Alcock prägt die Bezeichnung: TUR-P, 1400 Eingriffe
1939	Resektoskop von Nesbit, passives Schneiden, pistol grip (Gipson), Stahlfeder
1940	Resektoskop, Staehler-Heywalt (Heynemann)
1946	Resektoskop nach Baumrucker, aktives Schneiden mit Zeige-und Mittelfinger
1947	Scott drehbarer Schaft (F. J. Wallace-Wappler)
1952	Resektoskop nach Mauermayer (Heynemann)
1953	Resektoskop nach Boeminghaus (R. Wolf, Knittlingen, Typ 781)
1954	Resektoskop nach Hösel (R. Wolf, Typ 782)
1959	Hopkins Optik, Stablinsen, engl. Physiker (Storz 1967)
1963	Kaltlicht-Glasfasersystem
1968	Lumina-Optik (Wolf)
1968	Suprapubischer Trokar zur Niederdruckresektion (Truss, Reuter)
1969	Contur-Optik (Olympus, Winter und Ibe) Microlens (AMC, Wappler)
1969	Direktsicht-Stanz-Resektoskop (Frohmüller, R. Wolf)
1971	Kinderresektoskop
1972	Dauerspül-Niederdruck Resektoskop (Iglesias)
1974	Blasendruckkontrolle durch suprapubischen Trokar (Mosegaard, Reuter)
1976	Resektoskop Mauermaier (Storz, Tuttlingen)
1985	Veränderung der Hochfrequenzgeneratoren (Flachenecker)
1988	Video-TUR (Widran, Faul)
1994	Innenschaft drehbar (Faul-Olympus)
1996	Bandelektrode (Faul, Hartung)

Winter und Ibe, Hamburg, entwickelten Mitte der 60er Jahre ein Kaltlichtresektoskop, auch modifiziert von Geister und Brachmann. Später folgte ein Niederdruckdauerspülresektoskop.

Zusammenfassung

Verschiedene Versuche, die Blasenhalsstenose und die Prostatahyperplasie mittels Metallkathetern zu behandeln, waren bereits im frühen Mittelalter bekannt. Empfohlen wurden Bougierungen und die Installation ätzender Substanzen.

Als weiterere Behandlungsversuche folgten verschiedene Techniken der blinden Blasenhalsinzision. Die transurethrale Resektion der Prostatahyplasie konnte erst im Anschluß an die Erfindung des Zystoskops, der Mignon-Glühbirne und des Hochfrequenzstromes mit dem Funkenstrecken- oder Röhrenstromgenerator entwickelt werden. Die Geschichte der Konstruktion von Elektroresektionsgeräten ging mit vielen Irrwegen bisher über mehr als 80 Jahre und ist noch lange nicht beendet.

Literatur

1. Albarran Y, Domingues JM (1909) Operative Chirurgie der Harnwege. Paris, S 709–914. Dtsch. Übers. Druck A. Kämpfe, Jena
2. Alcock NG (1932) Ten month experience with transurethral prostatic resection. J Urol 28:545
3. Baumrucker GO (1943) Prostatic resection in vivo and in vitro. J Urol 49:660
4. Baumrucker GO (1968) Transurethral prostatectomy. The Williams & Wilkins Comp Baltimore
5. Barnes RW (1950) Endoscopy. In Handbuch der Urologie. In: Alken CE (ed), Bd. 4. Springer Berlin Heidelberg
6. Beer E (1910) Removal of neoplasmas of the urinary bladder. JAMA 54:1768–1796
7. Boeminghaus H (1953) Ein neuzeitliches Resektionsgerät. Z Urol 45:591–594
8. Bottini E (1877) Radikale Behandlung der auf Hypertrophie beruhenden Ischurie. Arch. Klin Chir 21:1–3
9. Braasch WF (1918) Median bar excisor. JAMA 70:758–759
10. Buerger L (1931) A historical survey of the development of modern urologic instruments. Urol Cutan Rev 35:1–25
11. Bumpus HC (1927) Punch operation for prostatic obstruction. J Urol 4:399–408
12. Caulk JR (1920) Presentation of a cautery punch. J Urol 4:399–403
13. Civiale J (1844) Traité pratique des maladies des organes génito-urinaires. Paris
14. Collings CW (1926) A new method of electrically excising obstructing bladder neck contractures and bars. J Urol 26:545–552
15. Davis Th M (1931) Prostatic operation:prospects of the patient with prostatic disease in prostatectomy vs. resection. JAMA 97:1674–81
16. Davis E, Lee LW (1955) Progress in prostatectomy: Results in 2050 consecutive patients. J Urol 73:142–153
17. Denis R (1947) Prostatectomie endo-urètrale. De la résection endo-urétrale à la prostatectomie endoscopique. Mâcon
18. Fitsch S (1882) A dome trocar catheter for tunneling the enlarged prostate. NY Med J 35:147
19. Flachenecker G (1985) High frequency currents during TUR: Basic and regards. – In: Matouschek E (ed) Endourology. Steinbrück, S 246
20. Foley FEB (1929) Cystoscopic prostatectomy. A new procedure and instrument. J Urol 21:289–293
21. Freudenberg A (1897) Ein modifizierter Bottinischer Incisor. Zbl Chir 24:788–792
22. Frohmüller H, Bülow H (1978) Die transurethrale Stanzresektion der Prostata (cold punch). Med Klin 73:7715
23. Guthrie CJ (1834) Anatomy and disease of the neck of the bladder and the urethra. London Burgess and Hill
24. Gutierrez R (1933) Transurethral treatment of bladder neck obstructions. Endoscopic prostatic resection. In: Ballenger EG, Frantz WA, Hamer HG et al. History of Urology. Williams & Wilkins Comp. Baltimore Vol II S. 91–208
25. Hopkins HH (1976) Optical principles of the endoscop. In Berci:Endoscopy. Appleton Century-crofts, NY 3–26
26. Hösel M (1955) Ein neues Resektoscop. Chirurg 26:191–192

27. Iglesias JJ, Spoorer A, Gellman AC, Seebode JJ (1975) New Iglesias resectoscope with continuous irrigation, simultanous suction and low intravesical pressure. J Urol 114:929–933

28. Keyes E L jun (1910) Preliminary report on the treatment of bladder tumors by the high frequency current. Am J Surg 24:205–207

29. Kraas E (1935) Die endourethrale Resektionsbehandlung bei Prostatavergrößerung und Blasenhalsstenose. Erg Chir Orthop 28:301–351

30. McCarthy JF (1931) A new apparatus for endoscopic plastic surgery of the prostatediathermia and excision of vesical growths. J Urol 26:695–696

31. Mauermayer W (1956) Das Problem der Blutstillung bei transurethralen Eingriffen. Urol Internat 2:98–105

32. Mauermayer W (1962) Die transurethralen Operationen. JF Lehmanns, München

33. Mauermayer W (1981) Transurethrale Operationen. Springer, Heidelberg

34. Mauermayer W (1985) Abschiedsvorlesung. München

35. Mebust WK, Valk WM (1983) Transurethral prostatectomy. In: Hinman F (ed) Benigne prostatic hypertrophy. Springer, New York Heidelberg Berlin, S 828–846

36. Murphy LJT (1972) The history of urology. CC Thomas, Publisher, Illinois, Springfield

37. Nesbit RM (1943) Transurethral prostatectomy. Springfield, Thomas

38. Nesbit RM (1975) Una historia de la reseccion transuretral prostatica. Rev Mex Urol 35:349–362

39. Orandi A (1973):Transurethral incision of the prostate. J. Urol. 110:229–231

40. Reiser (1940) Die transurethrale elektrochirurgische Resektion der Vorsteherdrüse. Barth, Leipzig

41. Reuter HJ, Jones LW (1974) Physiologic low pressure irrigation for transurethral resection: suprapubic trochar drainage. J Urol 111:210–212

42. Reuter HJ, Reuter MA (1988) Philipp Bozzini and Endoscopy in the 19th Century. Nitze Museum, Stuttgart

43. Seemen H (1932) Allgemeine und spezielle Elektrochirurgie. Springer, Berlin

44. Siegmann Z (1976) Die Geschichte der transurethralen Elektroresektion (T.U.R.P.) der Prostata. Diss. München

45. Staehler W (1941) Operative Cystoscopie. Thieme, Leipzig

46. Staehler W (1959) Klinik und Praxis der Urologie. Bd. 2, Thieme, Stuttgart

47. Stern M (1926) Resection of obstruction at the vesical orifice: new instruments and a new method. JAMA 87:1722–1729

48. Truß F (1968) Elektroresektion unter Sichtverbesserung und Blasendruckkontrolle. Urologe A 7:98–101

49. v. Lichtenberg A, Schultheis TH (1934) Electrotomy in bladder neck obstruction. J Urol 28:361–369

50. Widran J (1988) Video transurethral resection using controlled flow resectoscop. Urology 31:382–395

51. Wolf R (1979) 100 Jahre Cystoskop, Eigendruck, Knittlingen

52. Wossidlo E (1900) Inzisionscystoscop zur Ausführung der Bottinischen Operation. Centrbl Harn Geschl:113

53. Wohlleben Th (1938) Elektroresektion am Blasenhals. Z Urol 32:586–602

54. Young HH (1913) A new procedure (punch operation) for small prostatic bars and contracture of the prostatic orifice. JAMA 60:253–257

Der Urogenitaltrakt in der anatomischen Darstellung

5

H. DIETRICH

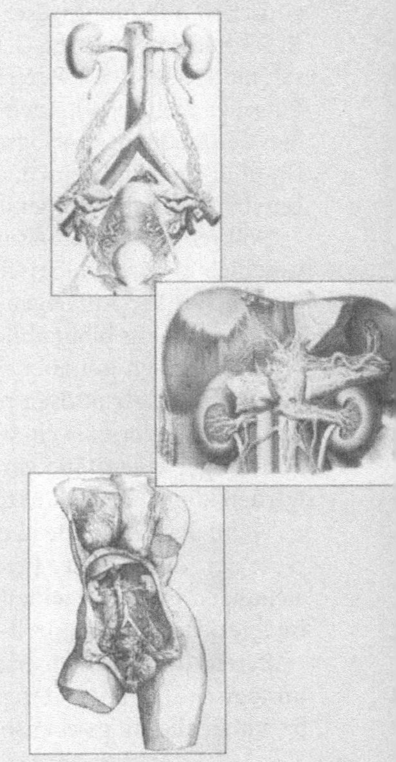

Die bildliche Wiedergabe des anatomischen Wissens zum Urogenitaltrakt kann neben der Lösung anästhesiologischer und instrumentell-technischer Probleme durchaus als eine der Grundvoraussetzungen für die Herausbildung und Fortentwicklung des Faches Urologie als Wissenschaftsdisziplin und gleichzeitigem Spezialgebiet innerhalb der klinischen Medizin angesehen werden. Der Gesamtkomplex ihrer historischen Besprechung ist wahrscheinlich nicht frei von Subjektivismen und hängt in starkem Maße vom fachlichen Blickwinkel des Betrachters ab. Gleiches gilt hier für die exemplarische Auswahl, die Zuordnung und die Interpretation der in den Originalquellen aufgefundenen Illustrationen der systematischen bzw. topographischen Anatomie urochirurgischer Details der menschlichen Anatomie. Eine lückenlose und bibliographisch vollständige Zusammenstellung urologisch-anatomischer Abbildungen vom Altertum bis zur Gegenwart würde den Rahmen dieses Kapitels bei weitem überschreiten. Gleichzeitig wird bewußt auf die Wiedergabe der Fachillustrationen aus dem 20. Jahrhundert verzichtet, da sich diese im Gegensatz zu älterem hier nachfolgend Erwähnung findenden Quellenmaterial für jeden Interessierten in leicht und problemlos zugänglichen einschlägigen urologischen bzw. anatomischen Fachbüchern betrachten lassen. Erlaubt sei der Hinweis, daß außer den ersten 3, alle nachfolgend zu besprechenden und in diesem Kapitel reproduzierten Abbildungen nicht aus Nachdrucken oder Sekundärquellen, sondern aus der Primärliteratur stammen. Zu verweisen ist an dieser Stelle allerdings auf eine bis in die heutige Zeit reichende lebendige und fruchtbare Traditionslinie der historischen Aufarbeitung der Geschichte der bebilderten anatomischen Literatur im deutschsprachigen Raum. Bei intensiver Beschäftigung mit dieser Problematik stößt man unweigerlich auf die Schriften der Altmeister der medizinischen Abbildungsgeschichte wie beispielsweise von J. L. Choulant (1791–1861), K. Sudhoff (1853–1938), G. Klein (1862–1920), F. Weindler (1869–1949), E. I. R. Goldschmid (1881–1957), R. N. Wegner (1884–1967), R. Herrlinger (1914–1968) oder M. Putscher (geb. 1919). Auch wenn wir uns aus urologischer Sicht diesem Spezialgebiet der Medizinhistoriographie nähern, dürfen deren Aussagen zur anatomischen Graphik im Allgemeinen, die in der Regel auch für einen Großteil der bildlichen Darstellungen des Urogenitaltraktes gelten, nicht unbeachtet bleiben.

Während der Bearbeitung und Bewertung des Quellenmaterials innerhalb der Geschichte der urologisch-anatomischen Ikonographie werden Medizin- und Kunsthistoriker im Gegensatz zu dem urochirurgisch tätigen Urologen, welcher hier gleichzeitig bibliophiler Liebhaber sein muß, vielleicht andere Schwerpunkte setzen. Letztlich gilt aber für alle Aussagen, daß auch die Wiedergabe urologisch-anatomischer Strukturen nicht als eine bloße Zugabe zur naturwissenschaftlichen Literatur, sondern als ein wesentlicher Teil von ihr zu sehen ist. Gleichzeitig ist das Bild Träger eigenständiger Informationen, die oft mit dem Text nicht vermittelt werden können. Die Funktion der Abbildung steht der des Wortes nicht nach [1].

Wenn die Heilkunde in einer geschichtlichen Zeitspanne als ein wesentlicher Bereich der Kultur dieser Periode angesehen wird, so können uns medizinische Darstellungen im Allgemeinen und damit auch anatomisch-urologische Abbildungen im Speziellen das kulturell-wissenschaftliche Niveau einer Epoche nahebringen.

Bereits in der hellenistischen Periode des klassischen Altertums wurden kleinere urologisch-operative Eingriffe ausgeführt. Die urochirurgischen Fähigkeiten beruhten allerdings ebenso wie das für diese Operationen unabdingbare anatomische Wissen vorwiegend auf empirischen Erkenntnissen. Den Höhepunkt und gleichzeitigen Abschluß der antiken Medizin bildeten die Werke Galens (129–199), welche das ärztliche Handeln bis weit in das 16. Jahrhundert hinein beinflußt haben. Einer der Hauptirrtümer Galens bestand allerdings in der kritiklosen Übertragung seiner an Tieren gewonnenen anatomischen Ergebnisse auf den menschlichen Organismus. Da aus dem Altertum an anatomisch-urologischen Illustrationen insgesamt nur wenig bekannt und nichts im Original überliefert scheint, stammen die ersten uns heute wieder zugänglichen Darstellungen dieser Art aus dem Mittelalter.

Trotz des Wiederauflebens der Wissenschaften im 13. Jahrhundert hatten die Ärzte zunächst kaum das Bedürfnis nach naturgetreuen anatomischen Abbildungen des Menschen. Ursache hierfür war sicherlich nicht zuletzt die Warnung des Klerus vor der Zergliederung menschlicher Leichname. Noch auf dem Konzil von Tours im Jahre 1163 verbot die Kirche die Ausübung der Chirurgie unter dem Motto „Ecclesia abhorret a sanguis". Es fanden sich daher lange Zeit keine geübten Urochirugen, die zu einer Weiterentwicklung des Faches beitragen konnten. Die Medizinalverordnungen Kaiser Friedrich II. aus den Jahren 1224 und 1231 (welche u.a. die anatomische Ausbildung zukünftiger Chirurgen an menschlichen Leichen forderte) ermöglichten an den entstehenden europäischen Universitäten dann wieder – zunächst noch zaghafte – Sektionen. Auf diesem Boden entstanden neue, zunächst allerdings häufig noch realitätsferne und den Urogenitaltrakt oftmals spekulativ-schematisch darstellende urologisch-anatomischen Abbildungen.

Erst durch den Renaissance-Humanismus wurde die Wissenschaft und die Kunst zum Studium und zum genauen Betrachten der menschlichen Natur zurückgeführt (Ausgangspunkt war hier Italien). Der menschliche Geist befreite sich zunehmend von den Schranken, die er sich seit einem Jahrtausend selbst gesetzt hatte. Die durch den Humanismus angefachte literarische Tätigkeit der Ärzte entfaltete sich nun in ungeahnter Weise und trug wesentlich zur Verbreitung der medizinischen Wissenschaft bei. Eine wichtige Voraussetzung dafür war allerdings die Erfindung des Buchdrucks im 15. Jahrhundert, denn nur durch diese Entwicklung konnten die geistigen Errungenschaften jetzt jedem leicht zugänglich gemacht werden [22]. Ungeachtet dessen setzte sich das komplett mit Illustrationen versehene Anatomiebuch erst im Verlauf des 19. Jahrhunderts mehr und mehr durch. Bis dahin waren, zum Großteil aus Kostengründen, oftmals nur wenig oder nicht bebilderte Bücher gebräuchlich. Sie befanden sich jedoch gegenüber den schematische oder plastische anatomische Darstellungen enthaltenden Werken sowohl in wissenschaftlich-didaktischer als auch in künstlerisch-ästhetischer Hinsicht im Nachteil. Sämtlichst Aspekte, die auch für jenen Teil der Anatomie, welcher sich mit der Wiedergabe des Urogenitaltraktes beschäftigte, Gültigkeit besaßen.

Daneben ermöglicht die Ikonographie des Urogenitalsystems auch eine nicht uninteressante Betrachtung der angewandten Drucktechniken. Bis zum 18. Jahrhundert fanden vornehmlich Hochdruckverfahren wie der Holzschnitt, der Holzstich bzw. die Strichätzung oder Tiefdruckverfahren, wie beispielsweise der Kupfer- oder Stahlstich breite Anwendung. Später spielten dann die Flachdruckverfahren wie die Lithographie, der Licht- und Offsetdruck ebenso wie verschiedene Methoden, farbige Abbildungen herzustellen, eine zunehmende Rolle. Aber es scheint, daß erst durch die wissenschaftlichen Fotografie des ausgehenden 20. Jahrhunderts urologisch-anatomische Darstellungen verfügbar sind, deren Brauchbarkeit wesentlich über das mit dem Kupferstich oder der Farblithographie Erreichbare hinausgeht.

Die urologisch-anatomische Illustration ist in allen Epochen ihrer Entstehung eng in die Kunst- und Medizingeschichte eingebettet. Auch sie stellt einen wesentlichen Bereich menschlicher Selbsterkenntnis dar und macht in nahezu einmaliger Form das Streben der Ärzte nach Erkenntniszuwachs auf dem Gebiet der Erforschung des Urogenitaltraktes sichtbar. Gleichzeitig werden die Auffassungen der jeweils beteiligten Künstler über die äußere und innere Formenvielfalt des menschlichen Körpers im Kontext ihrer Zeit deutlich. Bis weit in das 19. Jahrhundert hinein sind es häufig erst die Künstler gewesen, die mit ihren anatomischen Tafeln beim Betrachter unvergeßliche Eindrücke hervorzurufen imstande waren. Allerdings wurde in den verschiedenen Perioden mit unterschiedlicher künstlerischer Meisterschaft versucht, dem bedeutenden Inhalt eine ihm gemäße Form zu geben. Die künstlerische Ausdruckskraft bei der Darstellung der menschlichen Anatomie hat auch für die Urologie viele sowohl wissenschaftlich als auch künstlerisch wertvolle Werke geschaffen. Dabei wurde nahezu immer der Entwicklungsstand der Medizin und der des künstlerischen Schaffens zur Schau gestellt. In einigen Fällen war der Künstler auch Anatom und umgekehrt. In anderen Fällen, wenn er nicht beides beherrschte, besaß er die eine Fähigkeit und verstand, häufig gepaart mit chirurgischen Fähigkeiten, die andere [6]. Das zu Beginn des 16. Jahrhunderts immer stärker werdende Bedürfnis in der bildenden Kunst, den menschlichen Darstellungen eine anatomische Grundlage zu geben, dürfte eine nicht zu unterschätzende Triebfeder für die Entwicklung der Anatomie und deren bildlicher Ausdrucksformen gewesen sein.

Der grundlegende Wandel in der anatomischen Darstellungsart wird in der Hochrenaissance augenfällig. Durch das Zusammenwirken von Künstlern und Anatomen wurde bei letzteren der Wunsch rege, auch die inneren Teile des menschlichen Organismus realistisch abzubilden. Das war ohne künstlerische Hilfe, außer wenn der Anatom gleichzeitig Zeichner war, nicht möglich. So entstand zu dieser Zeit die individuelle Nachbildung anatomischer Teilstrukturen, aus welcher sich, da sie allein dem Lehrzweck nicht genügte, das anatomische Idealbild entwickelte [4]. Nicht zuletzt aus diesen Gründen muß dem 16. Jahrhundert, bei der hier beispielhaft bleibenden Besprechung des Urogenitaltraktes in der anatomischen Darstellung, breiter Raum eingeräumt werden.

Zunächst soll an dieser Stelle der am 15. April 1452 in Florenz geborene italienische Renaissancekünstler Leonardo da Vinci (gest. 1519) Erwähnung finden. Auch seine urologisch-anatomischen Zeichnungen sind bis heute faszinierende Dokumente einer Zeit, die sich zunehmend von den bis dahin vorherrschenden mittelalterlichen Dogmen lossagte und sowohl wissenschaftlich als auch künstlerisch neue Wege beschritt. Der enorme Wert Leonardos medizinischer Ikonographie – dem auf diesem Gebiet in nahezu idealer Weise die Synthese von Wissenschaft und Kunst gelang – liegt zweifelsfrei in der oftmals akribischen Sichtbarmachung und Verdeutlichung menschlicher anatomischer Strukturen verbunden mit hoher künstlerischer Perfektion in der Ausführung der Abbildungen. Gleichzeitig hatte seine Arbeit zahlreiche anatomische Erstbeschreibungen zur Folge, ohne daß allerdings die Fachwelt davon in gebührendem Maße Kenntnis genommen hat. Leonardos Beschäftigung mit der urologischen Anatomie läßt sich in die Zeit zwischen

1489 und 1513 datieren, Jahre, in denen er sich in Mailand und Florenz aufhielt. In Vorbereitung auf seine eigenen Studien besuchte er zunächst universitäre anatomische Vorlesungen. Gleichzeitig beschäftigte er sich eingehend mit der bis dahin bekannten anatomischen Literatur. Doch das hier Gelesene und Gehörte befriedigte ihn nicht, so daß er schon bald selbst zahlreiche Sektionen durchführte und beschloß, seine eigenen Befunde für ein umfangreiches Werk zu dokumentieren, welches mit der Zeugung beginnen und dem Tode enden sollte. Auf seinen Studienblättern sind neben den Zeichnungen zahlreiche Notizen zu sehen. Da Leonardo Linkshänder war, folgte er seinem natürlichen Impuls, in Spiegelschrift von rechts nach links zu schreiben – eine damals durchaus gängige Methode. Das geschriebene Wort wurde jedoch von ihm selbst in den Hintergrund gerückt, wie seine im folgenden zitierte Aussage beweist: „Beschäftige dich nicht mit Dingen, die den Augen gehören, indem du sie durch die Ohren eintreten läßt" [15]. Gleichzeitig widersprach diese Aussage dem seinerzeit üblichen anatomischen Unterricht. Der Anatomieprofessor saß an einem Pult vor seinen Studenten und trug die seit über 1000 Jahren die Medizin beherrschende Anatomie nach Galen vor. Sein Assistent demonstrierte gleichzeitig die so identifizierten Organe an der menschlichen Leiche, welche wiederum von einem Sektionsgehilfen vorher flüchtig präpariert worden war, ohne daß auf die sicherlich oftmals auftretenden Widersprüche eingegangen wurde. Diese Umstände ließen Leonardo bereits 1490 formulieren:

V iele werden der Ansicht sein, daß sie mich mit Recht kritisieren können, indem sie behaupten, daß meine Beweise der Autorität gewisser Männer widersprechen, die ihr unerfahrenes Urteil verehrt, und dabei berücksichtigen sie nicht, daß meine Werke das Ergebnis einfacher, schlichter Erfahrung sind [16].

Leider hat er sein geplantes Anatomiebuch nie fertig gestellt. Von seinen anatomischen Studien sind nur etwa 150 Großfolioblätter erhalten geblieben. Die Originalzeichnungen galten praktisch bis zum Ende des 18. Jahrhunderts als verschollen und wurden erst von einem Sekretär des englischen Königs wiederentdeckt. Bis heute sind sie im Besitz des britischen Königshauses und in der Royal Library in Windsor Castle untergebracht. Ein Skizzenblatt mit urologisch-anatomischen Darstellungen findet man im Schloßmuseum der Weimarer Kunstsammlungen. Auf die zahlreichen graphischen und didaktisch-technischen Kunstgriffe bei der Ausführung seiner medizinischen und damit auch urologisch-anatomischen Abbildungen, die Leonardo erdacht hat, und die bis heute in guten anatomischen Atlanten wiederzufinden sind, kann an dieser Stelle ebensowenig wie auf alle unser Fachgebiet betreffenden Darstellungen eingegangen werden. Für Herrlinger zeigen sie alle, wie sehr da Vinci seiner Zeit voraus war, und es erklärt, weshalb seine anatomischen Skizzen bis zum heutigen Tage denjenigen immer wieder zu faszinieren vermögen, der sich eingehender mit ihnen befaßt [8].

Die hier reproduzierten urologisch-anatomischen Zeichnungen stammen aus einem Faksimileband, welcher in deutscher Sprache nur in 300 Exemplaren zum Druck gekommen ist. In seinen Darstellungen zum Urogenitaltrakt kommt deutlich Leonardos Überzeugung, die Geometrie sei der Schlüssel zur Interpretation der Natur, zum Ausdruck. Sehr ausführlich beschäftigt er sich mit der Entstehung des Lebens. Der Sagitalschnitt zum Paarungsakt gehört zu den detaillierteren urolo-

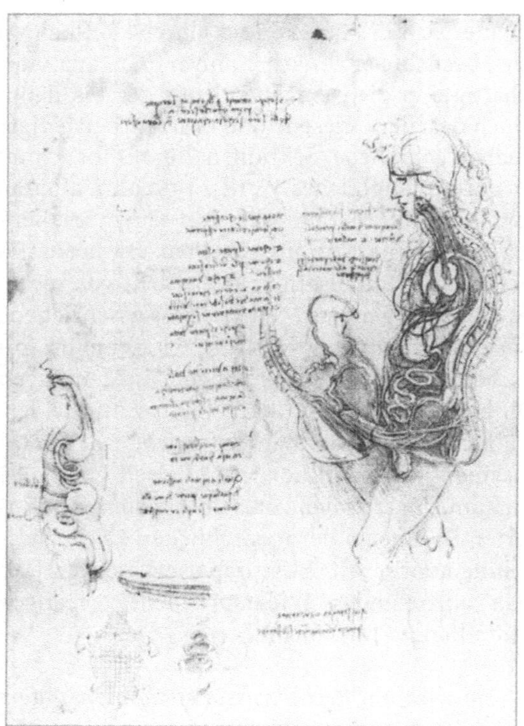

Abb. 5.1. Koitusdarstellung (Feder mit brauner Tusche, K-P35r). [Aus: The Royal Connection, Her Majesty Queen Elisabeth II]

gisch-anatomischen Skizzen (Abb. 5.1). Aus unserer fachspezifischen Sicht sind die hier dargestellten Befunde die unwissenschaftlichsten. So entsprechen die beiden Kanäle im Penis, je einer für Urin und Sperma, ebenso wie der siebenzellige Uterus noch mittelalterlichen Vorstellungen. Daneben ist Leonardo zu dieser Zeit (am wahrscheinlichsten ist, daß er den Genitalapparat noch nicht explizit präpariert hatte) noch der Ansicht, die Samenflüssigkeit kommt aus dem Rückenmark.

Die nächste Abbildung gehört sicherlich zu den schönsten urologisch-anatomischen Zeichnungen Leonardos (Abb. 5.2). Zuvor hatte er sich ausführlich mit dem männlichen Genitalapparat auseinandergesetzt und früher genannte Dinge revidiert. Der Ursprung des Penis liegt für den Italiener unter der Symphyse. Er erklärt die feste Verbindung der beiden Crura der Corpora cavernosa mit der Symphyse aus einer sehr mechanistischen Haltung heraus, da er der Überzeugung ist, daß der Penis nur so den Widerständen während der Kohabitation gewachsen wäre. Zur Funktion des männlichen Gliedes führt er in seinen Tagebüchern folgendes aus:

Dieses hängt mit dem menschlichen Verstand zusammen und hat manchmal einen eigenen Verstand. Manchmal zeigt es sich widerspenstig und handelt nach seinem Sinn, obwohl der Wille des Menschen es zu erregen trachtet, und manchmal regt es sich von selbst, ohne die Erlaubnis oder den Gedanken des schlafenden oder wachen Menschen, und tut, was es will. Oft schläft der Mensch, doch es ist wach, und oft ist der Mensch wach, doch es schläft. Manchmal möchte der Mensch es gebrauchen, aber es hat keine Lust, und manchmal hat es Lust, aber der Mensch verbietet es. Es hat also den Anschein, als habe dieses lebendige Ding ein eigenes Empfinden und einen vom

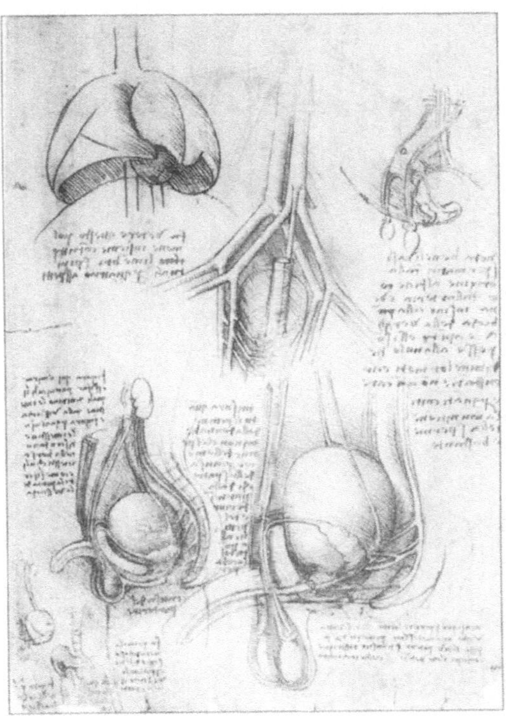

Abb. 5.2. (Schweinelunge) Beckenorgane und männliche Genitale (Feder, braune Tusche, schwarze Kreide, K-106v). [Aus: The Royal Connection, Her Majesty Queen Elisabeth II]

Menschen unabhängigen Verstand, und es scheint, daß der Mensch sich mit Unrecht schämt, es bei seinem Namen zu nennen, geschweige denn zu zeigen [18].

Wenn man den fachlichen Bogen sehr weit spannt, kann man die Ansicht vertreten, daß hier frühe andrologische Betrachtungen zu erkennen sind.

Unser Augenmerk sollte aber auch auf den Verlauf und die topographisch richtige Zuordnung des Samenstranges und der Samenblasen gerichtet sein. Zweifelsfrei kann Leonardo – und nicht spätere Anatomen, welche häufig zitiert werden – als Erstbeschreiber der Samenblasen gelten. Unklar bleibt, warum er hier nichts zur Prostata ausführt, auf die er bei seinen Präparationen hätte stoßen müssen. Er hat allerdings richtig erkannt, daß es im Penis nur einen Kanal – nämlich die Urethra – für den Transport des Urins und der Samenflüssigkeit gibt und daß das Rückenmark nicht das Sperma liefert. Daneben beschäftigte er sich mit der Lage des Peritoneums zur Harnblase und zur vorderen Bauchwand und entdeckt bzw. zeichnet hier praktisch den Leistenkanal, durch den die männlichen Adnexen ins Skrotum gelangen.

Auf der letzten hier gezeigten Leonardo-Skizze sehen wir Darstellungen zum oberen und unteren Harntrakt, gekoppelt mit zahlreichen Notizen (Abb. 5.3). Aus urologischer Sicht handelt es sich hier um sehr interessante Untersuchungen. Entscheidend ist hier weniger die künstlerische Ausführung, sondern vielmehr Leonardos mathematisch-physikalisch-mechanische Erkenntnisvielfalt in bezug auf das harnableitende System. Nur flüchtig stellt er die Einmündung der Ureteren in die Harnblase und die Blutversorgung dieser Region dar. Er beschäftigt sich aber ausführlich mit dem Urinfluß und verneint dessen ausschließliche Regulierung durch ein Klap-

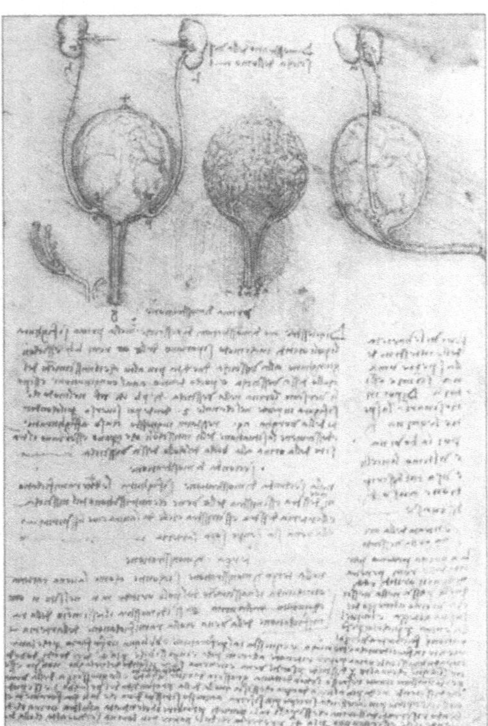

Abb. 5.3. Drei Ansichten der Harnblase, mit Nieren, Harnleiter und Harnröhre und Detail der Harnleitermündung in die Harnblase (Feder, braune Tusche, schwarze Kreide, K-53r). [Aus: The Royal Connection, Her Majesty Queen Elisabeth II]

pensystem. Noch ohne die Kenntnis pathologischer Veränderungen arbeitete er im weitesten Sinne urodynamische Prinzipien heraus. Dazu kann man lesen:

Der Harn dringt, nachdem er die Nieren verlassen hat, in die Harnleiter ein und fließt durch sie in die Blase, ..., und zwar durch kleine Durchbohrungen, die quer ... gemacht sind. Aber diese Durchbohrung wurde nicht etwa schräg angelegt, weil die Natur bezweifelte, ob dieser Harn nicht zu den Nieren zurückfließen könnte; denn das ist unmöglich .... Und würdest du behaupten, daß die Blase sich in dem Maße schließt, wie sie sich füllt, so ist darauf zu erwidern, daß diese Durchbohrungen, falls sie durch den Harn, der auf diese Wände drückt, geschlossen werden würden, dem andern herabfließenden Harn den Eintritt verwehren würde. Das ist aber nicht möglich [weil] der engbegrenzte und hohe Harn mehr Kraft hat als der niedrige und ausgedehnte, der in der Blase ist [19].

Diese Betrachtungen lassen es durchaus berechtigt erscheinen, in Leonardo einen der Urväter der Urodynamik zu sehen.

Zusammenfassend kann man sagen, daß es Leonardo da Vinci in einer Zeit, in der durch das Zusammenwirken von Ärzten und Künstlern erstmals auch die inneren Organe des menschlichen Organismus näher betrachtet und realistisch abgebildet wurden, vergönnt war, das unzerreißbare Band zwischen Anatomie und Malerei herzustellen. Einschränkend muß allerdings angemerkt werden, daß seine Forschungen ohne direkten Einfluß auf die Fortentwicklung der anatomischen Wissenschaft blieben.

Abb. 5.4. Männlicher Retro- und Genitalsitus (Holzschnitt). [Aus: Vesal A: De Humani corporis fabrica Libri septem. Basileae, 1543, S 372]

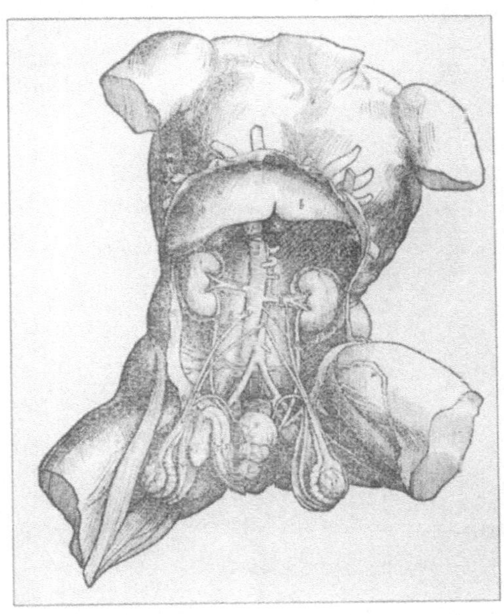

Das Verdienst, diese revolutioniert und mit der Galenschen Tradition endgültig
gebrochen zu haben, kommt bekanntermaßen Andreas Vesal (1514–1564) zu. Vesal,
der mit 23 Jahren den Lehrstuhl für Anatomie und Chirurgie an der Universität
Padua übertragen bekam, brach mit seinen in dieser umfassenden Form dokumentierten Untersuchungsergebnissen als erster öffentlich mit der bis dahin die Medizin beherrschenden Autorität Galens. Sein epochales, mit ausgezeichneten Abbildungen ausgestattetes Werk „De Humani corporis fabrica Libri septem", welches
1543 in Basel erschien, gilt heute als ein sog. Klassiker der Heilkunde. Es ist praktisch der Urtyp eines mit modernen Maßstäben gemessenen wissenschaftlichen
Standardwerkes der Anatomie und diente allen nachfolgenden über lange Zeit als
Vorbild schlechthin. Interessanterweise war der Verleger – Johannes Oporinus –
derselbe, der auch jenes Aufsehen erregende Buch „De revolutionibus orbium
coelestinum" von Nikolaus Kopernikus (1473–1543) drucken ließ. Vesals Darstellungen des Urogenitaltraktes zeichnen sich durch Klarheit und Eleganz in der
Strichführung aus (Abb. 5.4). Die Holzschnitte selbst sind vom Tizianschüler Step-
han van Calcar (um 1499–1550) oder z. T. von seinem Meister selbst künstlerisch
bearbeitet worden. Die teilweise manieristisch anmutenden Illustrationen des
Bauch- bzw. Retrositus gehören bis heute mit Sicherheit zu den schönsten in der
anatomisch-urologischen Darstellungskunst.

Richtig ist beispielsweise die Darstellung der Nieren- und Gonadalgefäße, des
Verlaufes der Ureteren und der Ductus deferentes. Im Gegensatz zu Leonardo hat
Vesal jetzt auch die Prostata präpariert und dargestellt.

Streng fachlich sind allerdings noch Mängel in der eigentlich angestrebten
naturgetreuen Wiedergabe des am menschlichen Leichnam untersuchten Urogenitalsystems nachweisbar. So fehlen die Nebennieren völlig und auf allen Abbildungen steht die rechte Niere höher als die linke. Daneben ist nachweisbar, daß sich
Vesals an späterer Stelle gemachten Detailabbildungen zur Niere auf die eines Hun-

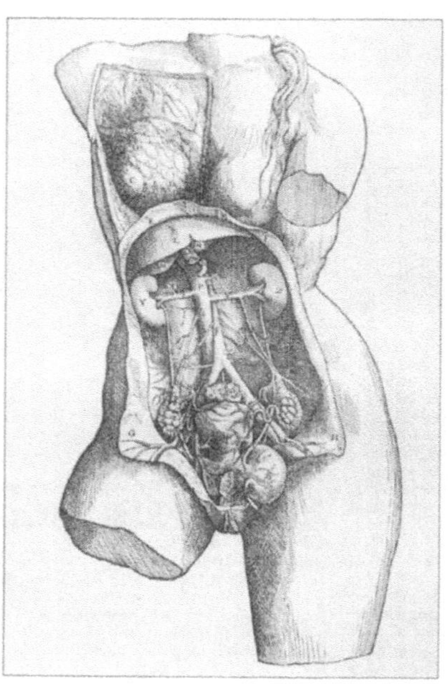

Abb. 5.5. Weiblicher Retro- und Genitalsitus (Holzschnitt). [Aus: Vesal A: De Humani corporis fabrica Libri septem. Basileae, 1543, S 378]

des beziehen [14]. Seine gewonnenen Erkenntnisse überträgt er allerdings auf den Menschen – ein Vorgehen, welches er bei Galen kritisierte. Ungeachtet dessen verhalf seine im Jahre 1543 erschienene „Fabrica" der modernen Ikonographie des Urogenitaltraktes zum entscheidendem Durchbruch und verlieh ihr ganz wesentliche Impulse (Abb. 5.5). Auf welch durchschnittlich schlechtem Stand sich das anatomische Wissen und ganz speziell das urologisch-anatomische Abbildungswesen im medizinischen Europa der damaligen Zeit befanden, belegt ein für die Urologiehistorie gleichfalls nicht uninteressantes Werk von Walther Hermann Ryff (1. Hälfte 16. Jh). Der Druck dessen „Recht gründtliche bewerte Cur des Steins, Sandt vnd Grieß, inn Nieren, Blasen vnnd Lenden…" fällt ebenfalls ins Jahr 1543. Aber welch niedriges fachliches und künstlerisches Niveau in der Bearbeitung der Harnorgane (Abb. 5.6) wird hier sichtbar. Die Holzschnitte stehen noch ganz in halbschemati-

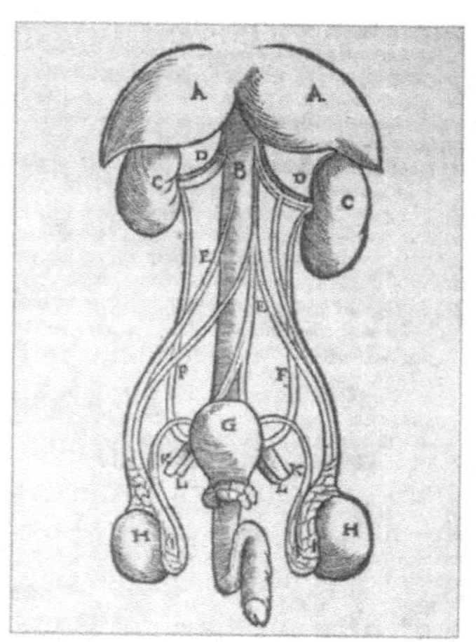

Abb. 5.6. Männlicher Retro- und Genitalsitus (Holzschnitt). [Aus: Ryff WH: Recht gründtliche bewerte Cur des Steins, Sandt, vnd Grieß, inn Nieren, Blasen vnnd Lenden … Straßburg, 1543]

scher mittelalterlicher Tradition. Krasser kann der Unterschied im Vergleich zur bildlichen Darstellung des Urogenitaltraktes bei Vesal nicht ausfallen.

Vesal war es vergönnt, bereits zu Lebzeiten die entsprechende Würdigung seiner Arbeiten erleben zu dürfen. So wurde er 1555 von Kaiser Karl V. aufgrund seiner Fähigkeiten, seines Fleißes, seiner Weisheit und seines Aufwandes auf anatomischem Gebiet in den Adelsstand erhoben [20]. Leider sind die hölzernen Druckstöcke zur heute als bibliophile Kostbarkeit geltenden „Fabrica" 1944 bei einem Großbrand in München für immer verloren gegangen [7].

Die zunehmenden Möglichkeiten, Anatomie am menschlichen Leichnam zu treiben und zu studieren, führten im 16. und den darauffolgenden Jahrhunderten zwangsläufig zu einer Vielzahl von Entdeckungen, Beschreibungen und erstmaligen bildhaften Wiedergaben von Organen und Strukturen in einem bisher nicht gekannten Ausmaß. Dies galt auch für die Vervollkommnung des anatomischen Wissens über das Urogenitalsystem. Damit wurde bereits in jenen Jahren eine der unabdingbaren Voraussetzungen für die Herausbildung der Urochirurgie geschaffen. In der Regel lagen jedoch noch viele Jahrzehnte bzw. mehrere Jahrhunderte zwischen dem Bekanntwerden der Existenz eines Organs und dem operativen Heranwagen an dieses unter einer kurativen Zielsetzung. Ein schönes Beispiel für diesen oftmals langen Zeitraum geben die Nebennieren. Anatomisch interessant und für den operativ tätigen Urologen außerordentlich wichtig zu wissen, ist die Lage und die Gefäßversorgung dieses lebenswichtigen, paarig angelegten endokrinen Organs. Die Nebennieren liegen, getrennt durch die Capsula adiposa, auf den Extremitates superiores der Nieren im Situs retroperitonealis. Ihre Beschreibung und erstmalige Darstellung geht auf Bartholomaeus Eustachi (1500/1520/1524–1574) zurück. Zweifellos können wir auch Eustachi zu jenen Medizinern zählen, welche Anatomiegeschichte geschrieben und sich auch auf dem Gebiet der urologisch-anatomischen Ikonographie bleibende Verdienste erworben haben. Biographisch ist zu Eustachi nur wenig überliefert. Er wurde zu Beginn des 16. Jahrhunderts in Italien geboren. Zunächst war er als Leibarzt am Hof des Herzogs von Urbino tätig. Dieses Umfeld galt neben Padua als eines der aufgeklärtesten und fortschrittlichsten im damaligen Italien. So kann man annehmen, daß Eustachi bereits hier umfangreiche Forschungen treiben konnte. Im Jahre 1549 ging er mit einem hohen kirchlichen Würdenträger nach Rom, wurde wenig später zum Professor für Anatomie ernannt und auf den Lehrstuhl am römischen Collegio della Sapienza – der vatikanischen Universität – berufen. Nach fast zwanzigjähriger Lehrtätigkeit legte er dieses Amt aus gesundheitlichen Gründen (er litt an Hyperurikämie) nieder und starb bald darauf in Rom. Obgleich in zahlreichen Sachverhalten noch überzeugter Anhänger Galens, gebührt ihm aufgrund seiner sorgfältig ausgeführten Sektionen mit den daraus zwangsläufig resultierenden korrigierenden Richtigstellungen und wissenschaftlichen Beschreibungen das Verdienst der Erstbeschreibung mehrerer anatomischer Strukturen [23]. Außer den Nebennieren geht auch die Benennung der Tuba auditiva, des Ductus thoracicus und des N. abducens auf ihn zurück.

Im Jahre 1564 erschienen in Venedig 8 Kupfertafeln („Opuscula anatomica"), auf denen erstmalig die Nebennieren abgebildet sind. Die Kupfer selbst sind aller Wahrscheinlichkeit nach bereits zwölf Jahre vorher gestochen worden. Sie gehörten zu einer größeren Sammlung, welche von Eustachi (hier lassen sich Parallelen zu Leonardo ziehen) für ein umfassendes anatomisches Lehrbuch gedacht waren. Auch bei ihm kam dieser Plan nie zur Vollendung.

Aus urochirugischer und urologisch-anatomischer Sicht besitzt die Aussage des Eustachi zur Existenz der Nebennieren und die in diesem Zusammenhang erfolgte bildhafte Darstellung dieses Organs einen besonderen Stellenwert. Aufgrund seiner Sektionsbefunde gab er der linken Nebenniere ein halbmond- und der rechten Nebenniere ein kapuzenförmiges Aussehen. Von der Fachwelt wurde das kleine Werk aus dem Jahre 1564 allerdings kaum zur Kenntnis genommen und geriet bald völlig in Vergessenheit. In den darauffolgenden Jahrzehnten fehlte in den meisten anatomischen Atlanten eine Aussage zur Nebenniere.

Die Originale der Kupfertafeln wurden zu Beginn des 18. Jahrhunderts den überlieferten Quellen zufolge von Papst Clemens XI. erworben. Dieser schenkte sie seinem Leibarzt Giovanni Maria Lancisi (1654–1720), zu dessen Schülern und Freunden u. a. Giovanni Battista Morgagni (1682–1771) und Marcello Malpighi (1628–1694) gehörten. Lancisi, der den anatomisch-wissenschaftlichen Wert der Kupfertafeln durchaus erkannte, gab die inzwischen mindestens 150 Jahre alten Originale, mit eigenen Kommentaren versehen, 1714 erneut heraus (Abb. 5.7). Auch bei den Bearbeitern der Geschichte der anatomischen Graphik haben diese Abbildungen erwähnenswertes Interesse hervorgerufen. Dies belegen nicht zuletzt die Äußerungen bekannter Medizinhistoriker, welche sich ausführlich mit der medizinischen und explizit mit der anatomischen Ikonographie auseinandergesetzt haben. Für einige verkörpert die Gesamtheit der Abbildungen bei Eustachi eine „glückliche Synthese von Beobachtung und Konstruktion", welche über „nur" naturgetreues Wiedergeben des Gesehenens hinausgeht und lassen insbesondere beim Betrachten der Ganzkörperdarstellungen einen „geradezu surrealistischen"

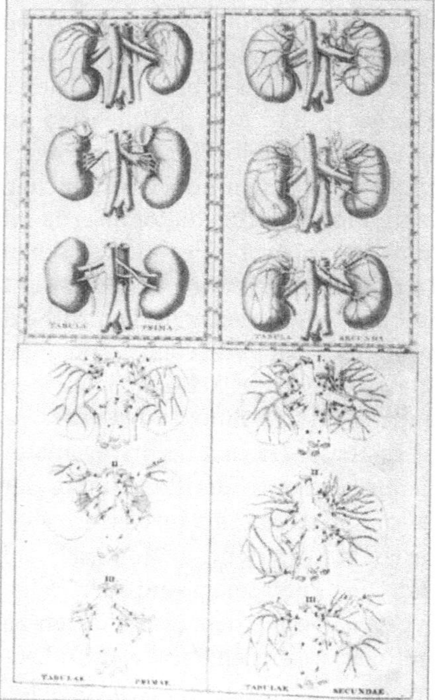

Abb. 5.7. Erste Nebennierendarstellung (Kupferstich). [Aus: Bernardi Siegfried Albini explicatio tabularum anatomicarum Bartholomaei Eustachii, anatomi summi. Accedit tabularum editio nova. Leidae Batavorum, 1744, Tab. Prima et Secunda]

Eindruck entstehen [9]. Sudhoff hielt sie für so bemerkenswert, daß er sie in seiner bebilderten „Geschichte der Medizin" erwähnte und reproduzierte [25]. Bei Eustachi dient die Graphik allerdings nahezu ausschließlich zur Untermauerung seines Lehrtextes, welcher bei ihm Vorrang besitzt. Dadurch erscheinen die Einzelabbildungen – auch die der Darstellung der Nebennieren – oftmals „trocken, hart und wenig künstlerisch behandelt" [3].

Die Erstbeschreibung und Abbildung der Nebennieren ist ein weiterer Meilenstein in der urologisch-anatomischen Historiographie. Um so erstaunlicher, daß ihr Vorhandensein und ihre Funktion bis ins letzte Jahrhundert hinein als nicht genau geklärt galt und immer wieder Anlaß zu Spekulationen gab. Folglich konnten sich die urochirurgischen Operationstechniken und Therapiemöglichkeiten zur Behandlung der insgesamt recht seltenen Erkrankung dieses Organs erst im optimierten Zusammenspiel von Nierenchirurgie, Anästhesiologie und Endokrinologie im letzten Drittel des 19. Jahrhunderts herausbilden.

Aber kehren wir zu der unser Fachgebiet betreffenden anatomischen Graphik zurück. In den Jahrzehnten nach Vesal fanden zunächst dessen Abbildungen eine weite Verbreitung und Nachahmung.

Im 17. Jahrhundert bemühte man sich allerdings zunehmend, den Kupferstich – welcher den Holzschnitt zunächst fast völlig abgelöst hatte – in großem Maße als inzwischen etabliertes Druckverfahren für Lehrbuchillustrationen einzusetzen. Mit Hilfe des Kupferstiches gelang es, auch die inzwischen während der Präparation gefundenen feineren Gewebestrukturen mit großer wissenschaftlicher Exaktheit auf gleichzeitig hohem künstlerischen Niveau abzubilden. Dies spiegelte sich folglich auch in den Darstellungen des Urogenitaltraktes wider.

Die Wahl einer urologisch-anatomischen Abbildung, welche in diesem Buchkapitel das 17. Jahrhundert vertreten soll, fällt aufgrund der Vielzahl neuer und historisch wertvoller Illustrationen nicht leicht. Die Entscheidung fällt letztlich zugunsten einer Zeichnung, auf der sowohl der Uro- als auch der Genitaltrakt repräsentiert ist (Abb. 5.8). Sie findet sich in dem wissenschaftlich und abbildungsgeschichtlich höchst interessanten Werk „De mulierum organis generationi inservientibus tractatus novus" von Regnier de Graaf (1641–1673) und stammt aus einer Auflage des Jahres 1672.

De Graaf studierte in Utrecht und Leiden, ging anschließend nach Paris und promovierte mit 24 Jahren zum Doktor der Medizin. In der Folgezeit war er vorzugsweise als Anatom in Paris und Delft tätig und beschäftigte sich intensiv wie keiner vor ihm mit den weiblichen Genitalorganen. So beschrieb er bis dahin morphologisch unbekannte ovarielle Strukturen (... cavitas, in qua ovum contentum fuit ...) sowie Veränderungen im Zyklus der Frau. Damit konnte er sich auf ewig einen Platz in der Medizin- bzw. Anatomiegeschichte sichern [5]. Die hier reproduzierte Abbildung besticht gleichermaßen durch ihre künstlerische Eleganz und ihre schnörkellose wissenschaftliche Genauigkeit. Obgleich die Nebennieren auch hier fehlen, vermittelt die Darstellung der Nieren und ableitenden Harnwege, des Nierenhilus, des Geflechts der Ovarialgefäße bzw. der Vagina, des Uterus und der Adnexen (das nicht stimmende Größenverhältnis zwischen Harnblase und Uterus ist vielleicht de Graafs besonderem und eingangs erwähntem Forschungsschwerpunkt geschuldet) in wunderbarer Weise den vor über 300 Jahren bereits vorhandenen anatomischen Wissenstand über das Urogenitalsystem.

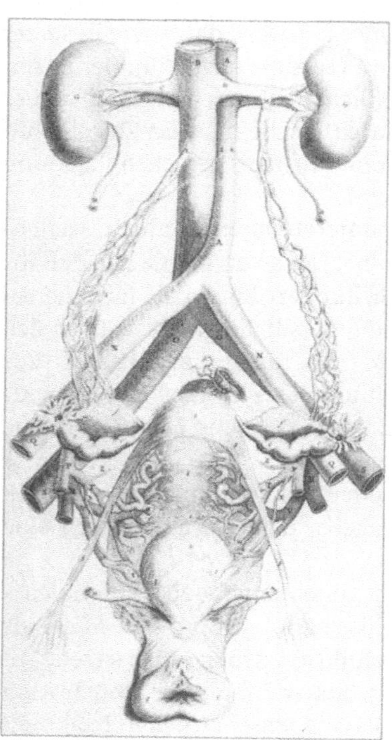

Abb. 5.8. Weiblicher Urogenitalsitus (Kupferstich). [Aus: Graaf Rde De mulierum organis generationi inservientibus tractatus novus. Lugduni Batav, 1672]

Mit dem fortschreitendem 18. Jahrhundert bricht sich in der Anatomie eine Periode der Strenge und absoluten Exaktheit Bahn. Dies wird auch in den anatomisch-urologischen Illustrationen spürbar. Die barocken bzw. spätbarocken Einflüsse auf die Graphik verlieren sich zunehmend. Häufig wird alles, was den ästhetischen Genuß beim Betrachten der abgezeichneten Präparate früherer Jahre ausmachte, auf ein Minimum reduziert. Der Zeichner betrachtet die abzubildenden Organe und Organsysteme oftmals mit mathematischer Nüchternheit.

Als Beispiel dafür sollen hier die Darstellungen der insbesondere für den operativ tätigen Urologen nicht unwichtigen anatomischen Verhältnisse des kleinen Beckens im Werk von Giovanni Domenico Santorini (1681–1737) dienen.

Der in Venedig geborene Santorini studierte zunächst in Padua, Pisa und Bologna Medizin. Besonders die Arbeiten von Malpighi und Lorenzo Bellini (1643–1704) beeinflußten ihn nachhaltig. Nach seiner Promotion im Jahre 1701 wurde er zunächst Mitglied im Collegium medico-chirurgicum, später dann auch im Collegium physico-medicum in Venedig. Bereits zwei Jahre später wurde er in seiner Geburtsstadt zum Professor für Anatomie ernannt, war im Spedaletto Venedigs angestellt und unterrichtete neben der Anatomie auch Geburtshilfe. Für J. L. Pagel (1851–1912) gehörte Santorini zu den hervorragendsten Anatomen seiner Zeit und genoß nicht zuletzt wegen seiner fachlichen und didaktischen Leistungen hohes Ansehen [21].

Neben zahlreichen anderen Erstbeschreibungen (z.B. Ganglion oticum; Ductus pancreaticus accessorius; Emissarien des Schädels) hat auch der von diesem italienischen Arzt aufgefundene Plexus venosus vesicoprostaticus unter dem Synonym

Abb. 5.9. Männliche Beckenorgane mit Darstellung des Plexus venosus vesicoprostaticus (Kupferstich). [Aus: Jo: Domenici Santorini anatomici summi septemdecim tabulae quas nunc primum edit atque explicat iisque alias addit de structura mammarum et de tunica testis vaginali Michael Girardi. Parmae, 1775, Tab. 15]

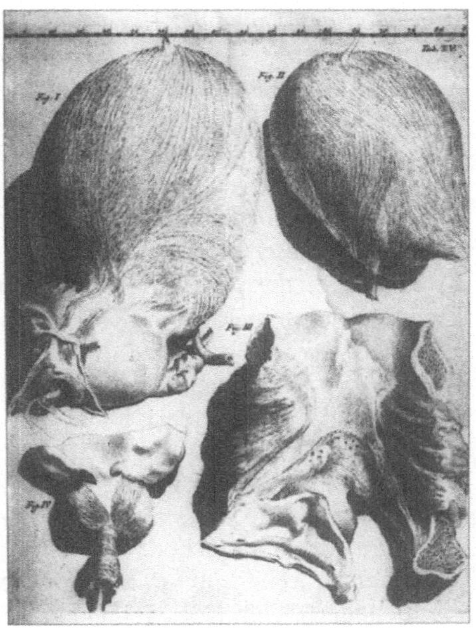

Plexus Santorini Eingang in die Anatomielehrbücher und die einschlägigen urochirurgischen Operationslehren gefunden.

Bereits 1724 beschrieb Santorini erstmals dieses Venengeflecht. Seine Kupfertafeln, auf denen auch der später nach ihm benannte Venenplexus dargestellt ist, sind allerdings erst 38 Jahre nach seinem Tode von Michele Girardi (1731–1797) unter dem Titel „Jo. Domenici Santorini anatomici summi septemdecim tabulae quas nunc primum edit atque explicat iisque alias addit de structura mammarum et de tunica testis vaginali" in Parma herausgegeben worden (Abb. 5.9). Bei der Betrachtung dieser Abbildung scheint der Eindruck zu entstehen, daß die Art der Ausführung bereits beginnenden klassizistischen Einflüssen unterliegt.

Der Venenplexus selbst wurde von Santorini als Labyrinth ober-, unterhalb und seitlich der Prostata liegend, präpariert und dargestellt (zu sehen in Abb. 5.9 Fig. 3). Zur Vermeidung starker Blutungen aus diesem Venengeflecht, welche zum einen zur Transfusionspflicht führen können und zum anderen die Präparation im kleinen Becken außerordentlich erschweren – inklusive daraus resultierender Verletzungen des M. sphincter urethrae externus – sind hier anatomische Detailkenntnisse für den operativ tätigen Urologen außerordentlich wichtig. Daher erscheint die Wiedergabe einer der präzisesten topographischen Beschreibungen des Plexus Santorini aus einem modernen anatomischen Standardwerk, welches heute in keiner urochirurgischen Klinikbibliothek fehlen sollte, gerechtfertigt. Dieser Teil eines mehrbändigen Lehratlas ist außerdem ein schöner Beweis für die fruchtbare interdisziplinäre Zusammenarbeit zwischen Urologen und Anatomen.

*D*er Plexus venosus vesicoprostaticus (Santorini) ist ein dichtes horizontal gestelltes Venengeflecht .... Er liegt seitlich der Prostata und der Urethra. Kranial wird der Plexus von der Fascia endopelvina bedeckt. In den Plexus vesicoprostaticus zie-

hen außer den Venen der Harnblase und der Urethra auch die der Prostata und die V. dorsalis penis .... Die seitliche anatomische Prostatakapsel geht hier in die Fascia M. levatoris ani über. Dort, wo der Seitenlappen der Prostata am weitesten nach lateral ragt, sind die Blätter der Faszien dichter und fester miteinander verbunden. An der Prostataspitze und im oberen Teil der Furche zwischen Harnblase und Prostata scheint der Plexus geteilt zu sein. Ventral mündet in den Plexus die V. dorsalis penis, die zwischen dem Lig. arcuatum pubis und dem Lig. puboprostaticum durchtritt. Gleich nach dieser Durchtrittsstelle zweigt sie sich in einen linken und einen rechten Ast auf, der zu den paarigen Plexus hinzieht. Nach dorsal gehen aus dem Plexus vesicoprostaticus mehrere Venen hervor, die in die V. iliaca interna münden [17].

So findet Santorini auch über 200 Jahre später hier Bestätigung [24].

Für das 19. Jahrhundert sollen hier zwei Abbildungen stehen, die trotz unterschiedlicher Drucktechnik in später auch mit den Möglichkeiten der wissenschaftlichen Fotografie kaum wieder erreichter, außerordentlich wohltuender Plastizität den nunmehrigen anatomischen Wissenstand in bezug auf den Urogenitaltrakt sicht- und spürbar machen.

Die erste Abbildung stammt aus einer 1824 ins Deutsche übersetzten und erschienenen Schrift des Italieners Antonio Scarpa (1752–1832) mit dem Titel „Beobachtungen über den Blasenschnitt durch den Mastdarm, zur Ausziehung des Steins aus der Harnblase" (Abb. 5.10).

Scarpa promovierte 1770 bei Morgagni zum Doktor der Medizin und erhielt bereits mit 20 Jahren einen Ruf als Professor für Anatomie und Chirurgie an die Universität Modena. 1783 nahm er einen Ruf nach Pavia an, wo er zunächst als Anatomieprofessor, kurze Zeit später dann zusätzlich als Chef der chirurgischen Klinik

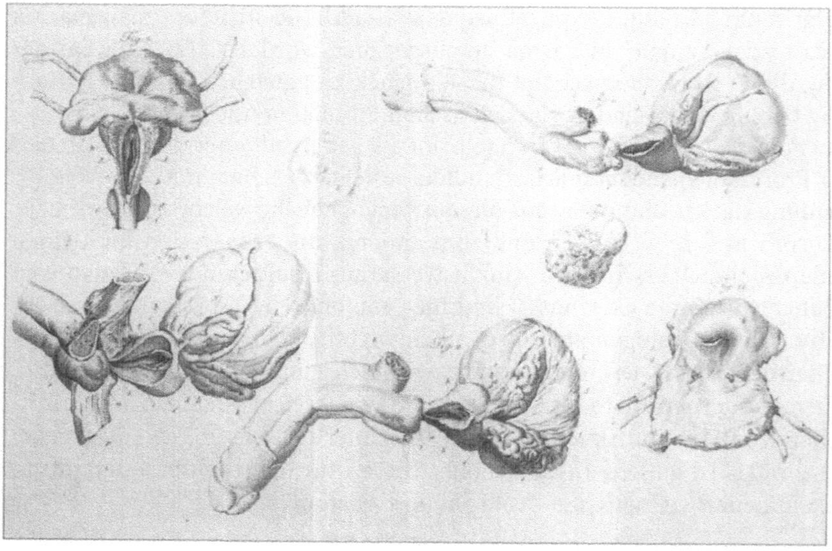

Abb. 5.10. Männliches äußeres Genitale und Organe des kleinen Beckens (Kupferstich). [Aus: Scarpa A Beobachtungen über den Blasenschnitt durch den Mastdarm, zur Ausziehung des Steins aus der Harnblase. Weimar, 1824]

mit vollem Lehrauftrag tätig war. 1803 gab er zunächst seine anatomische, 1812 auch seine chirurgische Lehrtätigkeit an seine Nachfolger ab, blieb aber bis zu seinem Tode Direktor der medizinischen Fakultät. In Scarpas Schaffen bildeten anatomisches Wissen und chirurgische Tätigkeit eine exzellente Symbiose zum Nutzen der Wissenschaft und Wohl seiner Patienten. Innerhalb der Anatomiegeschichte erwarb er sich beispielsweise bleibende Verdienste mit seinen Arbeiten zum Gehör, der Erstbeschreibung des N. naso-palatinus und der nach ihm bekanntermaßen benannten Faszie im Bereich des Oberschenkels, mit dem auch der operativ tätige Urologe in Berührung kommen kann. Aufgrund seiner mustergültig ausgeführten und häufig neuartigen Operationen war er einer der gesuchtesten Chirurgen seines Landes [2]. Unter diesem Aspekt ist auch seine Schrift über den Steinschnitt zu sehen. Waren die verschiedenen Formen des Steinschnittes zu seiner Zeit doch noch immer die Methoden der Wahl bei Vorliegen von Steinen in der Harnblase oder der Harnröhre. Der Siegeszug der von Jean Civiale (1792–1867) zwischen 1817 und 1824 inaugurierten unblutigen Lithotripsie dieser Konkremente als urochirurgische Operationsmethode hatte noch nicht begonnen.

Bei der von Scarpa mit Hilfe des Kupferstiches in höchster Vollendung beigegebenen Abbildung mit fünf Detailzeichnungen zum Urogenitaltrakt scheint man noch einmal die glückliche Verbindung von anatomischem Wissen und Darstellungskunst, gekoppelt mit dem notwendigen Feingefühl für die urochirurgischen Kenntnisse regelrecht zu verspüren. Seine Darstellung von Harnblase, Prostata, Samenblasen, Ductus deferentes und der Corpora des Penis zeichnen sich trotz ihrer Detailtreue und ihrer Reduktion auf das Wesentliche durch ein hohes Maß an Lebendigkeit und Ästhetik aus. Gleichzeitig verdeutlichen die Sektionsschnitte durch Harnblase bzw. Prostata anschaulich und in keiner Weise die Eleganz der bildliche Wiedergabe der präparierten Organe negativ beeinflussend, die topographischen Zusammenhänge der urochirurgischen Problematik der Steinschneiderei.

Andererseits ist Scarpas Zeichnung bereits ein Beispiel dafür, wie sehr sich in der anatomischen Ikonographie des 19. Jahrhunderts im Allgemeinen und damit auch in der urologisch-anatomischen Illustration im Speziellen zunächst ein Wandel vollzogen hatte. Die Abbildungen waren größtenteils zum bloßen Instrument der Wissenschaft geworden und dienten den Autoren entweder nur zur Befunddokumentation oder als didaktisches Hilfsmittel. Eine der Ursachen dafür war sicherlich das mit dem Aufschwung der Medizin zur damaligen Zeit einhergehende und rasch steigende Bedürfnis nach billigen und leicht zu vervielfältigenden Lehrbüchern. Dafür mußten diese dann auch schnell zu reproduzierende Darstellungen enthalten. Die Erfindung bzw. Einführung der Lithographie als neue und dafür bestens geeignete Drucktechnik kam diesen Bestrebungen zusätzlich entgegen. So bildeten von stilistischer Eigenständigkeit und Geschlossenheit geprägte bebilderte anatomische Lehrbücher zunehmend die Ausnahme [11]. Wurde jedoch der farbige Steindruck benutzt, haben auch aus urologiehistorischer Sicht gerade diese wenigen Werke stilbildend auf die Ikonographie des Urogenitalsystems gewirkt. Die Abbildungen zeichnen sich, obgleich die wissenschaftlich exakte Wiedergabe des präparierten Situs im Vordergrund steht, durch ein für den Betrachter hohes Maß an ästhetischem Genuß aus.

Zu diesen Lehratlanten zählt zweifellos das vom Mediziner Marc Jean Bourgery (1797–1849) und seinem Zeichner Henri Nicolas Jacob (1782–1871) in der Zeit zwischen 1832 und 1854 in erster Auflage in Paris herausgebrachte achtbändige Werk „Traité complet de l'anatomie de l'homme comprenant la medecine operatoire". Die einzelnen, heute als bibliophile Kostbarkeiten geltenden, farbig illustrierten Bücher gehören sicherlich zu den schönsten und beeindruckendsten, welche im medizinischen Bereich überhaupt je gedruckt worden sind. Gleichzeitig spielen sie innerhalb der anatomischen Abbildungsgeschichte eine herausragende Rolle.

Einige wenige biographische Eckdaten des französischen Mediziners seien erwähnt. Bourgery wurde in Orléans geboren und schon 16 Jahre später an der Pariser Medizinischen Fakultät immatrikuliert. Er selbst berichtet über eine besonders intensive Ausbildung bei René Théophile H. Laennec (1781–1826) im Hopital Necker und bei Guillaume Dupuytren (1777–1835) im Hotel Dieu. Durch nicht näher bekannte Umstände sah er sich 1820 veranlaßt, die französische Hauptstadt zu verlassen. In der Provinz beschäftigte er sich neben der Medizin zunehmend mit der Chemie und gründete u. a. eine chemische Fabrik. Sieben Jahre später konnte Bourgery nach Paris zurückkehren und wurde noch im gleichen Jahr zum Doktor der Medizin promoviert. In den darauffolgenden Jahren wandte er sich, obgleich er aufgrund seiner klinischen Fähigkeiten hohes Ansehen genoß, zunehmend seinem Lieblingsfach, der Anatomie, zu. Ohne je ein wissenschaftliches Lehramt zu bekleiden, gelang es ihm, zahlreiche kleinere Arbeiten zu publizieren, die dann zur Grundlage seines Monumentalwerkes über die „vollständigen Anatomie des Menschen" wurden [13]. Schon nach Vorliegen des ersten Bandes äußerte sich Georges CUVIER (1769–1832) noch kurz vor seinem Tod in einem Bericht an die Pariser Akademie der Wissenschaften wohlwollend zur künstlerischen Umsetzung: „que sans l'art du dessin, l'histoire naturelle et l'anatomie, telles qu' elles existent aujourd' hui, auraient été impossibles" [10].

Die acht, wohl dem Geschmack der Zeit entsprechend in Imperialfolio gedruckten Bände sind mit über 700 farblithografierten Tafeln illustriert und gliedern sich in vier Teile: eine Anatomie descriptive, eine Anatomie chirurgicale, eine Anatomie générale und eine Anatomie philosophique.

Die kolorierte Gesamtausgabe kostete ca. 1600 Francs. Ein für damalige Verhältnisse erheblicher Preis, bezog ein Chefarzt eines Pariser Hospitals durchschnittlich doch nur etwa 2000 Francs Jahresgehalt. Die Anschaffung eines solchen Werkes mußte also genau überlegt sein und war aus pekuniären Gründen nicht immer möglich. Dies führte trotz des hohen wissenschaftlichen Gehaltes wahrscheinlich zu der insgesamt nur kleinen Auflage und ihrer geringen Verbreitung unter der Ärzteschaft [12].

Bourgerys im Paris des 19. Jahrhunderts erhaltene hervorragende theoretische und klinische Ausbildung, seine intensive Hinwendung zur Anatomie und die Freundschaft zu einem der besten Zeichner Frankreichs (wir sehen, daß immer dann, wenn solch eine Konstellation vorhanden war, die schönsten Abbildungen entstanden sind) prädestinierten ihn zweifellos, ein vielleicht bis heute in dieser Art nicht wieder erreichtes, Grundlagenforschung und Klinik gleichsam verbindendes Meisterwerk zu schaffen.

Alle Abbildungen sind klare und realistische Wiedergaben der präparierten Siten. Dies trifft auch auf die zahlreichen farblithographischen Darstellungen des Urogenitaltraktes zu (Abb. 5.11). Bourgerys topographische Anatomie des Eingeweidesitus läßt nicht zuletzt durch die hervorragende künstlerische Umsetzung

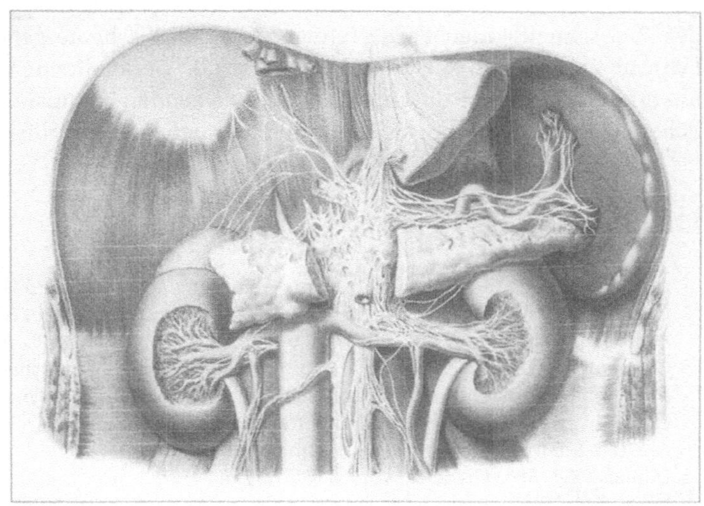

Abb. 5.11. Eingeweide- bzw. Retrositus (Farblithographie). [Aus: Bourgery MJ, Jacob HN: Traité complet de l'anatomie de l'homme comprenant la medecine operatoire. Paris, Bd 5, 1839, Pl. 48]

erahnen, mit welcher Präzision er seine Sektionen durchgeführt haben muß. Die Darstellung der Nieren in ihrer Lage im Retroperitoneum und ihrer Beziehung zu den großen Gefäßen, dem Nervengeflecht und den angrenzenden Nachbarorganen vermittelt dem Urochirurgen, welcher in diesem Gebiet allerdings erst etwa 30 Jahre nach Erscheinen dieses Bandes operativ tätig wird, die ganze Komplexität des menschlichen Organismus. Gleichzeitig ist solch ein auch aus chirurgischer Sicht konzipierter anatomischer Atlas jetzt eine unschätzbare Hilfe bei der Planung des operativen Vorgehens.

Daneben finden sich, ganz den Bedürfnissen der Ärzteschaft Rechnung tragend, eine Vielzahl von Beschreibungen der damals üblichen urologischen Operationen. Auch hier wird zunächst das anatomisch-topographische Wissen in bis dahin einmaliger Weise geschult und der Operateur wird anschließend mit den einzelnen Operationsschritten und dem dazu notwendigen Instrumentarium vertraut gemacht. Damit sind nunmehr bereits in der ersten Hälfte des 19. Jahrhunderts wesentliche Grundlagen für die moderne operative Urologie geschaffen.

Derartige anatomisch-chirurgische Lehratlanten bilden in der Urologie bis heute trotz einer immer größer werdenden Menge gedruckten Wissens eher die Ausnahme.

Bourgery und Jacob ist es gelungen, Atlanten zu schaffen, in denen auch die urologisch-anatomische Ikonographie ein bis dahin nahezu unübertroffenes Maß an wissenschaftlicher Exaktheit, verbunden mit künstlerischer Perfektion, aufweist. Die gleichzeitig vermittelte natürliche Schönheit des während der Präparation vorgefundenen Situs ist den durch die wissenschaftliche Farbfotografie unseres Jahrhunderts dokumentierten Befunden nahezu ebenbürtig. Vielleicht wird man aber auch im Zeitalter der Computerisierung dazu bald einmal künstlerisch vorgebildete Fotografen bemühen. Danach sollte man erneut abbildungsgeschichtliche Vergleiche anstellen. Auf das Ergebnis darf man gespannt sein.

Im Zusammenspiel von Wissenschaft und Kunst bildet die Ikonographie des Urogenitalsystems als Vermittler wesentlicher Erkenntnisse einen der Grundpfeiler, auf den sich die Urologie während der Herausbildung zum Spezialgebiet innerhalb der sog. schneidenden Fächer stützen konnte. Bis heute gehört das anatomische Lehrbuch mit seinen auch den Urogenitaltrakt beinhaltenden Abbildungen zu den unentbehrlichen und durch nichts zu ersetzenden Requisiten während der ärztlichen Ausbildung und des sich daran anschließenden Berufslebens.

Literatur

1. Artelt W (1967) Die Kunst abzubilden – Abbildung als Kunst. Med Hist J 2:319
2. Cantanio V (1887) Scarpa. In: Hirsch A (Hrsg) Biographisches Lexikon der hervorragenden Aerzte aller Zeiten und Völker. Urban und Schwarzenberg, Wien Leipzig, Bd 5:197 ff
3. Choulant JL (1852) Geschichte und Bibliographie der anatomischen Abbildung nach ihrer Beziehung auf anatomische Wissenschaft und bildende Kunst. Weigel, Leipzig:59
4. Choulant JL (1855) Ueber die Teilnahme bedeutender Künstler an anatomischen Abbildungen. (Naumann's) Archiv für die zeichnenden Künste 1:337
5. Daniels CE (1885) Graaf. In: Hirsch A (Hrsg) aaO, Bd 2:616
6. DiDio JLA (1986) Anatomy as Art and Science. Anat Anzeiger 161/3:206 f
7. Herrlinger R (1951) Das Schicksal der hölzernen Druckstöcke zu Vesals anatomischem Lehrbuch. Münch Med Wschr 93:613–616
8. Herrlinger R (1981) Geschichte der medizinischen Abbildung. 4. Aufl, Moos, München:82
9. Herrlinger R (1981) aaO:133 ff
10. Hildebrand R (1985) Bourgery und Jacob, Hirschfeld und Léveillé – über Meisterwerke der anatomischen Ikonographie zur Blütezeit der Lithographie. Anat Anzeiger 158:363–372
11. Hildebrand R (1988) Un beau monument iconographique de la science de l'homme. Med Hist J 23:292
12. Hildebrand R (1988) aaO:294 f
13. Hildebrand R (1988) aaO:296
14. Holl M (1913) Vesals Darstellung des Baues der Niere. Archiv für Gesch Med 6:129–148
15. Keele KD, Pedretti C (1978) Leonardo da Vinci. Atlas der anatomischen Studien in der Sammlung Ihrer Majestät Queen Elizabeth II. Windsor Castle. Prisma, Gütersloh, Bd 1:21
16. Keele KD, Pedretti C S (1978) Leonardo da Vinci. Atlas der anatomischen Studien in der Sammlung Ihrer Majestät Queen Elizabeth II. Windsor Castle. Prisma, Gütersloh, Bd 1:27
17. Lanz J, Wachsmuth W (1984) Praktische Anatomie. Ein Lehr- und Hilfsbuch der anatomischen Grundlagen des ärztlichen Handelns. Springer, Berlin Heidelberg New York Tokyo, Bd 2, T 8 A:155
18. Lücke Th (1952) Leonardo da Vinci. Tagebücher und Aufzeichnungen. 2. Aufl, List, Leipzig:51 ff
19. Lücke Th (1952) Leonardo da Vinci. Tagebücher und Aufzeichnungen. 2. Aufl, List, Leipzig:80
20. Österreichisches Haus-, Hof- und Staatsarchiv Wien. Reichsregister Karl V. Bd. 22, fol. 272v–279r
21. Pagel JL (1887) Santorini. In: Hirsch A (Hrsg) aaO, Bd 5:77
22. Puschmann Th (1889) Geschichte des medizinischen Unterrichts von den ältesten Zeiten bis zur Gegenwart. Leipzig:244–247
23. Salomon M (1885) Eustachi. In: Hirsch A (Hrsg) aaO, Bd 2:314 ff
24. Santorini GD (1775) Anatomici summi septemdecim tabulae quas nunc primum edit atque explicat iisque alias addit de structura mammarum et de tunica testis vaginali Michael Girardi. Parmae:165–177
25. Sudhoff K, Meyer-Steineg Th (1921) Geschichte der Medizin im Überblick mit Abbildungen. 1. Aufl, Jena:289 ff

Blasenkatheterismus

Johan J. Mattelaer

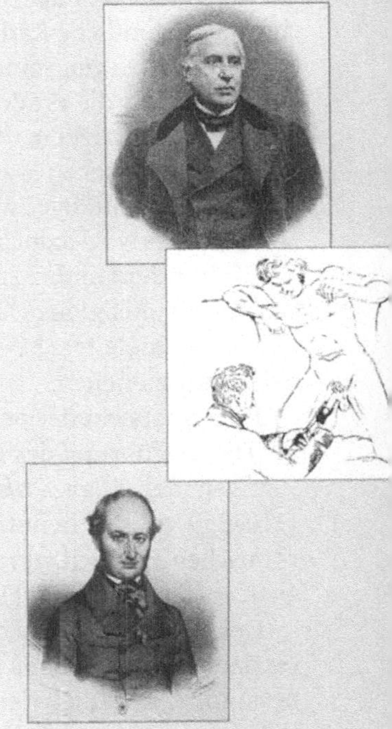

Etymologie

Der Begriff *Katheter* (= Sonde) stammt aus dem Griechischen. Die Römer benutzten die Ausdrücke *demissorium, demissum* oder *immissum* (= was eingebracht wurde), wohingegen Celsus den Begriff *fistula* prägte und zu späteren Zeiten der Terminus *syringa* vorherrschte. Der französische Anatom Riolan sprach von *clavis vesicae* (= Schlüssel der Blase), was dem alten Begriff *upu* der Mesopotamier entsprach. Später wurde der Katheter unter französischen Ärzten *algalie* genannt, ein Wort, das aus der arabischen Sprache stammt. Im 19. Jahrhundert war dieser Begriff den rigiden Silberkathetern vorbehalten, wohingegen das Wort *cathéter* für die weichen Gummiausführungen benutzt wurde.

Die Entleerung einer schmerzhaft überfüllten Blase war sicherlich seit der Antike ein bekanntes medizinisches Problem. Bereits zu dieser Zeit wurde daher schon der Katheterismus mit Schilfrohr, Strohhalmen oder gerollten Palmenblättern durchgeführt. Die Chinesen benutzten hierfür das Zwiebelgewächs *allium*, dessen lange Blätter hohl sind und somit nach dem Trocknen ideale Katheter darstellten, besonders wenn sie noch mit Chinalack überzogen waren. Die Sumerer benutzten bei der Herstellung ihrer Katheter sogar bereits Gold.

Über kleine Röhrchen instillierten die babylonischen Ärzte Heilmixturen aus Pflanzen und Mineralien direkt in die Harnröhre:

Wenn der Urin des Mannes fortwährend tropft und er ihn nicht aufhalten kann, so wird seine Blase anschwellen und er wird voll Wind sein, seine Harnröhre ist mit Blasen gefüllt. Um ihn zu heilen, muß man puqutter zerkleinern, in Öl zermahlen und durch ein Bronzeröhrchen in seinen Penis blasen (Köcher).

Es ist jedoch nicht überliefert, von welcher Länge diese Röhrchen waren, und ob sie auch als eigentliche Katheter eingesetzt werden konnten.

Gold war wegen seiner Eigenschaften als weiches und biegsames Material ideal geschaffen für die Produktion von Kathetern. In der indischen Veda werden einige Katheter beschrieben, die mit Lack beschichtet und mit *ghee* (flüssiger Butter) als Gleitmittel versehen waren. Von Sushruta (5. Jahrhundert v. Chr.), der die Steinschnittlage einführte, wird allgemein angenommen, daß auch er Katheter verwandte. Dies wird jedoch von R. F. G. Müller in Frage gestellt, der davon ausgeht, daß die Kultur der Hindus zu dieser Zeit das Prinzip des Katheters nicht kannte. In seiner Arbeit „Religious Healing in the Veda" hält jedoch K. G. Zysk dagegen, daß in der Veda eine einfache Methode beschrieben sei, um den Harnverhalt mit einem Schilfrohr zu heilen.

Eine Übersicht der persischen Urologie findet sich in der Yadiguiar des Ibn Cherif. Die Ausführung des Katheterismus wurde durch die Einbringung von polierten Zweigen der Pflanze *tham teresi* in die Urethra empfohlen. Erasistos aus Kos (310–250 v. Chr.) benutzte bereits S-förmige Katheter. Bei den Ausgrabungen im römischen Pompeii wurden ebenso geformte Katheter aus Metall entdeckt, wie sie auch später von Galen (131–210 n. Chr.) angegeben worden sind.

Den nächsten deutlichen Fortschritt stellten die flexiblen und formbaren Katheter dar, wie sie Avicenna im Jahre 1036 beschrieben hat. Er war der erste, der darauf bestand, den Katheterismus vorsichtig und ohne Gewalt durchzuführen. Demzu-

Abb. 6.1. Katheter und Silbermandrin nach Paré. [Aus: Les Oeuvres d'Ambroise Paré (1607) Barthelemy Macé, Paris]

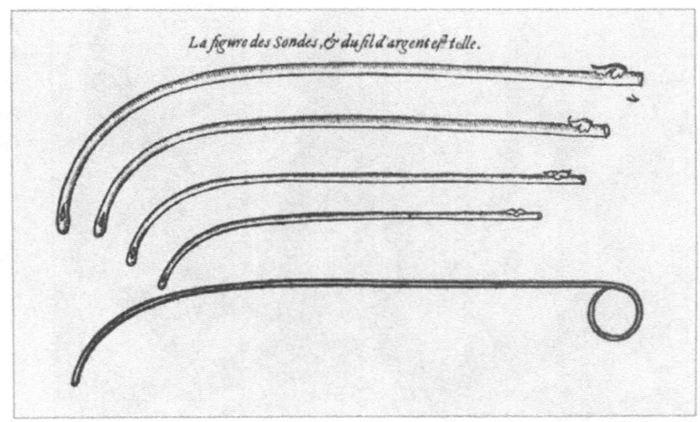

folge entwickelte er Katheter „ex lenioribus corporibus et magis susceptibilibus flexionis", hergestellt aus Tier- oder Fischhaut, welche mit einer Salbe aus weißem Blei und Ochsenblut behandelt wurden, um eine höhere Festigkeit zu erreichen. Schließlich wurde die Oberfläche dieser Katheter mit weichem Käse eingeschmiert.

Die Technik, die Albucasis aus Cordoba (936–1013) ausführte, entsprach im wesentlichen der Paul von Aeginas (5. Jahrhundert n. Chr.): „Die Blase soll durch einen schmalen Silberkatheter entleert werden, der sich an seinem äußeren Ende zu einem Tunnel ausweitet." Arcularius (gestorben 1484) erwähnte ebenfalls flexible Katheter aus Papier, Holz oder Leder.

Bereits im Mittelalter fanden die Silberkatheter die meiste Verbreitung. Die Wahl des Materials Silber hatte dabei mehrere Gründe: Neben seiner einfachen Verarbeitung und flexiblen Eigenschaften wurde ihm auch eine gewisse antiseptische Wirkung nachgesagt. Die Katheter und Sonden des berühmten französischen Chirurgen Ambroise Paré (1510–1590) waren über eine lange Strecke gebogen und zudem mit einem Mandrin versehen, der ein Verstopfen des Lumens, beispielsweise mit Blutkoageln, verhindern sollte (Abb. 6.1).

Fabricius ab Aquapendente (1537–1619) aus Padua beschrieb verschiedene Katheter aus Silber, Kupfer und Messing. Er stellte fest, daß „die Katheter in früheren Zeiten lediglich eine einzige Öffnung an der Spitze hatten, wohingegen die modernen Varianten auch seitlich perforiert sind". Weiterhin stellte er einen Katheter aus Stoff vor, der mit Wachs imprägniert und schließlich auf eine Silbersonde aufgezogen wurde.

Einige Jahre später wandte der flämische Wissenschaftler Van Helmont (1578–1644) das gleiche Prinzip an, indem er Gemsenhaut mit Blei und Leinsamenöl behandelte. Er führte diesen Katheter mit Hilfe eines Stilets aus Walfischknochen ein, was es ihm ermöglichte, denselben Patienten, falls nötig, „40mal" am Tag zu katheterisieren.

Johannes Scultetus (1595–1645), Medicus und Chirurgus der Stadt Ulm, dürfte einer der ersten gewesen sein, der den Vorgang des Katheterisierens auch illustriert hat. Abb. 6.2 zeigt den einfachen Katheterismus, die forcierte Bougierung sowie die „Erprobung des Blasensteines" aus seinem posthum veröffentlichten „Wund-Artzneyischen Zeug-Hauß" von 1666.

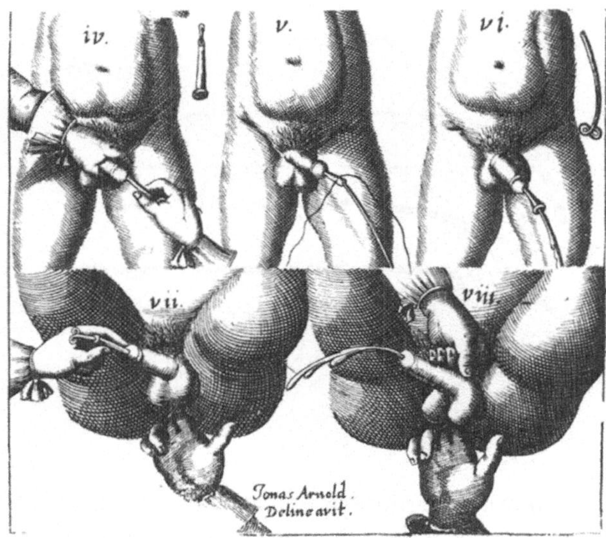

Abb. 6.2. Katheterismus nach Johannes Scultetus. [Aus: Scultetus J (1666) Wund-Artzneyisches Zeug-Hauß. J Gerlin, Frankfurt]

Wie viele andere Chirurgen dieser Zeit füllte auch Barthelemy Saviard die Augen des Katheters mit Butter aus, um ein Verstopfen mit Blut während des Einführens durch die Harnröhre zu verhindern.

Der Katheterismus wurde zudem in früheren Zeiten oft in aufrechter Position des Patienten durchgeführt. In Abb. 6.3 wird der Eingriff durch einen Vertreter der Baderzunft, zu erkennen an seiner Kleidung mit kurzer Robe, an einem stehenden Patienten durchgeführt. Das 2. Beispiel (Abb. 6.4) stammt aus einem späteren Jahrhundert, wobei der Patient hier in kniender Stellung katheterisiert wird.

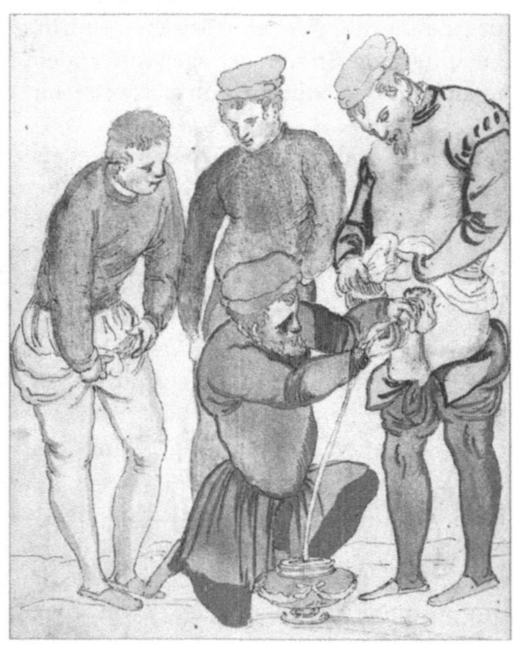

Abb. 6.3. Beispiel für den Katheterismus im Stehen aus dem Skizzenbuch von H. Kullmaurer und A. Meher (16. Jh) [British Museum, London]

Abb. 6.4. Katheterismus in kniender Position. [Aus: Moulin E (1829) Cathétérisme rectiligne. FM Maurice, Paris]

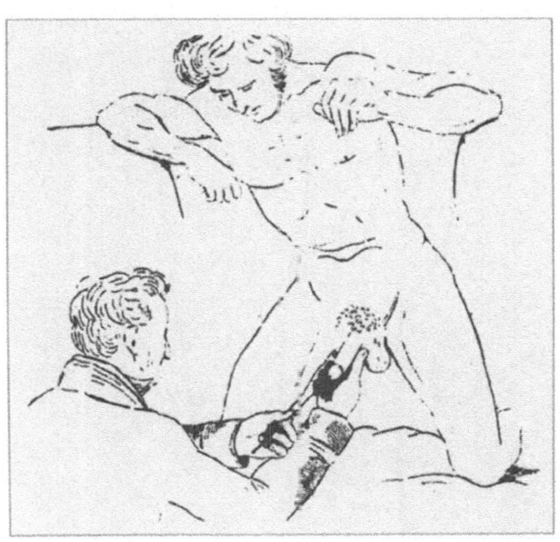

Auch im 17. und 18. Jahrhundert wurde bevorzugt Silber als Kathetermaterial eingesetzt, wobei eine Beschichtung aus einem Silbergeflecht für hohe Flexibilität und gute Gleiteigenschaften sorgte. Der holländische Chirurg Van Solingen stellte in seinem Buch „Manuale Operatien der Chirurgie" (1684) einen Katheter vor, der aus einem spiralenförmig gewundenen, flachen Silberdraht aufgebaut war. Ebenso ist in den „Heelkundige Onderwijzingen" von Hendrik Ulhoorn (1776), der holländischen Übersetzung des Werkes von Lorenz Heister (1683–1758), ein Katheter aus Silber beschrieben.

Im Jahre 1752 schilderte Benjamin Franklin seinem Bruder die Vorzüge eines guten Katheters: „Er soll flexibel sein, aber muß zudem mit einer feinen Darmhaut oder mit Talg überzogen sein, damit die Fugen ausgefüllt sind."

Der Katheterismus mit einem starren Metallkatheter war hingegen an der männlichen Harnröhre sehr schwer auszuführen und wurde nur von wenigen Ärzten beherrscht, weswegen diese Methode auch als *tour de maître* (Mareschal zugeschrieben) oder auch *tour sur la ventre* bezeichnet wurde.

Jean Louis Petit (1674–1750) erfand einen Katheter, der eine doppelte, gegenläufige Krümmung aufwies und sich somit besser den anatomischen Verhältnissen der männlichen Harnröhre anpaßte (Abb. 6.5). Die eigentliche Neuerung stellte jedoch Louis Auguste Mercier im Jahre 1836 mit seinem *coudé* und 1841 mit dem *bicoudé* Katheter vor (coudé = Ellbogen). Mit dieser einfachen bzw. doppelten Abknickung der Spitze am Metallkatheter (Abb. 6.6) war die Gefahr der Ausbildung einer Via falsa deutlich reduziert. Der Begriff *coudé* fand weite Verbreitung, obwohl später eine rege Diskussion um die eigentliche Namensgebung entstand. Einige Jahre nach der Einführung durch Mercier behauptete Leroy, er sei der eigentliche Erfinder des *coudé* Katheters, den er nicht wie Mercier *cathéter à courbure*, sondern *à toute petite courbure* nannte. 1857 veröffentlichte das britische Journal „The Leech" eine Biographie über Emile Coudé, den angeblichen Erfinder des *bicoudé* Katheters. Dies wurde durch den Leserbrief eines Hercule Coudé in „The Lancet" unterstützt, der behauptete, daß besagter Emile Coudé sein Onkel sei und zu Recht Anspruch auf die eigentliche Urheberschaft habe. In einer weiteren Stellungnahme gab später Howard Hanley an, daß nicht Emile Coudé, sondern dessen Halbbruder Bicoudé der eigentliche Erfinder sei.

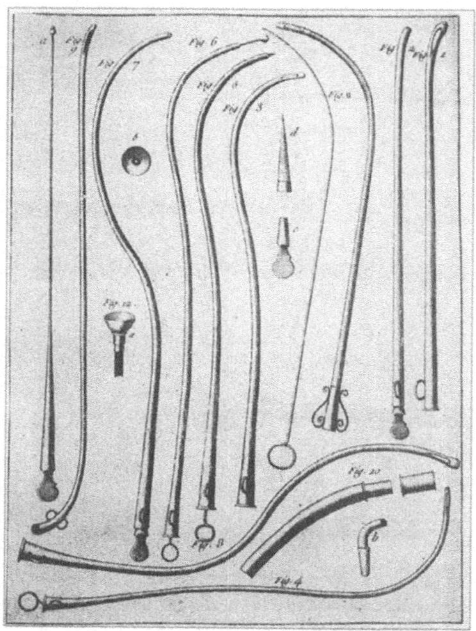

Abb. 6.5. Katheter-Armamentarium von 1792. (Fig. 8 zeigt den doppelt gekrümmten Katheter nach Petit) [De la Roche/Petit-Radel (1792), Encyclopédie Méthodique. Panckouke, Paris. Aus: Les instruments de chirurgie minoire en France d'après les documents originaux du XVI au XX siècle par le docteur Octave Pasteau (1914) Boulangé, Libraire, 14 Rue de l'Ancienne Comédie Paris]

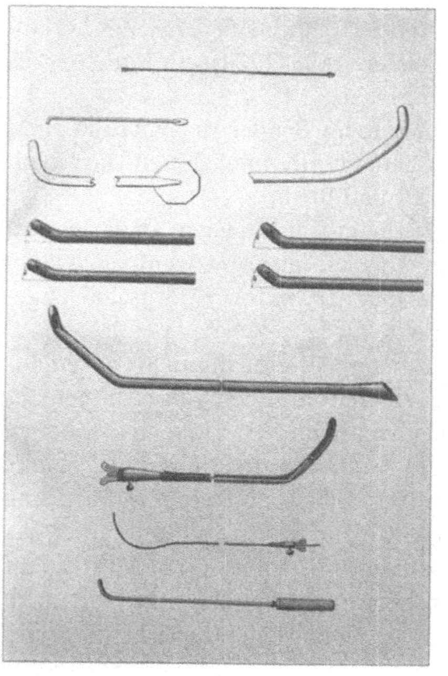

Abb. 6.6. Coudé und bicoudé Katheter nach Mercier. [Recueil des Planches du Dictionnaire de Chirurgie. Agasse, Paris. Aus: Les instruments de chirurgie minoire en France d'après les documents originaux du XVI au XX siècle par le docteur Octave Pasteau (1914) Boulangé, Libraire, 14 Rue de l'Ancienne Comédie Paris]

1875 veröffentlichte J. J. Cazenave eine ausführliche Monographie, in der er über seine in 30 Jahren durchgeführte Experimente mit diversen Kathetern berichtete. Er hatte unterschiedlichste Modelle aus Walfischknochen und Elfenbein angewandt, wobei es ihm letztlich gelungen war einen flexiblen und geschmeidigen Katheter aus Elfenbein zu entwerfen, der sich der Form der Urethra gut anpaßte.

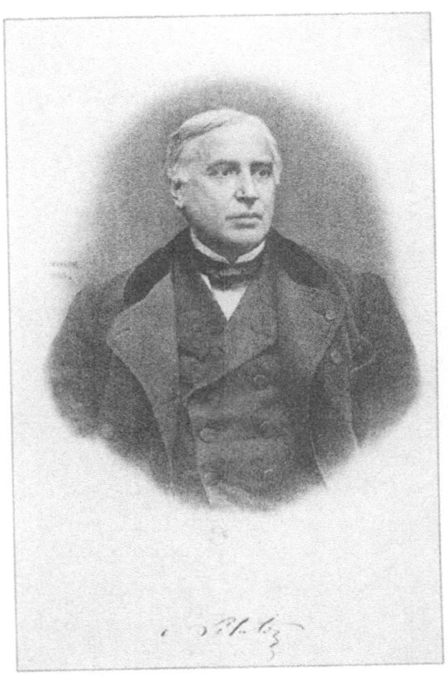

Abb. 6.7. Auguste Nélaton (1807–1873). Lithographie: Lafosse, 1865. [Aus: Les instruments de chirurgie minoire en France d'après les documents originaux du XVI au XX siècle par le docteur Octave Pasteau (1914) Boulangé, Libraire, 14 Rue de l'Ancienne Comédie Paris]

Die Verwendung von Gummi bzw. Naturkautschuk war ein weiterer wichtiger Schritt in der Entwicklung des modernen Katheters. Der Franzose François David Hérissant und 1768 auch Macquer schlugen als erste den Einsatz von Kautschuk vor. Der italienische Chirurg Michele Troja versuchte erstmals, dies in die Praxis umzusetzen jedoch ohne Erfolg. Erst der Pariser Juwellier und Silberschmied Bernard konnte erfolgreich eine Röhre aus geflochtener Seide mit einer Schicht aus Kautschuk imprägnieren. Lange Zeit war er der einzige, der diese nützlichen Instrumente herstellte. Dennoch waren die ersten Prototypen von mangelhafter Qualität, da sie bei Körpertemperatur sehr weich und bei Luftkontakt schnell zerbrechlich und rau wurden. Oft verblieben Fragmente in der Blase und die Katheter neigten zu starker Inkrustation. Kautschuk ließ sich nur ungenügend formen und bearbeiten, bis 1839 der Amerikaner Charles Goodyear das Verfahren der Vulkanisation einführte. Erst dank dieser Technik wurde es möglich, die Festigkeit, Flexibilität und Haltbarkeit deutlich zu verbessern.

Auguste Nélaton (1807–1873) vom Hospital St. Louis in Paris (Abb. 6.7) machte sich als erster die Vulkanisationstechnik zu Nutze, um den noch heute nach ihm benannten Katheter aus rotem Gummi herzustellen. Diese *sondes en caoutchouc rouge* (Abb. 6.8) hatten eine einfache Spitze mit seitlichem Auge und lediglich ein kleines Innenlumen. Der Kautschukkatheter wurde dann von James Archibald Jacques, dem Leiter einer Gummifabrik in England, konsequent verbessert und schließlich auch für die Vermarktung patentiert.

In den Vereinigten Staaten waren es zunächst aus Frankreich stammende Hersteller, wie Petrie in Philadelphia oder Roy, Schwiegersohn des Pariser Instrumentenmachers Benas, in New York, die mit der Produktion von Kathetern begannen. Seit dem Jahre 1876 stieg die Firma von George Tiemann in New York zum Hauptfabrikant von Kathetern und medizinischen Instrumenten auf und bereits 1893

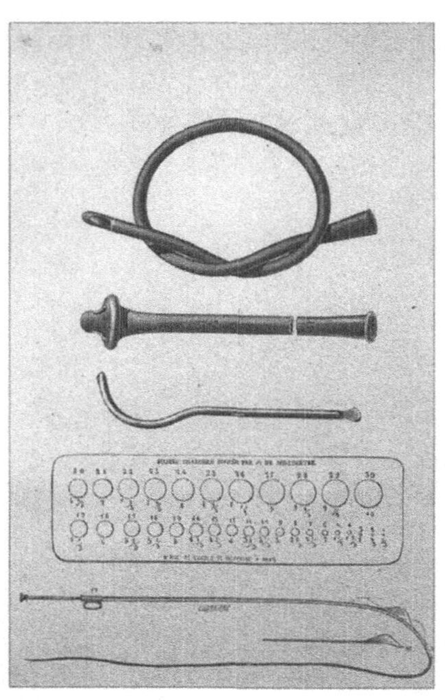

Abb. 6.8. Nélaton-Katheter, Verweilkatheter nach de Pezzer, Katheter nach Béniqué-Guyon, Maß-Schablone nach Charrière und Urethrotom nach Maisonneuve. [Aus: Recueil des Planches du Dictionnaire de Chirurgie. Agasse, Paris. Aus: Les instruments de chirurgie minoire en France d'après les documents originaux du XVI au XX siècle par le docteur Octave Pasteau (1914) Boulangé, Libraire, 14 Rue de l'Ancienne Comédie Paris]

kam etwa die Hälfte der jährlich in den USA benötigten Katheter und Bougies aus der einheimischen Produktion.

Nachdem die neuen Katheter eine solch weite Verbreitung fanden, wurde es Zeit für eine Standardisierung und Vereinheitlichung in der Herstellung. Der Pariser Instrumentenmacher Joseph Frederick Benoit Charrière (1803–1876; Abb. 6.9), ein Zeitgenoße Nélatons, entwickelte das nach ihm benannte französische Maß für

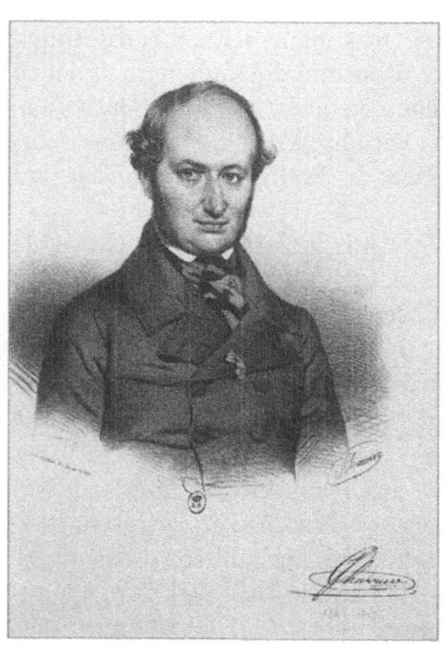

Abb. 6.9. Joseph Frederick Benoit Charrière (1803–1876). Maurin del. Lith. d'Auguste Bry [Aus: Les instruments de chirurgie minoire en France d'après les documents originaux du XVI au XX siècle par le docteur Octave Pasteau, (1914) Boulangé, Libraire, 14 Rue de l'Ancienne Comédie Paris]

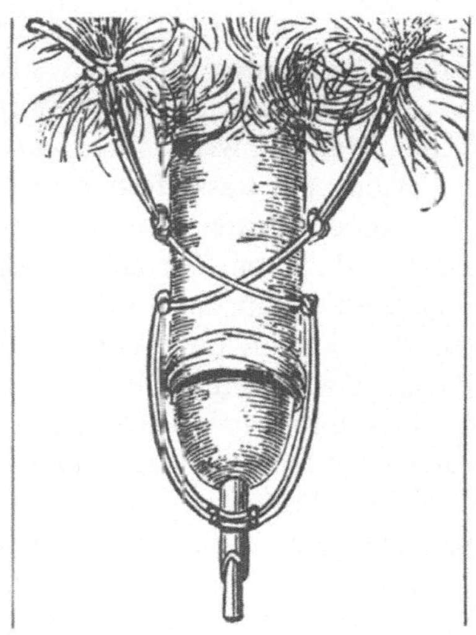

Abb. 6.10. Sir Henry Thompsons Methode der Katheterfixierung. [Aus: Thompson Sir H (1869) Clinical Lectures on Diseases of the Urinary Organs, 8th edn. HC Lea, Philadelphia]

Katheterdurchmesser, wobei 1 Charr genau $^1/_3$ mm entspricht (Abb. 6.8). Ein modifiziertes System wurde einige Jahre später von J. Bénique vorgestellt, der sich auf $^1/_6$ mm als Maßeinheit bezog. In England, wo schon immer eine gewiße Vorliebe für komplexe Maßeinheiten bestand, wurde hingegen der Durchmesser in $^1/_{64}$ inch angegeben und als *Weiss Gauge* bezeichnet, benannt nach dem führenden englischen Instrumentenhersteller dieser Zeit. Sir Henry Thompson, der Nestor der englischen Urologie, trat später für ein einheitliches System ein: „We must be cosmopolitan and tolerant". So wurde 1922 die Weiss Skalierung zugunsten einer Einteilung in $^1/_2$ mm aufgegeben.

Ein Hauptproblem des Katheterismus war es, den Katheter durch einen Mechanismus in seiner Position zu fixieren. Zumeist wurden die damaligen „Dauerkatheter" am Penis angeklebt oder festgebunden (Abb. 6.10) bzw. sogar im Bereich der Harnröhrenöffnung an der Haut festgenäht. Im Jahre 1822 versah Theodore Ducamp seine Bougies erstmals mit einem aufblasbaren, dilatierendem Ballon aus Tierhaut. Etwa zwanzig Jahre später entwickelte Jean Franccis Reybard die beiden ersten selbsthaltenden Blasenkatheter, die er 1853 in seinem Buch „Traité pratique de Rétrécissement de l'Urètre" als *sonde à fixation automatique* bezeichnete. Das eine Modell wurde durch einen ausstellbaren Hebel in der Blase gehalten, wohingegen die zweite Variante mit einem aufblasbaren Ballon an der Spitze versehen war und somit als ein früher Vorgänger des Foley-Katheters angesehen werden kann. Weitere Katheter dieser Art wurden später von Lebreton, Desnos, Holt und Dowse vorgestellt. Der englische Chirurg J. J. Wright führte 1872 einen Kautschukkatheter mit flexiblen Armen vor, während 1890 de Pezzer erstmals seinen bekannten Katheter mit pilzförmiger Spitze (Abb. 6.8) auf dem Congrès Francais de Chirurgie vorstellte. Zwei Jahre später beschrieb Malecot, Mitarbeiter von Félix Guyon in Paris, ein Modell mit flügelförmiger Spitze.

Auch zu Beginn des 20. Jahrhunderts wurden eine Vielzahl von selbsthaltenden Kathetern vorgestellt. 1927 fixierte John R. Herman einen mit 5 ml geblockten Ballon an der Spitze seines Katheters. Diese Variante setzte sich jedoch in der klinischen Anwendung nicht durch, da es bei Kontakt mit Urin zu einer schnellen Zersetzung der Ballonhülle kam. Erst die Einführung von Latexmaterialien in den frühen 30er Jahren sollte dieses Problem lösen. 1929 bestellte Frederick E. B. Foley aus St. Paul, Minnesota bei der Firma Bard einen speziellen Katheter mit einer länglichen Rinne, in welcher er einen Blockungsschlauch und einen daran angebrachten Ballon mit wasserfestem Kleber befestigte. Der erste kommerziell hergestellte und von der Firma Bard vertriebene Ballonkatheter wurde von dem Arzt Hobert Dean Belknap aus Portland, Oregon, entwickelt und 1933 in der Zeitschrift „Urologic and Cutaneous Review" publiziert. Zur selben Zeit produzierte auch die Anode Company unter der Mitarbeit von Foley einen praktischen Ballonkatheter, den „Foley-Katheter". Dieses Modell wurde in der Juli-Ausgabe 1937 des Journal of Urology unter dem Titel „A self retaining bag catheter for use as an indwelling catheter for constant drainage of the bladder" veröffentlicht.

Vor der Einführung der Prostatektomie waren die Patienten mit einer obstruktiven Prostatavergrößerung zu einem „Katheterleben verurteilt". Sie führten diese Tätigkeit zumeist selbst aus und waren gewohnt die nötigen Utensilien, z. B. in einem Taschenetui oder Spazierstock, mit sich zu führen. Für wohlhabende Patienten wurde ein reichhaltiges Angebot an exklusiven Gerätschaften angeboten. Sir Henry Thompson berichtete von einem 90jährigen Patienten, der sich in seinem Leben 35 000mal selbst katheterisiert hatte. Noch 1893 behauptete Buckston Browne, daß solange der Katheterismus vom Patienten toleriert werde, auf eine Prostatektomie verzichtet werden sollte.

Der Ausdruck „Katheterfieber" wurde erstmals 1833 von Andrew Clark geprägt, der Fieberepisoden bei Dauerkatheterträgern beobachtet hatte. Einen ersten Ansatz, um die Infektionsrate bei einliegenden Kathetern zu reduzieren, lieferte 1928 Cuthbert Dukes vom St. Marks Hospital in London. Über ein spezielles Irrigationsgerät wurde intermittierend das Kathetersystem mit einer antiseptischen Lösung gespült.

Das Prinzip des intermittierenden Blasentrainings wurde zwar von Laver eingeführt, aber erst ab 1947 von Munro aus Boston propagiert und gefördert. Durch die periodische Füllung der Blase glaubte Munro einen atonen Detrusor regenerieren zu können. Seit dem 2. Weltkrieg führten die meisten medizinischen Zentren in den Vereinigten Staaten ein Blasentraining mit einliegendem Blasenkatheter durch, wobei diese Methode jedoch bald wieder zugunsten anderer Verfahren verlassen wurde. In den 60er Jahren praktizierte dann Ludwig Guttmann vom Stoke Mandeville Spinal Injuries Centre in England den „sterilen Einmalkatheterismus", der alle 6 Stunden durchgeführt werden mußte.

1958 veröffentlichte Paul Beeson seinen bahnbrechenden Artikel „The case against the catheter" und seit 1970 wurde der „saubere Einmalkatheterismus" von Jack Lapides eingeführt und propagiert. Dem Patienten, der diesen Eingriff selbst ausführen kann, wird somit ein großes Maß an Unabhängigkeit und Lebensqualität ermöglicht.

In den letzten Jahren stellte die Einlage eines suprapubischen Katheters eine zunehmend beliebte Altenative der Harnableitung dar. Dieser Eingriff wurde ursprünglich im Rahmen gynäkologischer Operationen durchgeführt, bald darauf aber auch von anderen Fachrichtungen aufgegriffen. Die ersten Trokarzystostomien wurden 1966 von Taylor und Nickel, sowie von Hodgkinson und Hodari vorgestellt, gefolgt von dem Bonnano Katheter mit spiralenförmiger Spitze. Das Cystocath

Drainage System der Dow Corning Corporation, Midland, Michigan war das erste im Handel erhältliche kommerzielle Set dieser Art.

Die Einlage eines modernen Latex- oder Silikonkatheters gehört heute zur pflegerischen Routine und stellt für den Patienten einen nur geringen Eingriff dar. Dies verdient besondere Wertschätzung, zumal der Katheterismus noch bis vor wenigen Jahrzehnten ein überaus einschneidendes und schmerzhaftes Unterfangen gewesen war.

Literatur

1. Bloom DA, McGuire EJ, Lapides J (1994) A brief history of urethral catheterization. J Urol 151:317–325
2. Bors E, Comarr AE (1971) Neurological Urology: Physiology of micturation, its neurological disorders and sequelae. University Park Press, pp 224–226
3. Carmichael AG, Ratzan RM (1994) Medizin in Literatur und Kunst. Könemann, Köln
4. Cazenave JJ (1875) Histoire Abrégée des Sondes et des Bougies Uréthrovésicales Employées jusqu'à ce Jour. Ballière J. B. et Fils, Paris
5. Desnos E (1914) L'histoire de l'urologie. Doin Editeur, Paris
6. Foley F (1937) Self-retaining bag catheter for use as indwelling catheter for constant drainage of the bladder. J. Urol 38:140–143
7. Guttmann L, Frankel H (1966) The value of intermittent catheterisation in the early management of traumatic paraplegia and tetraplegia. Paraplegia 4:63–84
8. Herman JR (1973) Catheters. In: Urology: A View through the Retrospectroscope. Harper and Row, Hagertown, MD, pp 35–40
9. Hodgkinson CP, Hodari AA Trocer suprapubic cystostomy for postoperative bladder drainage in the female. J. Obstet Gynecol 1966; 96:773–786
10. Heister L (1776) Heelkundige Onderwijzingen, Bewerkt door Hendrik Ulhoorn. 't Amsteldam voor rekening van Isaac Buyn
11. Helmont JB van (1660) Dageraad ofte Nieuwe Opkomst der Geneeskonst. Tot Rotterdam By Joannes Naeranus, Boekverkooper op 't Steiger in den Boek-binder
12. Holt B (1970) Holt's winged india-rubber catheters for retention in the bladder (letter). Lancet 1:399
13. Howlett EH (1882) A new form of guide catheter. Lancet 1:60
14. Geller MJ, Cohen SL (1995) Kidney and urinary tract disease in ancient Babylonia, with translations of the cuneiform sources. Kid Int 47:1811–1815
15. Köcher F (1963–1980) Die Babylonisch-assyrische Medizin. Vol. 1–6. Berlin, de Gruyter, N^c. 159, S 15–20
16. Kuss R, Gregoir W (1988) Histoire Illustrée de l'Urologie de l'Antiquité à nos jours. Editions Roger Dacosta, Paris, pp 195–206
17. Lytton B (1976) Catheters and sounds. In: Landes RR, Bush RB, Zorgniotti AW (edn) Perspectives in urology. American Urological Association, Hoffmann – La Roche, p 118
18. Lapides J, Diokno AC, Silbek SJ, Lowe BS (1971) Clean intermittent self-catheterisationin the treatment of urinary tract disease. Trans Am Assoc Genito-Urin Surg 63:92
19. Lapides J, Diokno AC, Lowe BS, Kalish MD (1974) Follow-up on unsterile, intermittent self-catherisation. J Urol. 111:184
20. Laver CH Quoted by Munro D and Hahn J (25) and Bors E (2)
22. Malecot A (1892) Sonde se fixant d'elle même à demeure dans la vessie. Arch Toc Gynécol 19:321–323
23. Mercier LA (1863) Mémoire sur les sondes elastiques et particulièrement sur les sondes coudées et bicoudées. Gaz Méd Paris 18:365–367

24. Mercier LA (1846) Note sur de nouvelles sondes et bougies. Bull Acad Méd 30:934

25. Moonen WA (1969) Iets over de geschiedenis van de catheter. Ned. T. Geneesk 113:1201–1204

26. Moulin E (1829) Cathétérisme rectiligne. FM Maurice, Paris

27. Muller RFG (1958) Die Sagen vom Katheterisieren der Inder bei Harnverhaltung. Sudhoffs Arch Gesch Med 42:377

28. Munro D, Hahn J (1935) Tidal drainage of the urinary bladder; a preliminary report of this method of treatment as applied to „cord bladders" with a description of the apparatus. N Engl J Med 212:229

29. Munro D (1947) Rehabilitation of patients totally paralysed below waist, with special reference to making them ambulatory and capable of earning their living: III Tidal drainage, cystometry and bladder training. N Engl J Med 236:223–235

30. Murphy LJT (1972) The History of Urology. Springfield, Illinois, USA, pp 69–74

31. de Pezzer (1890) Nouvelles sondes uréthrales et vésicales en caoutchouc pur, très flexibles. Congrès Français Chirurgie 5:675–681

32. Reybard JF (1853) Traité Pratique des Rétrécissements du Canal de l'Urètre. Labe, Paris

33. Scultetus J (1666) Wund-Artzneyisches Zeug-Hauß. J Gerlin, Frankfurt (Facsimile: W Kohlhammer/Merckle GmbH, Stuttgart, 1974)

34. Taylor BD, Nickel JE (1966) Suprapubic cystostomy and the use of polyethylene tubing. J Obstet Gynecol 28:854–856

35. Thompson Sir H (1869) Clinical Lectures on Diseases of the Urinary Organs, 8th edn. HC Lea, Philadelphia, pp 97–98

36. Wright JH (1872) New self-retaining catheter. Lancet 2:670

37. Zysk KG (1985) Religious Healing in the Veda. American Philosophical Society, Philadelphia, pp 70–71

Der Blick in das Innere des Menschen: Entwicklung der Zystoskopie

P. RATHERT

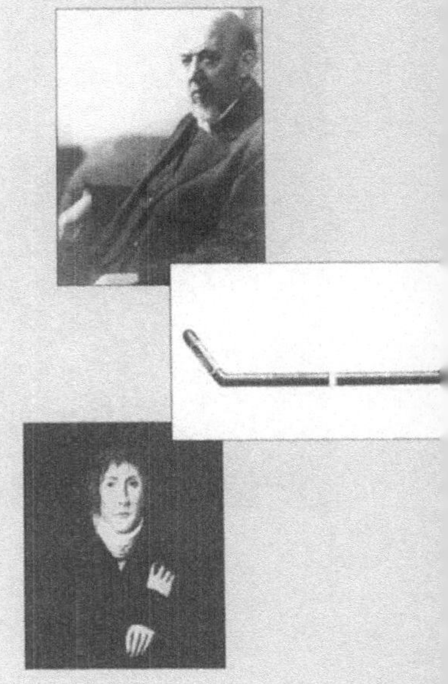

Das 19. Jahrhundert brachte vielfältige neue Einsichten in den Menschen. Siegmund Freud deckte das „Unbewußte" auf, W. C. Röntgen gelang es mit den von ihm entdeckten X-Strahlen (1895), innere Strukturen abzubilden und mit dem von Maximilian Nitze entwickelten Zystoskop und seinen Abkömmlingen war es erstmals routinemäßig möglich, in die „Höhlen" des Menschen zu schauen.

Der Entwicklung des Nitze-Zystoskops waren viele Versuche und Vorschläge vorausgegangen, innere Organe einzusehen. Sein Instrument legte die klinische Grundlage nicht nur für die urologische Blasenspiegelung, sondern bereitete auch den Weg zu den sich heute in nahezu allen medizinischen Fachgebieten ausbreitenden diagnostischen und therapeutischen minimal invasiven und endoskopischen Techniken.

Der Wunsch „Körperhöhlen" durch entsprechende Instrumente sichtbar zu machen, ist sehr alt. Bereits im Altertum beschäftigte man sich mit den Möglichkeiten, das Rektum und die Vagina einsehbar zu machen. Mit Kenntnissen über die Optik wurde bereits 1739 eine Beleuchtungseinrichtung mit Wachskerze und vorgeschalteter Biconvexlinse angegeben. 1780 beobachtete L. Spallanzani in Modena erstmals über ein Metallrohr den Magen am Tier. Doch erst 1806 stellte Philipp Bozzini (Abb. 7.1.) in Frankfurt seinen Lichtleiter vor. Das erste medizinische Instrument, das speziell zur Betrachtung der inneren Höhlen des Menschen erdacht und konstruiert wurde.

Philipp Bozzini arbeitete zuletzt als Arzt in Frankfurt. Geboren wurde er am 20. Mai 1770 in Mainz. Sein Vater war Mitglied einer vornehmen italienischen Familie und mußte Italien nach einem Duell mit tödlichem Ausgang verlassen. Er gründete ein Geschäft in Mainz und heiratete dort eine italienischstämmige Frankfurterin. Ph. Bozzini studierte Medizin in Mainz und Jena und wurde 1796 als Arzt tätig. Nur mit großen Schwierigkeiten gelang es ihm, eine Anstellung als städtischer Arzt in Frankfurt zu erhalten (1803).

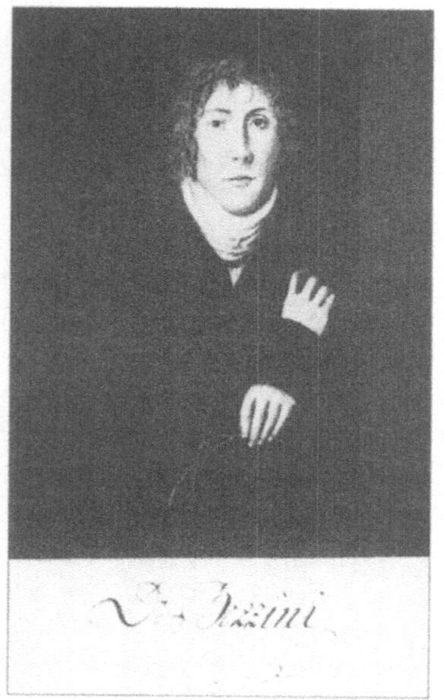

Abb. 7.1. Philipp Bozzini (1773–1809) Selbstportrait. [Stadtarchiv Frankfurt]

Abb. 7.2. Originalzeichnungen von Ph. Bozzini zu seinem Lichtleiter: Spekula zur Besichtigung von Vagina und Urethra. [J. A. Benjamin Collection der Medical Library der Universität von Kalifornien in Los Angeles – UCLA]

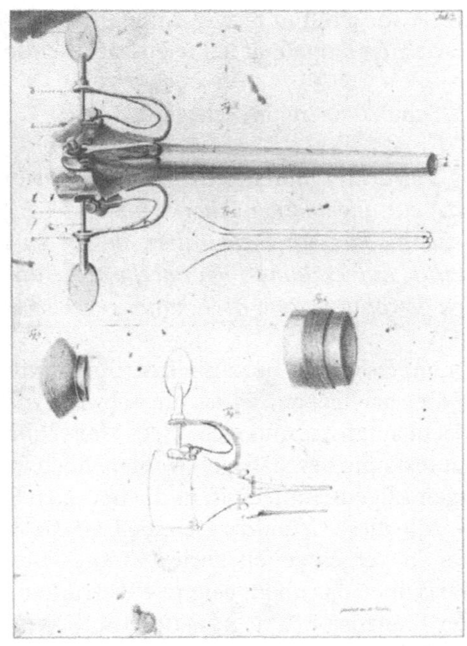

Hier arbeitete er bei sehr geringem Gehalt mit großer Aufopferung und großem Erfolg insbesondere auch als Geburtshelfer. Er entwickelte ein Gerät zum Zurückdrängen der vorgefallenen Nabelschnur [5] und 1805 erschien die erste Nachricht über ein Gerät zur Betrachtung innerer Höhlen im kaiserlich privilegierten Reichsanzeiger. Erst seine umfangreiche Monographie zum Lichtleiter aus dem Jahre 1806 machte ihn jedoch bekannt. Von seinem großen zeichnerischen Talent zeugen sein Selbstportrait (Abb. 7.1) und seine Originalzeichnungen zum Lichtleiter, die sich z.T. in der Universitätsbibliothek in Los Angeles befinden (Abb. 7.2).

Bei seinem Instrument wurde durch die eine Hälfte des in der Länge zweigeteilten Rohres Licht von einer Wachskerze in das Innere der Harnblase geleitet, während die andere Hälfte zum Hineinschauen diente. Dieses Prinzip eignete sich nach Bozzinis Vorstellungen zur Besichtigung des Mundes, der Nase, der Ohren, der Scheide, des Uterus, des Darms, der Harnröhre und der Harnblase. Er dachte bereits an die Betrachtung physiologischer Vorgänge innerhalb des Menschen und die Durchführung von Operationen in diesen Höhlen unter der Leitung des Auges. Weiterhin stellte er bereits Überlegungen dazu an, die Lichtquelle in das Innere des Körpers zu verlagern.

Das schwache Licht der Kerze erschwerte bei diesen ursprünglichen Endoskopen die Untersuchung. Im Jahre 1826 versucht Pierre Segalas in Paris durch Benutzung von zwei Kerzen mit Reflektor diesen Nachteil zu mildern. Eine weitere Verbesserung erfolgte durch John D. Fisher in Boston mit der Anwendung eines Reflektors mit zentraler Durchblicköffnung, wie bei dem später erfundenen Augenspiegel.

Zu einer allgemeinen Anerkennung seiner Erfindung kam es zu Bozzinis Lebzeiten nicht. Die Wiener Medizinische Fakultät lehnte das Verfahren, insbesondere durch Intrigen der verschiedenen Fakultäten untereinander, ab. Sicher trug der frühe Tod Philipp Bozzinis im Jahre 1809 im Alter von 36 Jahren dazu bei, daß sein Verfahren lange Zeit keine entsprechende Würdigung fand.

Schulze-Seemann schreibt:

Betrachtet man aus der weiteren historischen Entwicklung die Gründe, die nicht zur allgemeinen Anerkennung des Lichtleiters führten, so liegen sie neben Bozzinis zu kurzem Lebensalter, in der zu langsamen Instrumentenherstellung, und daran, daß es damals Feinmechaniker, die speziell an eine Zusammenarbeit mit Ärzten gewöhnt waren, noch kaum gegeben hat.

Dennoch wurde Bozzinis Instrument von verschiedenen Instrumentenherstellern später nachgebaut. Es ist nur schwer zwischen Originalinstrumenten Bozzinis und Nachbauten zu unterscheiden. Weiterhin war die Zahl der Ärzte, die sich mit der Endoskopie beschäftigen wollten, noch zu klein, da sich die Aufspaltung der damaligen Allgemeinmedizin in die heutigen Sonderfächer erst anbahnte.

Alle diese Gründe waren die Ursache, daß nach Bozzinis Tod sein Lichtleiter wieder in Vergessenheit geriet. Zwangsläufig ging so die weitere Entwicklung nach Paris über, das über geeignete Instrumentenmacher verfügte (Charrière). So konnte der Franzose P. S. Segalas bereits 1826 mit einer Verbesserung hervortreten, bis es endlich A. J. Desormeaux 1853 gelang, mit seinem Instrument Einblicke in die Harnröhre bis zur Harnblase zu nehmen. Er nannte sein Instrument erstmals „Endoscope". In der Folgezeit bezeichnete 1865 der Engländer M. Mackenzie als Erster Bozzinis Instrument als das erste Laryngoskop. Wenn sich jetzt auch in verschiedenen Fachdisziplinen die Endoskopie entwickelte, so stellte der Harntrakt und speziell die Enge und Länge der männlichen Harnröhre diesem Verfahren größere Schwierigkeiten entgegen. Denn so wesentlich auch Desormeauxs Erfindung war, in der Praxis bewährte sie sich auf Dauer nicht. Als Lichtquelle benutzte er eine Gasbogenlampe, die rauchend und den Lampentubus erhitzend, dem männliche Genitale nicht zuträglich war.

Dem Wiener Dermatologen J. Grünfeld gelang es unter Einsatz eines Stirnreflektors (wie beim HNO-Arzt) Licht in die Harnröhre und Harnblase zu reflektieren und bereits 1886 unter Kontrolle des Auges kleinere Blasengeschwülste zu entfernen.

1867 entwickelte der Breslauer Zahnarzt J. Bruck ein „Urethroskop" und „Stomatoskop" mit galvanischem Glühlicht. Hierbei führte er die Beleuchtungsquelle (einen Platindraht) in das Rektum ein und versuchte damit, die Harnblase indirekt zu erleuchten und über das Sehrohr in der Harnröhre zu betrachten. Dieses Verfahren übernahm der Dresdner Gynäkologe J. Schramm-Vogelsang zur Diagnostik von Erkrankungen des kleinen Beckens bei Frauen. Die Bedeutung dieser heute vergessenen Instrumente beruht jedoch darin, daß M. Nitze während seiner Assistenzarzttätigkeit in der Gynäkologie in Dresden auf die Möglichkeiten und die Notwendigkeit endoskopischer Untersuchungstechniken aufmerksam wurde und wahrscheinlich auch seine Anregungen zur Entwicklung des eigentlichen Zystoskops erhielt.

Maximilian Nitze (Abb. 7.3) wurde am 18. September 1848 in Berlin geboren und starb mit 57 Jahren in Berlin am 22. Februar 1906 [1, 4]. Er studierte Medizin in Heidelberg, Würzburg und Leipzig. Zu seiner Studienzeit in Heidelberg vollführte Gustav Simon seine aufsehenerregende Nephrektomie.

Abb. 7.3. Maximilian Nitze (1848–1906) Bereiter der
klinischen Zystoskopie

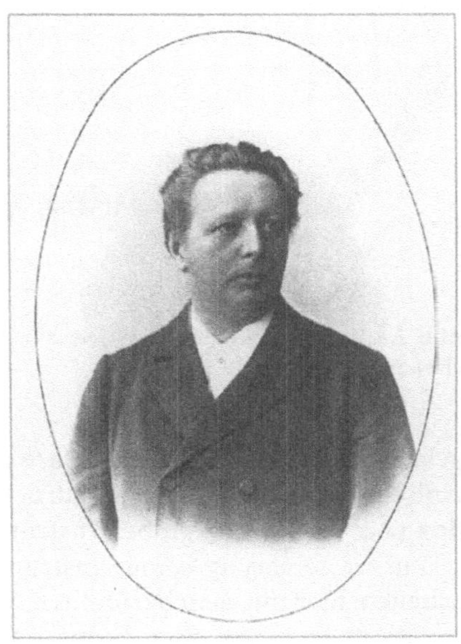

Nach seiner Militärzeit arbeitete Nitze seit 1876 an verschiedenen Krankenhäusern in Dresden. Unter anderem in der beschriebenen gynäkologischen Klinik und lernte dort die sog. Diaphanoskopie mit dem modifizierten Instrument von Bruck kennen.

Nitze erkannte sehr früh die Notwendigkeit einer besseren Diagnostik der Blasen- und Nierenerkrankungen vor einer Operation, und er erkannte auch früh, daß das Hauptdefizit der bisherigen Instrumente in der unzulänglichen Beleuchtung und dem geringen Gesichtsfeld bestand.

Nitzes revolutionäre Idee war es, die Blase innerlich zu erleuchten anstatt das Licht von außen zu reflektieren. Dieser Gedanke führte zur modernen Zystoskopie und war zur damaligen Zeit die ideale Methode zur Untersuchung. Nitze brachte es auf den Punkt: „Um einen Raum zu erleuchten, muß man die Lampe hineintragen."

Ein weiteres Problem war das angemessene Linsensystem, um das Gesichtsfeld zu vergrößern. Nitze beschreibt selber die Umstände, wie er zur Lösung des Problems kam. Der Moment seiner Entdeckung betont eine der wichtigsten Qualitäten der Forschung: die Beobachtungsgabe. Als er eines Tages im Dresdener Krankenhaus saß und das Objektiv eines Mikroskops gegen das Licht hielt, um es auf·Trübungen zu untersuchen, sah er durch die kleine Öffnung des Objektivs die benachbarte Kirche. Hierbei kam ihm sofort der Gedanke, durch Einsetzen eines Linsensystems in das Betrachtungsrohr des Zystoskops, ein größeres Gesichtsfeld erzielen zu können.

Mit diesen Gedanken suchte Nitze die Hilfe des Instrumentenmachers Wilhelm Deicke. Sie konstruierten zusammen das erste moderne „Zystoskop" (Abb. 7.4). Das Instrument bestand aus einem metallenen Katheter mit einer Biegung, wie bei einem Hockeyschläger. Es hatte einen Umfang von 21 Charr und an seiner Spitze als Lichtquelle einen Platindraht. Die Anwendung des Instrumentes war erschwert durch die Notwendigkeit der kontinuierlichen Wasserspülung des Platindrahts und die starke Abwinkelung. Dennoch präsentierte Nitze sein Instrument am 2. Oktober 1877 erstmalig vor der Königlichen Medizinischen Gesellschaft in Dresden. Es

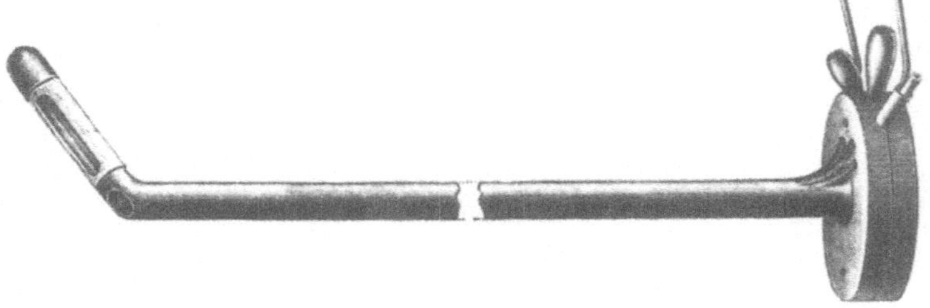

Abb. 7.4. Das in Dresden mit W. Deicke entwickelte Zystoskop. Erstmals vorgeführt (an der Leiche) am 2. Oktober 1877

gelang ihm, einen in die Harnblase plazierten Stein richtig zu erkennen. Die Medizinische Gesellschaft war beeindruckt, hielt jedoch eine generelle klinische Anwendung bei dem relativ groben Instrument für nicht möglich.

Zur Verfeinerung seines Instrumentes zog Nitze daher 1878 nach Wien und arbeitete hier mit dem berühmten Instrumentenmacher Josef Leiter zusammen.

Das neue Nitze-Leiter-Zystoskop wurde am 9. März 1879 vor der Königlichen Medizinischen Gesellschaft am Patienten vorgeführt. Die Zuhörerschaft und kurze Zeit später die gesamte medizinische Welt waren beeindruckt und höchst interessiert. Leiter setzte sich sehr für Nitzes Instrumente ein und begab sich auf eine Reise durch Europa, um das Instrument zu popularisieren. Dennoch war die Notwendigkeit der Wasserkühlung weiterhin ein großes Problem. Im Streit verließ Nitze 1880 Wien und eröffnete in Berlin eine bald weltweit berühmte Praxis für Blasenkrankheiten.

Der entscheidende Schritt zur Verbesserung und allgemeinen Akzeptanz seines Instruments bestand in der Integration der 1879 von Thomas Edison entwickelten Mingnon-Glühbirne 1887. Hierdurch waren die Instrumente schlanker und zuverlässiger. Zahlreiche Modifikationen wurden bereits von Nitze verwirklicht [7]. Er entwickelte bereits ein Lehrgebäude der Blasendiagnostik und Blasentherapie. Diese Kenntnisse publizierte er 1889 in seinem „Lehrbuch der Kystoskopie". Nitze zeigte hierdurch, daß er nicht nur ein Erfinder sondern gleichzeitig auch ein großer Arzt war. Seine Monographie bildete dann auch die Grundlage zu seiner Habilitation 1889 und zu seiner Ernennung zum außerordentlichen Professor im Jahre 1900 [2].

Durch seine Erfindung und seine Tätigkeit in Berlin wurde die damalige Reichshauptstadt zu einer Pilgerstätte für angehende Urologen. Nitzes schwieriger Charakter und seine Eifersucht gegenüber notwendigen Entwicklungen am Zystoskop durch Kollegen führte jedoch dazu, daß die Gründung der Deutschen Gesellschaft für Urologie erst nach seinem Tode möglich wurde.

Nitze starb 1906 in Berlin kurz nach Beendigung des Manuskripts für die 2. Auflage seines Textbuches, an zwei kurz aufeinander folgenden Schlaganfällen. Er liegt begraben auf einem Ehrengrab in der Stadt Eisenach, da hier die letzten seiner Verwandten lebten.

Durch Nitze's Erfindung des klinisch anwendbaren Zystoskops wurde die Urologie zu einer wirklichen Fachdisziplin. Es erhob den modernen Urologen vom Status des Venerologen zu dem eines hochausgebildeten und kenntnisreichen Spezialisten (Mc Carthy 1951).

Abb. 7.5. G. Kelling (1866–1945) Bereiter der Laparoskopie. Erstmalig endoskopische Inspektion des Abdomens 1901 (Zölioskopie)

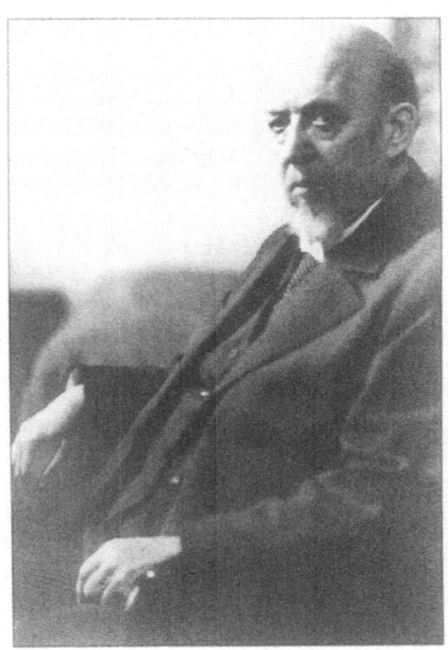

In der Folgezeit kam es zu zahlreichen Weiterentwicklungen des Zystoskops [7]. Operative Eingriffe wurden möglich, flexible Ergänzungsinstrumente entwickelt und aus dem einfachen Blasenspiegel wurde ein verfeinertes operatives Instrument zur Steinbehandlung und Tumortherapie [6]. Diese Weiterentwicklung der endoskopischen Techniken im Harntrakt mit Ureteroskopie und Resektionstherapie bedarf einer gesonderten Darstellung.

Zahlreiche Firmen haben sich inzwischen auf die Herstellung und Entwicklung der Zytoskope spezialisiert. Die Entwicklung der Stablinsentechnik verbesserte das Gesichtsfeld weit über die M. Nitze gegebenen Möglichkeiten. Die Entwicklung der Glasfasertechnik führte zurück zum Prinzip der außerhalb der Blase liegenden Lichtquelle aber unter Beibehaltung der Erleuchtung der Harnblase. Die Weiterentwicklung der Videotechnik führte nicht nur zur belastungsfreien Betrachtung des vergrößerten Bildes auf dem Fernsehschirm, sondern auch zum Einsatz der Microchiptechniken mit Ersatz der optischen Linsensysteme.

Die heutige weite Verbreitung endoskopischer und laparoskopischer Techniken [3] ist ohne die Entwicklung des Zystoskops in der Folge von M. Nitze nicht denkbar. Bereits 1901 setzte G. Kelling (Abb. 7.5) in Dresden Nitzes Instrumente erstmals zur Beobachtung der physiologischen Darmtätigkeit im Intraperitonealraum ein und schlug diese Verfahren für Operationen vor. Die Entwicklung des Zystoskops legte somit die Grundlage zur 70 Jahre später einsetzenden Begeisterung für laparoskopische Techniken und zur Etablierung der „Minimal-invasiven Chirurgie“.

Literatur

1. Garke J, (1980) Dr. med. Maximilian Nitze: Die Entwicklung der urologischen Endoskopie im Spannungsfeld zwischen Medizin und Technik. Inaug. Diss. T. H. Aachen
2. Guddat HM (1997) Nitzes Habilitationsverfahren. Urol (B) 37:381–383
3. Litynski GS (1996) Highlights in the History of Laparoscopy. Barbara Bernert, Frankfurt am Main
4. Rathert P (1967) Max Nitze (1848–1906). Invest. Urol 5:327–330
5. Rathert P, Lutzeyer W, Goodwin WE (1974) Philipp Bozzini (1773–1809) and the Lichtleiter. Urol 3:113–118
6. Rathert P, Moll F, Schultheiss, D (1998) Highlights in the History of Urology in Germany. de Historia Urologiae Europaeae. Vol. 5 In: Matteaer JJ (edn) European Association of Urology. Wichen, The Netherlands
7. Reuter MA, Reuter HJ (1998) Geschichte der Endoskopie. Handbuch und Atlas. Band 1–4. Karl Krämer, Stuttgart Zürich

---

Eine umfassende Materialsammlung zur Geschichte der Endoskopie wurde von M. A. Reuter und H. J. Reuter erstellt [7]. Jeder Leser, der an einer Vertiefung der Erkenntnisse zur Geschichte nicht nur der Zystoskopie, sondern der Endoskopie insgesamt interessiert ist, sei daher auf dieses Werk verwiesen.

Reinhold Wappler:
Die Entwicklung der Endoskopietechnik in Amerika

8

M. A. REUTER

> *„But perseverance resulted in complete success"*
>
> (R. Wapp

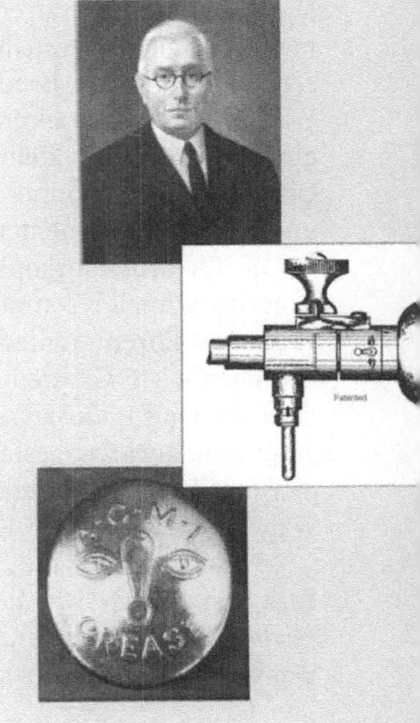

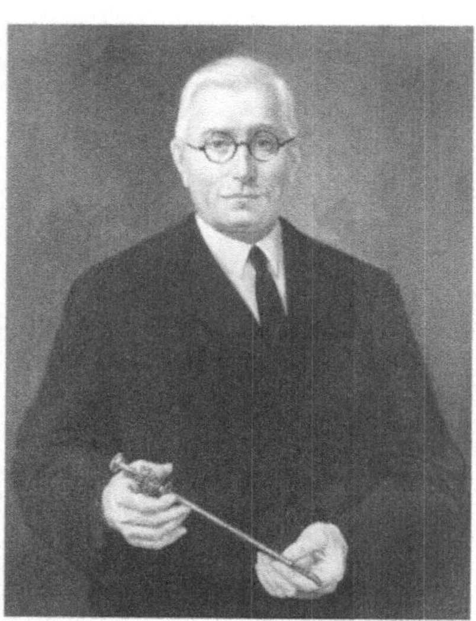

Abb. 8.1. Portrait Reinhold Wapplers. [Im Firmenbesitz]

Reinhold Wappler (Abb. 8.1) wurde am 19. Februar 1870 im Herzogtum von Anhalt-Dessau geboren. Nach der Schule wurde er mit 14 Jahren Lehrling in einer Maschinenbau- und Gießereifabrik. Er wurde an der Drehbank, in der Metallverarbeitung und im Eisengießen ausgebildet. Zusätzlich studierte er an einer technischen Schule u.a. technisches Zeichnen, Algebra und Geometrie. Er kam in Kontakt mit Lehrlingen anderer Fabriken und fand, daß der umfangreiche Austausch von Ideen sein Denken und Fühlen mehr stimulierte, als irgendeine Schule [14]. Danach arbeitete Wappler für verschiedene Firmen, die elektrochirurgische und medizinische Apparate herstellten.

1890 emigrierte er in die Vereingten Staaten und ließ sich in New York City nieder. Die ersten Wolkenkratzer und die U-Bahn wurden dort gebaut. Er wurde als Instrumentenarbeiter angestellt. Schließlich wurde er Vormann in einer elektromedizinischen Firma. Seinen Bruder Frederick H. Wappler veranlaßte er, bei ihm zu arbeiten. Wappler war ein Perfektionist, nichts war ihm gut genug, seiner Aufmerksamkeit entging auch nicht der kleinste Fehler. Dazu kam ein wacher Verstand und ein offenes Ohr. Er versuchte immer willig die Probleme anzupacken, die sich zwischen Ärzten und ihm als Instrumentenmacher ergaben, und eine Lösung zu finden [14].

Die Elektroendoskope von Maximilian Nitze (1849–1906), Berlin, wurden in Amerika schnell bekannt. – Nitze genoß dort ein so hohes Ansehen, daß er bereits 1902 zum Ehrenmitglied der A. U. A. ernannt wurde [21]. – Die amerikanischen Urologen wie F. C. Valentine, L. Buerger, F. T. Brown, W. K. Otis, F. Cabot, S. Alexander waren auf Endoskope von Übersee aus Europa angewiesen. Da die Instrumente empfindlich waren, gestalteten sich die Reparaturen sehr zeit- und kostspielig. Sie in Amerika zu reparieren, war daher die logische Konsequenz. Sie veranlaßten Wappler somit, ab 1895 Endoskope zu reparieren.

1898 gründete er die „Wappler Electric Company" und 2 weitere Firmen in New York und zuletzt 1908 die „American Cystoscope Makers Inc" [13]. Deren Firmenzeichen wurde nach der, als Rheostat dienenden Edison-Birne gestaltet (Abb. 8.2). Wapplers Zystoskope basierten auf Nitzes Konstruktionen und ihren Modifikatio-

Abb. 8.2. Insignien von A.C.M.I.: Die Edison-Birne als Rheostat auf einer Schmierfettdose

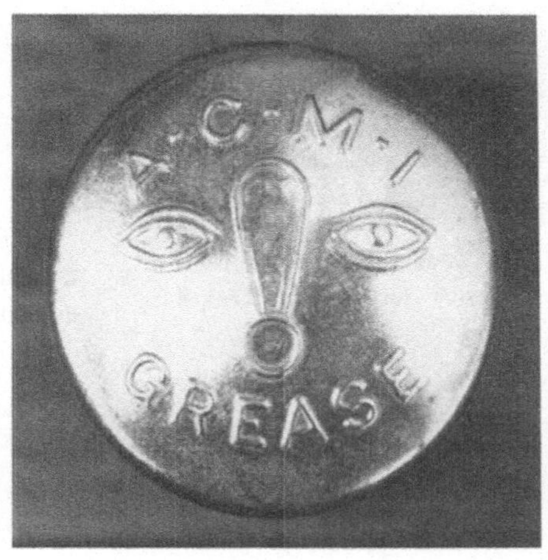

Abb. 8.3. Typische A.C.M.I.-Merkmale: Der Zystoskopverschluß und die T. F. Brown-Kurve

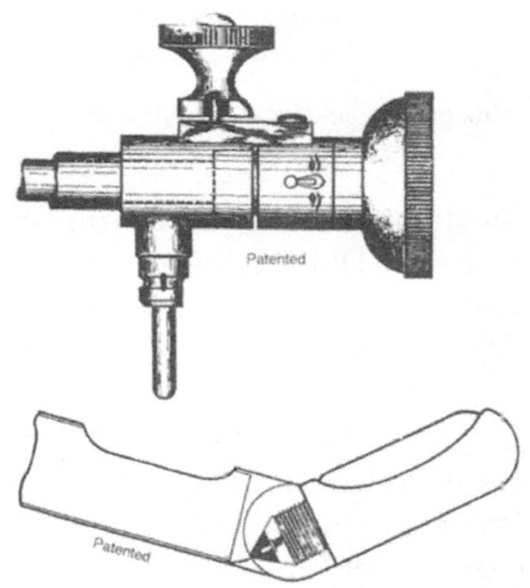

nen nach Alexander Brenner (1859–1936), Wien, und Joaquin Maria Albarran (1860–1912), Paris. Sie dominierten bald den amerikanischen Markt. Die Instrumente der rasch wachsenden Firma waren mit „A.C.M.I." gezeichnet. Sie hatten ihr typisches Aussehen mit eigenem Verschluß: „A.C.M.I.-Clutch" und leicht gebogenem Schnabel: „Dr. F. T. Brown curve" (Abb. 8.3; [24]).

Wappler verwendete alle Energie auf die A.C.M.I., nicht selten ging er zur Erprobung eines neuen Instrumentes oder einer neuen Technik selbst in das Krankenhaus. Seine Erfindungsgabe charakterisiert folgende Geschichte:
Ein Chirurg beklagte sich über die mit blauem und rosa Baumwollgewebe überzogenen Elektrokabel für das Zystoskop. Wie sollte er damit die Sterilität wahren? Innerhalb von zwei Wochen lieferte Wappler dem Chirurgen ein gummiüberzogenes kochbares Kabel [14].

Leo Buerger (1879–1943), New York, beschrieb, daß seine erste Erfindung für das Zystoskop 1900 von Wappler entwickelt wurde.

William Kelly Otis (1860–1906), New York, entwickelte zusammen mit Wappler und den Linsenschleifern Bausch und Lomb in New York eine neue optische Kom-

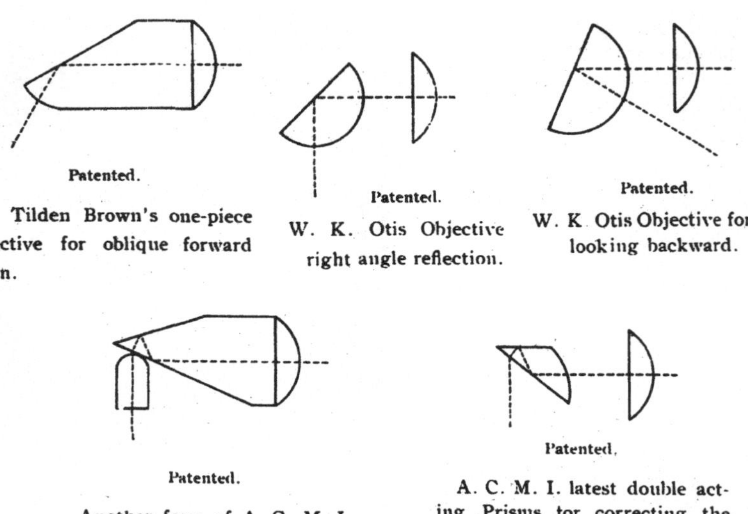

Abb. 8.4. Objektive der ersten Wappler-Instrumente

bination: ein Halbkugelprisma mit einer versilberten planen Fläche, das auf diese Weise die Objektivlinse und ein Reflexprisma vereinigte (1898–1902; Abb. 8.4; [20, 23]). Es wurde 1902 patentiert, zusammen mit dem „wide angle lens cystoscope", das als erste Produktion Wapplers 1905 veröffentlicht wurde [20]. Es lieferte ein besseres, größeres und wirklichkeitgetreues Bild und wurde später durch das Otis „objective for looking backward" ergänzt. Wappler hat die schwache Dichtung europäischer Zystoskope durch einen Metallring um sein rundes Prisma ersetzt [1]. Er lernte schnell, Linsen selbst zu schleifen. 1905 begann er mit der Produktion eigener Optiken [22]. Korrigierprismen wurden für die wirklichkeitsgetreue Bilddarstellung entworfen für die „inverted image instruments" (1908) [24].

F. Tilden Brown (1853–1910), New York, konzipierte das erste amerikanische Instrument das „direct double catheterising cystoscope". Es wurde vom Instrumentenmacher Josef Leiter (1830–1892) in Wien gebaut und war eine Modifikation des Brenner-Zystoskops von 1887 und des Megaloskops von Boisseau de Rocher (1890–1898), Paris. Das Kaliber des Instruments war 24 Fr (1901). Zwischen 1905 und 1908 konstruierte Brown mit Wappler verschiedene Zystoskope: „examination cystoscope" (Abb. 8.5), „composite or universal cystoscope", „examining and double

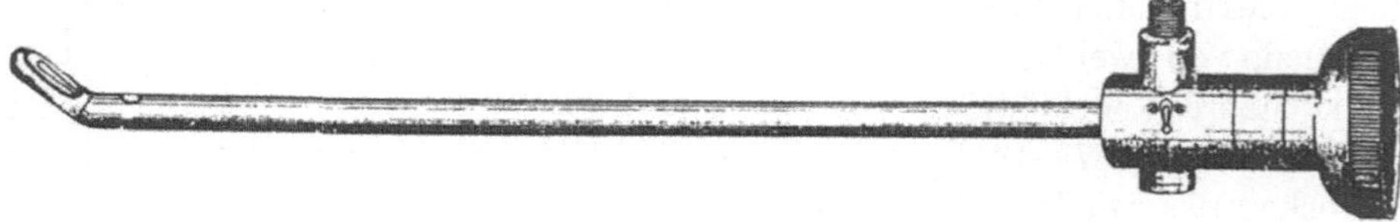

Abb. 8.5. Das erste Untersuchungszystoskop nach F. Tilden Brown

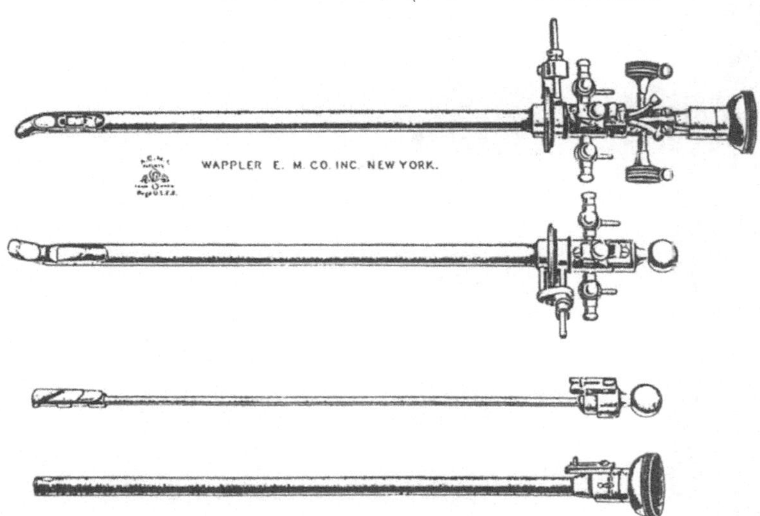

Abb. 8.6. Das Brown-Buerger-Kombinationszystoskop

catheterizing cystoscope" und das „right-angle-telescope" als letztes 1908 mit Albarran Hebel unter indirekter und mit prograder Optik zur Sondierung des Harnleiters unter direkter Sicht [24].

Das Otis-Brown examining irrigation cystoscope von F. T. Brown, New York modifiziert nach dem Nitze-Kystoskop Nr. I [24] wurde 1905 von Wappler produziert.

Leo Buerger (1879–1943), New York, entwarf sein „Brown-Buerger combined examining double catheterising and irrigating cystoscope" or „combination cystoscope" 1908 (Abb. 8.6) [19]. Das „baby catheterising cystoscope" mit 17 Fr Durchmesser wurde folgerichtig 1911 konstruiert. Buerger, „stimulated by the work of Karl Otto Ringleb" (1875–1946), Berlin, verbesserte die Optiken dieser Zystoskope: weites Blickfeld und brilliantes Bild bei dünnerem Rohr [7]. Er beschrieb zahlreiche Hilfsinstrumente zwischen 1908 und 1913 [3-7]. Der Schaft des Brown-Buerger-Zystoskopes ebenso wie das Miniaturzystoskop wurden später (1964) mit Glasfasern zur Lichteinspiegelung ausgestattet. In den Jahren 1915 und 1917 veröffentlichte er ein Universalzystoskop [8] und 1923 ein Zystoskop für Radiumeinlagen [9].

Joseph McCarthy (1874–1965), New York, verbesserte 1908 das „composite cystoscope" by Brown (1901) und fügte die „double current irrigating tube" [16] hinzu, eine Erfindung, die später zum Dauerspülresektoskop nach Iglesias führte. Ein Zysto-Urethroskop hat er 1923 besonders für die Sondierung der Ducti ejaculatorii entworfen [17, 18].

Edwin Beer (1876–1938), New York, wandte erstmals 1909 den Hochfrequenzstrom für die Koagulation von Blasentumoren an und Wappler baute den „resonator", der erste Hochfrequenzgenerator nach Oudin für diesen Zweck. Spezialelektroden mit 6 Fr Durchmesser von A.C.M.I. wurden bei der ersten Koagulation von Blasentumoren verwendet, die „Fulguration" genannt wurde. 1910 wurde dann die „excel high frequency machine" (Abb. 8.7) für das Kautern in der Blase mit zahlreichen Zusatzinstrumenten eingeführt [24].

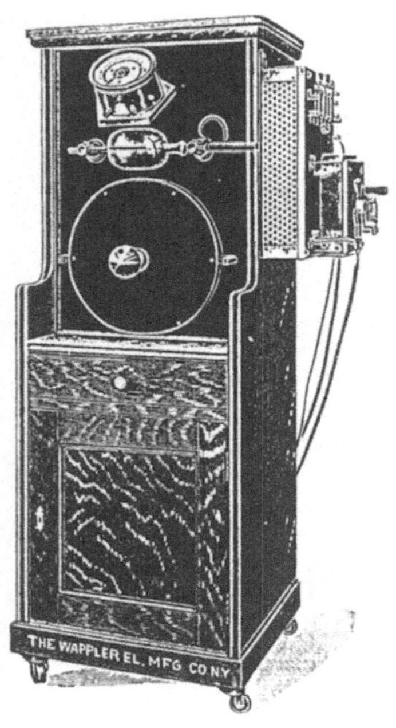

Abb. 8.7. Wapplers Hochfrequenzgenerator nach Oudin

1925 konstruierte P. M. Butterfield, New York ein 16 Fr Kinderzystoskop. Den geringen Durchmesser erreichte er, indem er den Albarran-Hebel wegließ [11]. 1924 hatte er in New York die Urological Clinic for Children gegründet und wollte die Diagnostik beim Kind verbessern.

1926 wurde ein wichtiger Fortschritt in der Entwicklung der Endoskopie erreicht, als Sterns Konzept von A.C.M.I. als erstes, als solches erkennbares Resektoskop mit Optik und elektrochirurgischem Einsatz umgesetzt wurde. 1931 erlaubte das Stern McCarthy-Resektoskop bereits die Anwendung von Schneide- und Koagulationsstrom sowie, dank eines verbesserten Mechanismus, das Schneiden zum Operateur hin. Dies ermöglichte eine bessere Führung des Schnitts – es waren aber noch beide Hände dafür notwendig (Abb. 8.8; [26]). Im Jahre 1940 realisierte A.C.M.I. die Konstruktion von Iglesias mit Federmechanismus, das die komplette

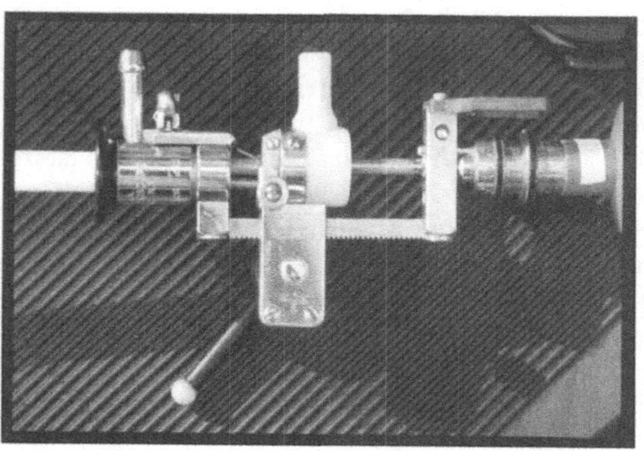

Abb. 8.8. Stern-McCarthy Resektor für beidhändiges Arbeiten, das erste Resektoskop

Kontrolle des Instruments und des Schneidens mit nur einer Hand ermöglichte. Noch heute ist dies das am weitesten verbreitete Prinzip.

1963 begann A.C.M.I. mit der Produktion von Kaltlichtendoskopen, welches nach Wallace alte Endoskope von modernen unterscheidet: Das Licht wird von einer externen starken Lichtquelle in den Körper mit Glasfasern eingespiegelt. Ein Konzept, das dem von Bozzini 1806 als Vorläufer des Endoskops erfundenen Lichtleiters entspricht [21]. Das Patent wurde 1966 gewährt. 1969 wurden Hopkins-Stablinsensyteme in die Optiken eingebaut.

V. F. Marshall, New York, wendete das erste diagnostische flexible Fiberureteroskop an (1964) [15].

Zwischen 1910 und 1930 wurde die A.C.M.I. zur größten urologischen Instrumentenfirma in den USA. Sie produzierte aber auch Endoskope jeder Art und für jedes Fach sowie elektrische Ausrüstungen.

Auf einer Europareise im Jahr 1933 fand Wappler den Tod in Deutschland [14].

Wapplers Kataloge dokumentieren eine wichtige Periode der frühen Endoskopiegeschichte in den Staaten. Durch Zusammenarbeit mit den wichtigsten Urologen konnte er die Endoskope und ihre Hilfsinstrumente verbessern. Unter diesem Aspekt druckte das Max Nitze Museum anläßlich des Treffens der New York Section of the American Urological Association in Berlin die ersten Wappler-Kataloge nach (Stuttgart, 1992) [24].

Literatur

1. Ballenger et al. (1933) History of Urology. Baltimore
2. Beer E (1910) Removal of neoplasmas of the urinary bladder. JAMA 54:1768
3. Buerger L (1908) A new method of facilitating the passage of descending ureteral calculi. Amer J Surg 22:330
4. Buerger L (1910) The operative technique of cystourethroscopy. New York Med J 3:12
5. Buerger L (1910) Ein Katheter-Cystourethroskop für die weibliche Blase, Modifikation des Männer-Cystoskops. Centralbl Gyn 34:1434
6. Buerger L (1910) Ein Kysto-Urethroskop. Fol Urol 2: 123–126 / (1911) Fcl. Urol. 5:61–66
7. Buerger L (1911) Concerning the armamentarium of the cystocopist. Am J Urol 7:1–36
8. Buerger L (1917) A new universal urethroscope. J Urol 1:495–503
9. Buerger L (1923) A new method of applying radium through the cystoscope. J Urol 9:227–47
10. Buerger L (1931) Historical Survey of the Development of Modern Urological Instruments. Urol Cutan Rev 35:1
11. Butterfield PM (1925) A new double catheterising cystoscope for use in infants and children. J Urol 13:493–495
12. Davis TM (1967) Experience in transurethral resection. Bull N Y Acad Med 43:152–66
13. Davis AB, Dreyfuss MS (1986) The finest instruments ever made. Arlington
14. Herman JR (1973) Reinhold H. Wappler (1870–1933). Invest Urol 10
15. Marshall V (1964) Fiber optics in urology. J Urol 91:110–114
16. McCarthy JF (1910) An improved operating and observation endoscope for the anterior urethra. N Y Med J 92:1068–1069
17. McCarthy JF (1923) A new type observation and operating cysto-urethroscope. J Urol 10:519–523
18. McCarthy JF, Ritter JS (1932) The seminal vesicles (newer instrumental methods in diagnosis and the therapeutic management). JAMA 98:687–691
19. Murphy LJT (1972) The history of urology. Springfield
20. Otis WK (1905) Concerning the new electro cystoscope. N Y Med J 85/1:625–628

21. Reuter HJ, Reuter MA (1988) BOZZINI and Endoscopy in the 19 th Century. Max-Nitze-Museum, Stuttgart
22. Strassmann P (1915) Beseitigung eines Blasentumors durch Elektrokoagulation. Centralbl Gyn. 39:445
23. Valentine FC (1906) William Kelly Otis. Centrbl Harn Sex Org 17:592
24. Wappler R. (1908/1918) Catalog of the Wappler Electric Manufactoring Co. No. 1/No. 2
25. Wasserthal (1904) Ein Luft-Urethroskop. Centrbl Harn Sex Org 15.303–304
26. Werschub LP (1970) Urology. St. Louis

Einführung der Röntgentechnik in die Urologie

9

F. MOLL

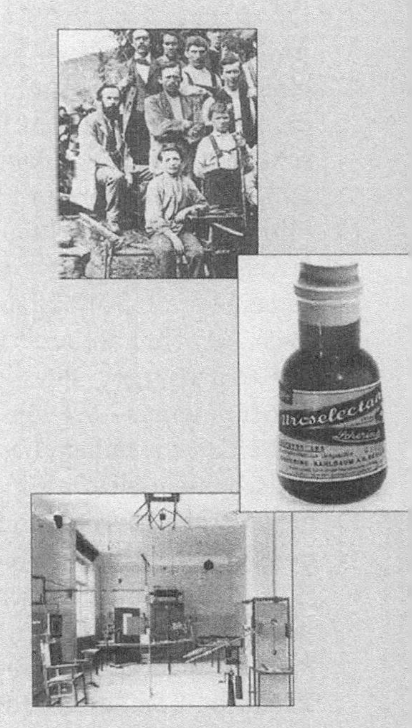

Einleitung

Die Wandlung der Medizin zur modernen klinischen Krankenhausmedizin erhielt durch die Physikalisierung der Untersuchungsmethoden sowie das neue lokalistisch-organbezogene Denken einen entscheidenden Impuls. Im übrigen ist das Eindringen und Einblicknehmen in die inneren Teile des menschlichen Körpers eine der ältesten medizinischen Tätigkeiten, und eine Vielzahl diagnostischer Verfahren, wie der transurethrale Katheterismus, gehört seit 2500 Jahren zum ärztlichen Armentarium. Die Entwicklungsgeschichte der medizinischen Endoskopie belegt dies anschaulich. Nitzes Einführung eines praktikablen Zystoskopes in die Urologie 1879 bewirkte einen neuen wesentlichen Innovationsschub.

Weitere kulturhistorische Entwicklungsstränge der Zeit sind die Einführung des Gasglühlichtes (ab 1830 in größerem Rahmen) sowie die Konstruktion „gläserner" Ausstellungs- und Industriehallen (z.B. Kristallpalast auf der Londoner Weltausstellung 1851). Ergänzt werden diese Innovationen durch weitere neue Medien, wie Fotografie (Daguerre 1838) und Kinematographie (Gebr. Lumière 1895).

Nicht nur für das Fachgebiet der Urologie bedeuteten die „X-Strahlen" einen eigenständigen Zugang zu einer neuen Diagnosetechnik, die die rein morphologisch-anatomisch geprägte Denkweise des 19. Jahrhunderts durch eine funktionelle Betrachtung des Organsystems ersetzte und die verwirrende Vielfalt der Krankheitsbilder systematisch ordnete. Friedrich Dessauer (1881–1963), Arzt, Physiker und Reichstagsabgeordneter, nannte die Röntgenstrahlen „das schönste Geschenk, das je die Physik der Medizin gemacht" habe.

Beginn radiologischer Diagnostik

Am 8. November 1895 beobachtete der Würzburger Ordinarius für Experimentalphysik, Wilhelm Conrad Röntgen (1845–1923; Abb. 9.1), bei Versuchen mit Kathodenstrahlröhren das Aufleuchten einiger Bariumplatinzyanid-Kristalle beim Einschalten der abgedeckten Röhre im verdunkelten Raum. Bei den nachfolgenden Experimenten wurden bald die ersten medizinischen Röntgenaufnahmen ausgeführt. Der Physiker konnte am 22. November 1895 die Hand seiner Frau Bertha (1839–1919) auf einer konventionellen Fotoplatte ablichten.

Seine erste „vorläufige Mitteilung" über diese Hochfrequenzstrahlung reichte er nach 7 Wochen weiterer intensiver Forschung am 28. Dezember 1895 dem Sekretär der Würzburger Physikalisch-Medizinischen-Gesellschaft als Manuskript ein: „Über eine neue Art von Strahlen".

Bereits vor seinem bedeutenden Vortrag auf der Sitzung der Physikalisch-Medizinischen-Gesellschaft in Würzburg am 23. Januar 1896 schickte Röntgen Briefe an befreundete Physiker und fügte diesen Informationen auch erste Röntgenogramme bei. Insbesondere sein Freund und Kollege Franz Exner (1849–1926), Vorstand des II. Physikalisch-Chemischen Institutes in Wien, trug entscheidend durch Information der Presse dazu bei, daß schon ab dem 05. Januar 1896 weltweit in einem Taumel der Begeisterung, über die Entdeckung Röntgens berichtet wurde. Erste enthusiastische Resonanz fanden die neuen Strahlen in der Medizin und ihren Publikationsorganen nach Vorträgen u.a. in der Berliner Medizinischen Gesellschaft

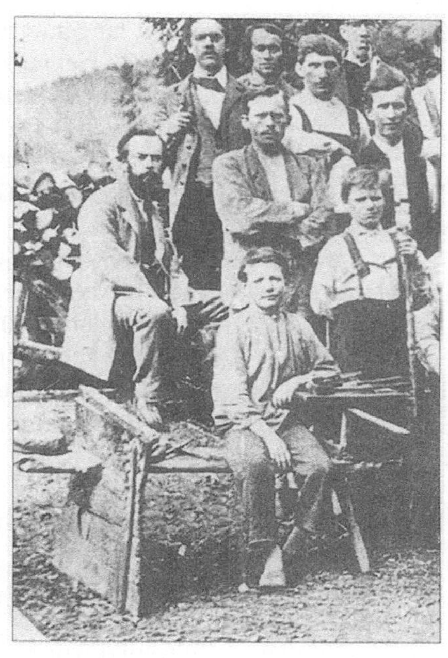

Abb. 9.1. W. C. Röntgen (1845–1923), links, mit Arbeitern der Fa. Greiner und Friedrichs, Stützerbach/Thür. [Privatbesitz E. Gommlich, geb. Greiner]

(05. Januar 1896; F. König; 1832–1910). Noch nie zuvor hatte eine technische Entdeckung ein derart großes Echo in der Allgemein- und Fachpresse erfahren und eine so rasche weltweite Verbreitung erzielt.

Für die Entwicklung der Urologie sollte die Röntgendiagnostik und -technik ebenfalls große Bedeutung erlangen. Auf Anregung des Archivars der Deutschen Gesellschaft für Urologie gab auch die Post eine Sonderbriefmarke zum Gedenken an W. C. Röntgen im Jahre 1995 heraus. Neben der Zystoskopie ermöglichten die „Strahlen" in der Urologie eine weitere „Sichtbarmachung des Unsichtbaren".

Die erste Anwendung auf urologischem Fachgebiet war die Darstellung von Konkrementen der Harnwege im Nativbild.

Nach erfolgreichen Versuchen an der Leiche wies am 01. Juli 1896 John Mc Intyre (1857–1928), Glasgow, einen Nierenstein nach zwölfminütiger Belichtungszeit erstmals am Lebenden nach. Der radiologische Befund wurde intraoperativ bestätigt.

In Wien demonstrierte im gleichen Zeitraum der bekannte Urologe Anton Ritter von Frisch (1849–1917) „Photogramme", wozu es hieß, daß die Patienten Blasenuntersuchungen mit der damals gebräuchlichen Steinsonde verweigerten und die Diagnose mit Hilfe von Röntgenstrahlen gestellt haben wollten.

Die stürmische Entwicklung der medizinischen Anwendung der Röntgenstrahlen hatte Auswirkungen auf die gesamte Medizin der Zeit. Dies zeigt sich sowohl an der enormen Zahl von Publikationen – bereits 1896 erschienen 1100 Veröffentlichungen zum Thema – als auch in der Einrichtung zahlreicher Röntgeninstitute (1. Einrichtung durch Max Levy-Dorn, 1863–1929, Berlin).

Bald wurden von verschiedenen Firmen entsprechende Apparate und Filmplatten angeboten.

Röhren nach Hittorf oder Crooke als Strahlenquellen stellten insbesondere C. H. F. Müller in Hamburg sowie Greiner & Friedrichs in Stützerbach/Thüringen her.

Diese Firmen besaßen seit langem große Erfahrung in der Herstellung von Vakuumröhren. Bald folgten AEG, Siemens und Halske, Berlin, sowie Reiniger, Gebbert und Schall, Erlangen, die insbesondere für die elektrische Ausstattung der Zystoskopie einen guten Ruf besaßen.

Die elektrischen Induktoren (nach Rühmkorff) wurden u.a. von Ferdinand Ernecke, Berlin, sowie von Reiniger, Gebbert und Schall, Erlangen, in den Handel gebracht.

Der Gesamtpreis solcher Anlagen ohne Filmverarbeitung schwankte zwischen 590 Mark (Ernecke) und 716 Mark (Siemens und Halske). Um 1900 kostete eine gute Anlage, z.B. Grissinator, komplett 2000 Mark.

Die von der Firma Dr. Schleußner, Frankfurt, 1896 entwickelten doppelt beschichteten Filmplatten ermöglichten eine verbesserte Bildqualität gegenüber den damals gebräuchlichen konventionellen Filmplatten.

Erste Kontrastdarstellung der ableitenden Harnwege mit Kathetern

Im Jahre 1897 schlug der Franzose Martin Théodore Tuffier (1857–1929) die Anwendung bleierner Ureterkatheter zur Kontrastuntersuchung des Harntraktes vor [21]. Zu diesem Zeitpunkt wurde der Routine-Ureterkatheterismus durch technisch verbesserte Instrumente gerade etabliert (Brenner 1887, Brown 1893, Casper 1895, Albarran 1897). Er diente zunächst zur seitengetrennten Urinsammlung und Beurteilung im Rahmen einer verbesserten Funktionsdiagnostik der Niere.

Gustav Kolischer (1863–1942) und Louis E. Schmidt (1869–1957), Gründungsmitglieder der Chicago Urological Society, führten 1901 Untersuchungen an Leichen und Lebenden durch, unter Verwendung von Kathetermandrins aus einer Blei-Antimon-Legierung, sog. Schattenkathetern. 1902 gab Géza von Illyés (1870–1951) einen 8-Charr-Katheter mit Silbermandrin an [8].

Nierendiagnostik vor Einführung der Radiologie

Nach der ersten erfolgreichen, indizierten Nephrektomie (1869) durch Gustav Simon (1824–1876) und der Etablierung der Zystoskopie durch Maximilian Nitze (1848–1906) nahm die Operationsfrequenz an Nieren und Harnleitern ab 1880 zu (s. Kap. Nierenchirurgie).

Leider waren die präoperativen diagnostischen Möglichkeiten zur sicheren Indizierung der Operation noch stark eingeschränkt.

Bei der klinischen Untersuchung gelang es selten, große Tumoren der Nieren bei schlanken Patienten in Expiration zu tasten (Palpation nach James Israel, 1848–1926) oder eine Nephroptose festzustellen; Nierensteine waren meist nur an den bestehenden Koliken und Hämaturie zu erahnen. Die zystoskopische Untersu-

---

Preisindex: 1913 = 100; 1896 = 79,4; 1901 = 89,2. Ein Universitätsprofessor der Medizin verdiente ca. 3.600 Mark jährlich, ein Assistenzarzt des Kölner Bürgerhospitals 600–900 Mark bei freier Kost und Logis.

chung erlaubte es, eine beidseitige Ausscheidungskontrolle sowie den Abgang von Blut, Eiterpartikeln oder Eiweißzylindern zu beobachten. Viele wissenschaftliche Untersuchungen galten der seitengetrennten Funktionsdiagnostik, die nach Etablierung des zystoskopischen Ureterenkatheterismus besonders durch die Phloridzinprobe (Casper u. Richter) um 1900 ermöglicht wurde. Vielen leistete auch die sog. „Blauprobe" (Voelcker u. Joseph) 1903 nach Injektion von Indigocarmin wertvolle Hilfe.

Nicht selten konnte aber nur eine operative Probefreilegung – „Explorativschnitt nach Bardenheuer" – eine endgültige Klarheit der Organerkrankung bringen (s. Kap. Nierenchirurgie).

Einführung der retrograden Pyelographie

Die differentialdiagnostischen Fehler bei der Beurteilung von Uretersteinen mit den schattengebenden Harnleitersonden förderte die Suche nach Röntgenkontrastmitteln in der Urologie.

Der Entwicklung der retrograden Injektion von Kontrastmitteln in die Harnwege ging 1904 die Darstellung des Magen-Darm-Kanals durch Hermann Rieder (1858–1932), München, mit Bismutum subnitricum voraus.

Diese Substanz, die schon 1911 wegen ihrer toxischen Eigenschaften durch Barium ersetzt wurde, diente auch von urologischer Seite zunächst zur Blasendarstellung.

Friedrich Voelcker (1872–1955) und Alexander von Lichtenberg (1880–1949) (Abb. 9.2) aus der Heidelberger chirurgischen Universitätsklinik unter Vinzenz von Czerny (1842–1916) führten 1905 Versuche zur „Cystographie" durch. Wegen vermuteter Gefahr der Konkrementbildung im Urogenitaltrakt benutzten sie das von Benno Crédé (1847–1920) ursprünglich 1896 zur antiseptischen Wundbehandlung sowie zur Therapie von Harnwegsinfekten eingeführte Argentum colloidale (Kollargol – Heyden). Erste Zystogramme waren schon 1904 von H. E. Albers-Schönberg (1865–1921) mit Wismutemulsion angefertigt worden. Voelcker und Lichtenberg

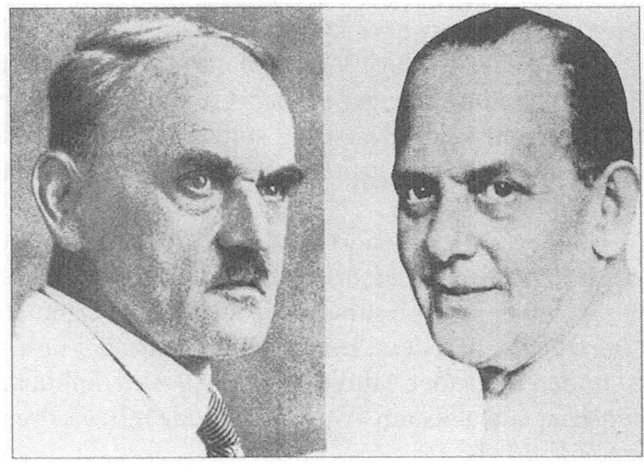

Abb. 9.2. Friedrich Voelcker (li.) 1872–1955 und Alexander von Lichtenberg (r.) 1880–1949. [Aus: Die Deutschen Chirurgenkongresse seit der 50. Tagung, Springer, 1983]

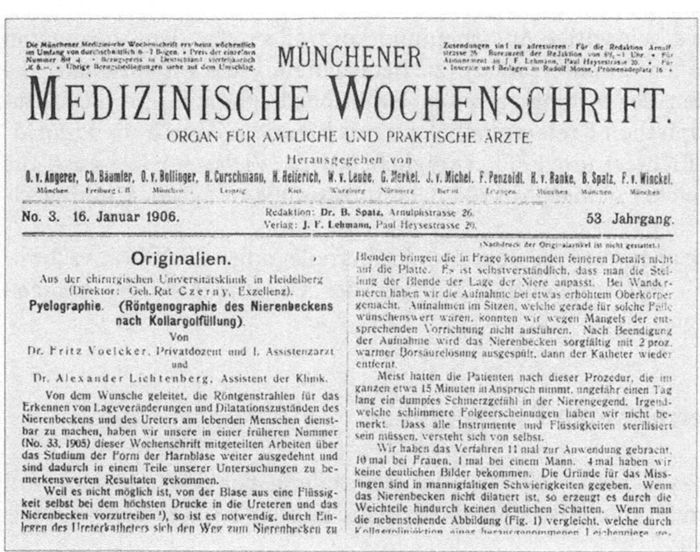

Abb. 9.3. Zeitungs-
ausschnit der für
die urologische
Radiologie bahn-
brechenden Veröf-
fentlichung

verwendeten eine 2- bis 5%ige Lösung, wählten eine Belichtungszeit von 2 min und nutzten eine Kompressionsblende nach Albers-Schönberg.

Die Injektion wurde sehr langsam durch ein Casper-Ureterzystoskop vorgenommen, wobei die Menge des injizierten angewärmten Kontrastmittels schwankte. Diese Kapazitätsunterschiede schrieben die Autoren dem variablen Nierenbeckenvolumen zu. Nach der Röntgenaufnahme mußte das Kollargol abgelassen und das Nierenbecken teils mit Borlösung gespült werden. Als Anästhetikum diente Morphium.

In der Medizinischen Wochenschrift vom 16. Januar 1906 (Abb. 9.3) berichteten die Autoren über Schwierigkeiten, denn nicht immer waren die radiologischen Bilder aussagekräftig. Detailliert wurden 11 Untersuchungsfälle, einschließlich der Befunde und Operationsindikation, erläutert [23].

Die Autoren führten richtungsweisend aus, daß die retrograden Pyelographien es erlaubten, Knickungen, Erweiterungen und Verlagerungen des Nierenbeckens und Ureters zu diagnostizieren, und somit für eine verbesserte Tumordiagnostik sorgten.

Der Wiener Urologe Viktor Blum (1877–1954) machte schon im gleichen Jahr gewichtige Einwände gegen die retrograde Pyelographie geltend, wobei sich seine Aussagen auf Leichenversuche stützten: Bei Nierentuberkulose könne Kollargol in das gesunde Gewebe gepreßt werden (pyelovenöser Reflux) und eine Argyrie auslösen.

1911 beschrieb Robert Rössle (1876–1956), später Pathologe an der Charité, einen kontrastmittelassoziierten Todesfall; eine direkte Wirkung des Kontrastmittels wollte er als Todesursache jedoch nicht vermuten [18]. Bis 1917 wurden in der Literatur zwölf Todesfälle nach Kollargol sicher beschrieben.

In den folgenden Jahren blieb die Pyelographie nach Voelcker und Lichtenberg zunächst eine teils umstrittene Methode mit wechselnder strenger Indikationsstellung (Abb. 9.4).

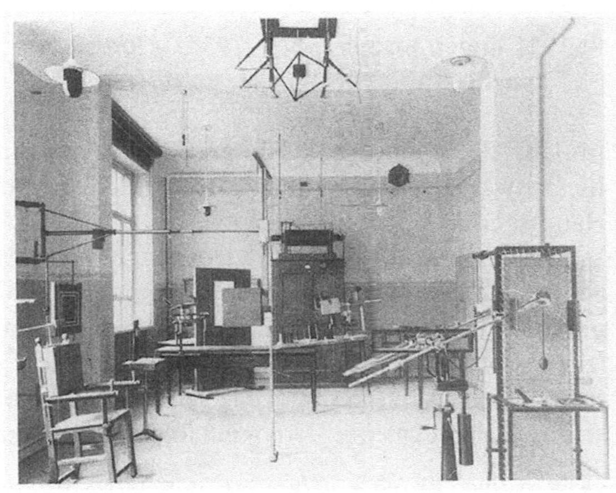

Abb. 9.4. Röntgenzentrale der Städtischen Krankenanstalt Lindenburg, Köln, 1908, Ausstattung Fa. Reiniger, Gebbert und Schall AG, Erlangen-Berlin. (Firmenarchiv Fa. Siemens Medizinische Technik, Erlangen.) Die Ausstattung vermittelt einen Eindruck von der Situation der Frühzeit

Leopold Casper (1859–1959), einer der Väter der neuen deutschen Urologie, nannte sie 1914 „ein nicht unbedenkliches" und „das eingreifendste aller bis dahin geübten Hilfsmittel". Für Carl Posner (1854–1928) blieb sie 1920 „doch ein diagnostisch wertvolles Hilfsmittel, welches bei sachgemäßer Anwendung glänzende Resultate zu liefern vermag."

Zahlreiche Autoren gaben verschiedene Verbesserungen an, wie Beckenhochlagerung, dünnlumige Katheter (Joseph 1923), Kontrastmittelirrigatoren sowie zusätzliche Sauerstoffgabe ins Nierenbecken als Pneumopyelographie (1911, v. Lichtenberg und Hans Dietlen, 1879–1955).

In den USA machte sich besonders William F. Braasch (1878–1975) aus der Mayo-Klinik, Rochester, um die retrograde Pyelographie verdient. Das schließlich führte auch zur allgemeinen Akzeptanz in Deutschland (Abb. 9.5).

Die Einführung weiterer, halogenierter Kontrastmittel nach dem ersten Weltkrieg senkte die Schleimhautreizung des Nierenhohlsystems:

- 1919 Georg Prätorius (1879–1944) – kolloidales Jodsilber (4–5 %/Pyelon)
- 1920 Hans Rubritius (1876–1941) – Jodkalium (5–10%)

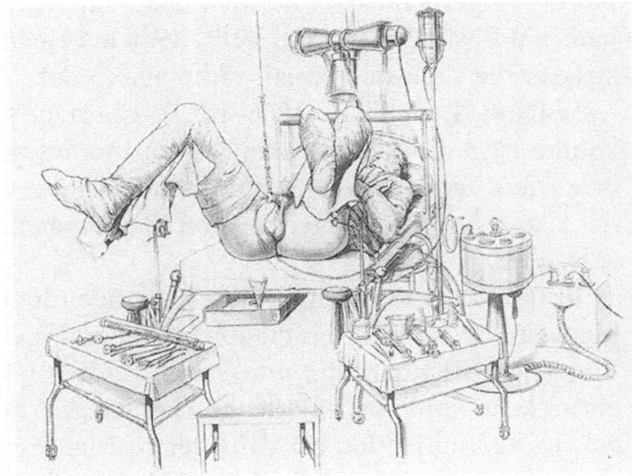

Abb. 9.5. Patientenvorbereitung zur retrograden Pyelographie nach Voelcker

- 1921 Eugen Joseph (1879–1933) – Jodlithium (Umbrenal) (25%)
  Schering-Kahlbaum

Im Jahre 1913, auf dem 4. Kongreß der alten Deutschen Gesellschaft für Urologie in Berlin, war die Röntgendiagnostik unter der Präsidentschaft Leopold Caspers ein Hauptthema.

Mit der Einführung der retrograden Pyelographie eröffnete sich für das Fachgebiet der Urologie eine neue diagnostische Dimension. Erstmals konnten morphologische Veränderungen, wie Stenosen, Tumoren und Konkremente, von Harnleiter, Nierenbecken und Niere sichtbar gemacht werden, als Grundlage einer gezielten operativen Indikation. 1932 äußerte sich Leopold Casper in der fünften Auflage seines „Lehrbuchs der Urologie" folgendermaßen:

Die Pyelographie gehört zu den wichtigsten und unerläßlichsten urologischen Untersuchungsmethoden, durch die die urologische Diagnostik in neue Bahnen gelenkt worden ist und Krankheitsbilder aufgedeckt hat, die der Diagnose früher entgangen sind [4].

Die Pyelographie entwickelte sich zu einem weiteren diagnostischen Standbein der aufstrebenden Urologie. Es waren die operativ tätigen Urologen, die diese radiologische Entwicklung vorantrieben, um eine gesicherte Basis für ihre Operationsplanung zu erhalten. Sie ergänzte die endoskopische Untersuchung der unteren Harnwege durch bildliche Darstellung des oberen Harntraktes. Jetzt erst konnten die sog. „chirurgischen Nierenerkrankungen" zuverlässig diagnostiziert und operativ therapiert werden.

Das Schwergewicht des sich entwickelnden Fachgebietes verlagerte sich von der konservativen endovesikalen Behandlungsweise der alten französischen Urologenschule zur offen-operativen, organbezogenen Urochirurgie, die die technischen Möglichkeiten in der ersten Hälfte des Jahrhunderts nutzte.

Fortschritte der Uroradiologie

Während der Schwerpunkt uroradiologischer Forschung in Deutschland lag, sollen Beiträge amerikanischer Autoren nicht unberücksichtigt bleiben: John H. Cunningham, ein Bostoner Urologe, stellte 1910 bei einem Patienten mit einer Harnröhrenstriktur die Urethra erstmals radiologisch dar.

William T. Belfield (1856–1929), Chicago, ein Pionier der Prostatachirurgie, konnte 1913 die Samenblasen erstmals radiologisch mit Hilfe von Kollargol abbilden. Diese Technik hielt sich bis in das Zeitalter der Computertomographie Anfang der 80er Jahre zur Beurteilung von Malignomen der Prostata und Tuberkuloseprozessen [1].

In Deutschland machten sich Hans Boeminghaus (1893–1979) und Felix Schlagintweit (1868–1950) um die Konstruktion im Gebrauch einfach zu handhabender Röntgentische für Klinik und Praxis verdient [2]. Der 1942 von Siemens-Reiniger entwickelte urologische Untersuchungstisch mit Rasterlade (nach Grießmann) wurde in Modifikation bis Mitte der 70er Jahre produziert und galt vielen Urologen als Prototyp des uroradiologischen Untersuchungstisches.

Die Anwendung des Pneumoperitoneums zu radiologischen Zwecken (ab 1914) geht auf Ernst Rautenberg und Otto Goetze (1886–1955) zurück, nachdem 1901 Georg Kelling (1860–1945) diese Technik zur Laparoskopie anwandte. Wegen technischer Probleme blieb es jedoch hinter der retroperitonealen Luftinsufflation, 1921 durch Paul Rosenstein (1875–1964), Nachfolger James Israels im Berliner Jüdischen Krankenhaus, angegeben, zurück. Bis zur Anwendung der CT-Technik blieb die Methode zur Nebenierendarstellung in Gebrauch.

Zur Entwicklung der Ausscheidungsurographie

Seit 1922 beschäftigte sich Johannes Volkmann (1889–1982; Abb. 9.6), Halle, mit der Testung anorganischer Jodverbindungen. Tierversuche mit Bromnatrium zur Darstellung der ableitenden Harnwege führten zu keinem Erfolg, weil die benutzten Kontrastmittelmengen zu gering waren. In weiteren Versuchsreihen fand er, daß eine 10%ige Jodnatriumlösung eine Darstellung des Nierenbeckens ermöglichte.

Unabhängig hiervon waren Osborne (1895–1960), Sutherland, Scholl und Rowntree aus der Mayo-Klinik 1923 im Rahmen der Syphilistherapie zu den gleichen Ergebnissen gekommen, die sofort im Journal der „American Medical Association" publiziert wurden [16].

Volkmanns publizistisches Echo wurde durch Verkettung ungünstiger Umstände wesentlich geschmälert. Sein angemeldeter Vortrag auf dem Deutschen Chirurgenkongress 1924 in Berlin fiel nach Umstellung des Vortragsprogrammes aus. Trotzdem konnte er auf dem anschließenden Röntgenkongreß zum ersten Mal Ausscheidungsurogramme in Deutschland präsentieren. Nachdem er sich mit einer pharmazeutischen Firma in Dresden in Verbindung gesetzt hatte, um bessere Substanzen synthetisieren zu lassen, dieses Unternehmen das Kontrastmittel aber anderen Wissenschaftlern zur Verfügung stellte, zog sich Volkmann verärgert über den bisherigen Verlauf seiner Kontrastmittelforschung aus der Urographiethematik zurück und widmete sich ganz der Allgemeinchirurgie [17].

1924 zeigte auch Paul Rosenstein auf dem 6. Deutschen Urologenkongreß in Berlin Bilder in der von Osborne vorgeschlagenen Anwendungstechnik, welche die

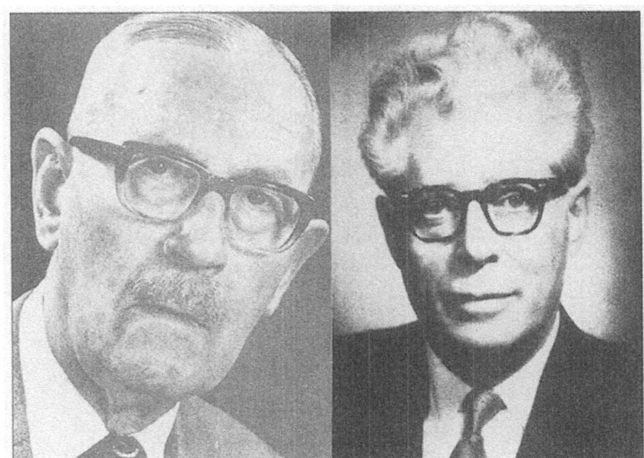

Abb. 9.6. Johannes Volkmann (1889–1982) (links) und Moses Swick (1900–1985) (rechts). [Archiv DGU]

Zuhilfenahme eines Pneumoperitoneums vorsah. A. Roseno aus dem städtischen Augustahospital in Köln berichtete 1928 auf dem 8. Deutschen Urologenkongreß in Berlin über weitere Versuche [17].

Aber erst die Anwendung organischer Jodverbindungen erlaubte die exakte Darstellung der ableitenden Harnwege.

1928 kam ein amerikanischer Stipendiat, der New Yorker Moses Swick (1900–1985), nach Berlin (Abb. 9.6). Er arbeitete zunächst bei August Bier (1861–1949) an der Chirurgischen Universitätsklinik in der Ziegelstraße, dann in der damals größten urologischen Abteilung (250 Betten), die von Alexander von Lichtenberg im St.-Hedwig-Krankenhaus seit 1922 aufgebaut worden war. Im Herbst des gleichen Jahres setzte er seine Tätigkeit an der Inneren Abteilung des Krankenhauses Hamburg-Altona unter Leopold Lichtwitz (1876–1943) fort. Hier erhielt er die entscheidende Anregung zu seinem Lebenswerk, der Ausscheidungsurographie mit organischen Jodverbindungen [20].

Lichtwitz hatte von dem Chemiker der landwirtschaftlichen Hochschule Berlin, Arthur Binz (1868–1943), das von diesem und der Firma Schering-Kahlbaum entwickelte Selectan zu Testzwecken erhalten, um es als Chemotherapeutikum bei Kokkeninfekten zu untersuchen. Hierbei war aufgefallen, daß die Substanz im wesentlichen renal ausgeschieden wurde.

Moses Swick konnte mit den jodsubstituierten Pyridinderivaten erste Ausscheidungsurogramme experimentell erzielen. Diese Ergebnisse führten ihn nach Berlin zu Binz zurück, der dann Pyridinderivate zur Verfügung stellte, in denen die Methylgruppe durch Essigsäure ersetzt war.

Ab April 1929 übernahm Moses Swick nach Zögern am St.-Hedwig-Krankenhaus unter der Leitung von A. v. Lichtenberg die klinische Prüfung, insbesondere des Uroselectans (Abb. 9.7 u. 9.8), und stellte im Juni 1929 erste brauchbare Ausscheidungsurographien her.

Hieran schloß sich eine über mehrere Jahre geführte heftige Kontroverse über die Priorität der einzelnen Protagonisten an, da von Lichtenberg u. a. auf seiner Vortragsreise 1930 in den USA auf dem amerikanischen Urologenkongreß in New York

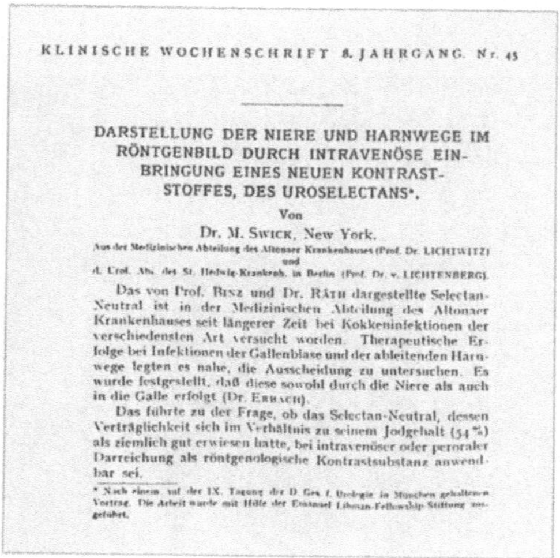

KLINISCHE WOCHENSCHRIFT 8. JAHRGANG. Nr. 45

DARSTELLUNG DER NIERE UND HARNWEGE IM RÖNTGENBILD DURCH INTRAVENÖSE EINBRINGUNG EINES NEUEN KONTRASTSTOFFES, DES UROSELECTANS*.

Von

Dr. M. Swick, New York.

Aus der Medizinischen Abteilung des Altonaer Krankenhauses (Prof. Dr. Lichtwitz) und d. Urol. Abt. des St. Hedwig-Krankenh. in Berlin (Prof. Dr. v. Lichtenberg).

Das von Prof. Binz und Dr. Räth dargestellte Selectan-Neutral ist in der Medizinischen Abteilung des Altonaer Krankenhauses seit längerer Zeit bei Kokkeninfektionen der verschiedensten Art versucht worden. Therapeutische Erfolge bei Infektionen der Gallenblase und der ableitenden Harnwege legten es nahe, die Ausscheidung zu untersuchen. Es wurde festgestellt, daß diese sowohl durch die Niere als auch in die Galle erfolgt (Dr. Errach).

Das führte zu der Frage, ob das Selectan-Neutral, dessen Verträglichkeit sich im Verhältnis zu seinem Jodgehalt (54 %) als ziemlich gut erwiesen hatte, bei intravenöser oder peroraler Darreichung als röntgenologische Kontrastsubstanz anwendbar sei.

* Nach einem auf der IX. Tagung der D. Ges. f. Urologie in München gehaltenen Vortrag. Die Arbeit wurde mit Hilfe der Emanuel Libman-Fellowship-Stiftung ausgeführt.

Abb. 9.7. Publikation Swicks in der Klinischen Wochenschrift

Abb. 9.8. In diesen Portionsflaschen kam das Kontrastmittel in den Handel. [Scheringianum, Museum und
Archiv der Schering-AG]

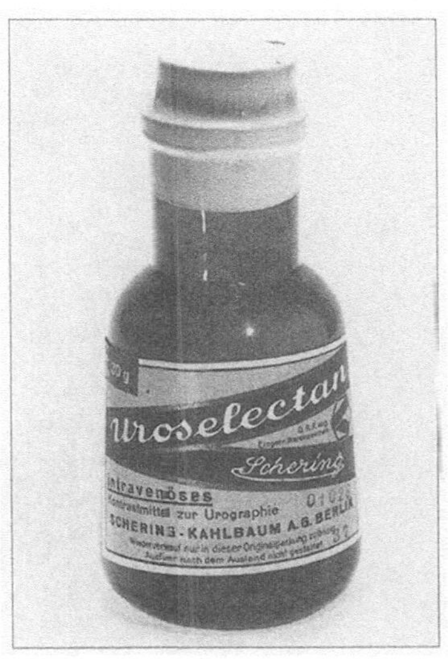

Swick nicht besonders erwähnte. Dies erschwerte jahrzehntelang die unvoreinge-
nommene fachliche Würdigung aller Beteiligten in Deutschland und in den USA.

Kurz darauf wurde das besser verträgliche Uroselectan B mit 51,5% Jodgehalt
entwickelt.

Aus dem Kölner Bürgerhospital berichtete Bronner 1930 über Untersuchungs-
ergebnisse mit einem weiteren Kontrastmittel, Abrodil (Abb. 9.9), mit 52% Jodgehalt
(IG Farben Bayer, Meister Lucius und Brüning), das nach Boeminghaus sogar bessere Abbildungseigenschaften besaß. Diese Kontrastmittel behielten bis zum zweiten Weltkrieg ihre führende Stellung [4].

Den Wert der Ausscheidungsurographie für die urologische Diagnostik konnte
von Lichtenberg 1932 in dem Satz zusammenfassen: „Das Ausscheidungsurogramm
ist die morphologische Zusammenfassung aller sekretorischen und dynamischen
Vorgänge und Zusammenhänge innerhalb der Harnorgane" [14]. Deshalb kann die
Untersuchungstechnik näherungsweise auch als „Funktionsdiagnostik" betrachtet
werden.

Durch die Verbesserung der Standardpräparate, Uroselectan und Abrodil, 1950
durch die Einführung des trijodierten Urographins durch die Firma Schering,
später durch den Übergang von den ionischen zu den nichtionischen und nieder-
osmolaren Kontrastmitteln (Ultravist, Omnipaque, Solutrast), wurde die grundlegende Technik der urologischen Röntgendarstellung nicht verändert. Otto Kneise
(1875–1953) und Karl Schober, Klinik Weidenplan, Halle, berichteten 1941 über die
„Abrodilpfütze" zur optimalen Blasendarstellung bei Prostatahypertrophie, schat-
tennegativen Blasensteinen und Blasentumoren.

Es ist publizistisch und medizinhistorisch bemerkenswert, daß in der Medizinischen Wochenschrift Nr. 4 von 1929 Swicks und Lichtenbergs Veröffentlichungen
direkt eine Publikation des späteren Urologen Werner Forssmann (1904–1979) zur
ersten radiologischen Darstellung des Herzens auf intravenösem Wege voranging,
eine Publikation, für die Forssmann den Nobelpreis erhielt, wie Röntgen 1901 den
ersten Nobelpreis überhaupt zuerkannt bekam (s. Kap. 17). Hatte die Entwicklung

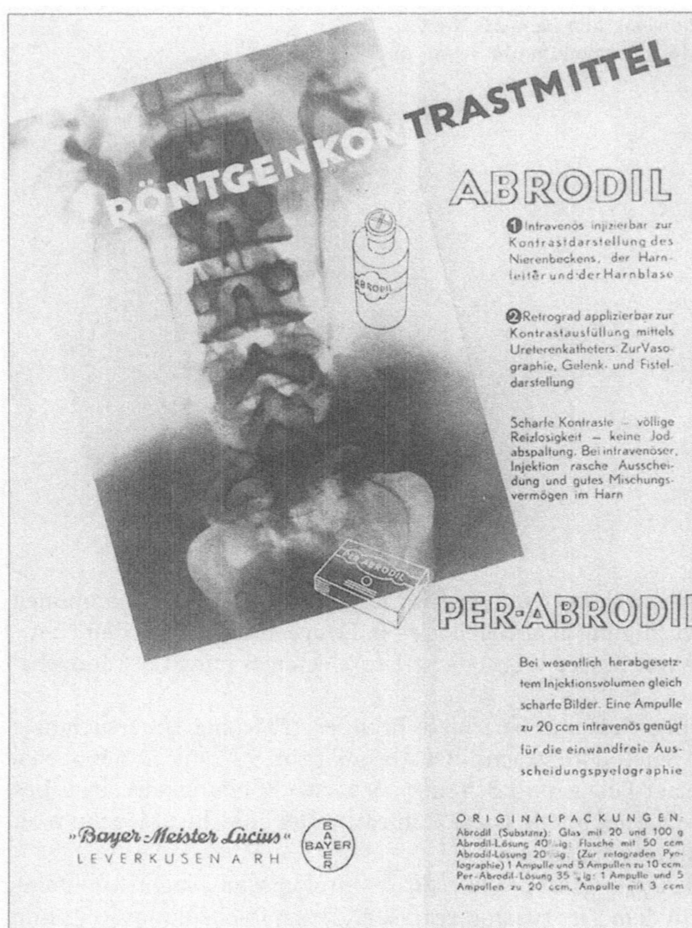

Abb. 9.9. Frühe Firmenreklame für Abrodil

der selektiven Katheterisierung des Herzens entscheidende Auswirkungen auf die Entwicklung der Kardiochirurgie, so hatte die Entwicklung der retrograden Pyelographie sowie der Ausscheidungsurographie entscheidende Bedeutung für die Entwicklung einer eigenständigen urologischen Röntgendiagnostik.

1929 beschrieb bereits der Portugiese Reynaldo Dos Santoz (1880–1970) seine Technik, Kontrastmittel translumbal in die abdominale Aorta zu injizieren, um so die Nierenarterien darzustellen. Als Kontrastmittel verwandte er 100%iges Natriumiodid. Toxische Zwischenfälle ließen die Urologen zögern, diese Technik zu übernehmen; es dauerte 20 Jahre bis zur Etablierung.

Die von Farinas 1947, später von Kremser und Münter angegebene Kavographie sollte die Möglichkeit der präoperativen Operabilitätsabklärung bei Nierentumoren entscheidend verbessern.

Urologische interventionelle Radiologie

Die Einführung von Kathetern perkutan in das Nierenhohlsystem ist die jüngste uroradiologische Anwendung.

Einer ihrer Ursprünge ist die oben erwähnte Arbeit Werner Forssmanns 1928, die Ferdinand Sauerbruch (1875–1951) noch als „Zirkuskunststück" bezeichnete.

1953 gab Seldinger seine Technik zur Kathetereinführung ohne operative Gefäßeröffnung unter Verwendung einer Punktionskanüle und eines Führungsdrahtes an. Somit konnte eine operative Freilegung entbehrlich werden.

Die perkutane Nephrostomierung entwickelte sich aus der von dem Schweden Wickboom 1954 angewandten Technik der antegraden Pyelographie durch direkte Punktion des Nierenhohlsystems und wurde von W. C. Goodwin (1915–1998) 1955 erstmals als therapeutischer Eingriff beschrieben.

Die Pionierleistungen gerieten in Vergessenheit, nicht zuletzt, da die Punktion ohne sonographische Kontrollen ausgeführt wurde und die Indikation zunächst auf stark dilatierte Hohlsysteme beschränkt blieb. 1978 wurde von Günther über größere Fallzahlen berichtet.

Die erste ultraschallinduzierte perkutane Nierensteinlitholapaxie fand am 24. März 1976 in Aachen statt. Heute können auf diesem Wege Steine, Tumoren und Pathologien des Nierenbeckenabgangs behandelt werden. Die Anlage einer perkutanen Nephrostomie, ultraschallgesteuert unter Bildwandlerkontrolle, gehört heute zum Routinerepertoire jeder urologischen Klinik.

Eine weitere interventionelle Technik ist die retrograde Varikozelenverödeung, die sich Mitte der 80er Jahre etablierte und das offen-chirurgische Vorgehen sowie die laparoskopische Methode und die antegrade Verödung in Seldingertechnik zurückdrängt.

Literatur

1. Belfield WT (1913) Skiagraphy of the seminal ducts. J Am Med Ass 60:803
2. Boeminghaus R (1935) Urologischer Röntgentisch. Z Urol 29:844–848
3. Bronner H, Hecht G, Schüller J (1930) Ausscheidungs-Pyelographie mit „Abrodil". Fortschr Geb Röntgenstr 42:206–218
4. Casper L (1932) Lehrbuch der Urologie, 5. Aufl. Urban & Schwarzenberg, Berlin
5. Cunningham J H (1910) The diagnosis of stricture of the urethra by the roentgen rays. Tr Amer Assn Genito-Urin Surg 5:369–371
6. Frisch A v (1897) Demonstration. Wien Klin Wschr 10:431
7. Goodwin WE, Casey WC, Woolg W (1955) Percutaneous trocar (needle) nephrostomy in hydronephrosis. J Am med Ass 157:891
8. Illyés G von (1902) Ureterkatheterismus und Radiographie. Dt Z Chir 62:132–140
9. Joseph E (1929) Lehrbuch der diagnostischen und operativen Cystoskopie. Springer, Berlin, S 151–202
10. Kolischer G, Schmidt L E (1901) New method of skiagraphic diagnosis for renal and ureteral surgery. J Am Med Ass 37:1228–1231
11. Léon P (1897) Notes on the photography of renal and vesical calculi by the x-rays. Lancet I:169
12. Lichtenberg A von (1931) The principles of intravenous urography. J Urol 25:249–257
13. Lichtenberg A von, Swick M (1929) Klinische Prüfung des Uroselectans. Klin Wschr 8:2089–2091

14. Loewenhardt F (1901) Bestimmung des Ureterenverlaufs vor der Operation. Centralbl Harn-
    und Sexualorgane 12:442–445
15. Mc Intyre J (1896) Roentgen-rays: photography of renal calculus. Lancet II:876–877
16. Osborne ED, Sutherland CG, Scholl AJ, Rowntree LG Roentgenography of the urinary tract
    during excretion of sodium iodid. J Am Med Ass 80:368–369
17. Rathert P (1992) Die Ausscheidungsurographie. Kontroversen ihrer historischen Entwick-
    lung. In: Jonas U (Hrsg) Jahrbuch der Urologie 1992. Biermanns, Zülpich, S 131–140
18. Roessle R (1911) Tödliche Kollargolvergiftung nach Pyelographie nach Lichtenberg-Dietlen.
    Münch Med Wschr 58:280
19. Roseno A (1929) Die intravenöse Pyelographie II. Mitteilung Klin Wschr 8:1165–1170
20. Swick M (1929) Darstellung der Niere und Harnwege im Röntgenbild durch intravenöse Ein-
    bringung eines neuen Kontraststoffes, des Uroselectans. Klin Wschr 8:2087–2089
21. Tuffier T (1897–1899) Sonde ureterale opaque. In: Duplay S, Reclus P (edn) Traité de Chirur-
    gie Vol 7. Mason, Paris
22. Voelcker F, Lichtenberg A von (1905) Die Gestalt der menschlichen Harnblase im Röntgen-
    bild. Münch Med Wschr 52:1576–1577
23. Voelcker F, Lichtbenberg A von (1906) Pyelographie. Münch Med Wschr 53:105–107

Analgesie und Narkose bei urologischen Eingriffen

B. PANNING

„Die wohltätigste und größte Entdeckung, welche seit Jahrhunderten in der praktischen Medizin gemacht wurde, ist ohne Widerrede die Anwendung des Schwefeläthers bei chirurgischen Operationen."
(C. Textor, Neue Würzburg Zeitung, 25. August 184

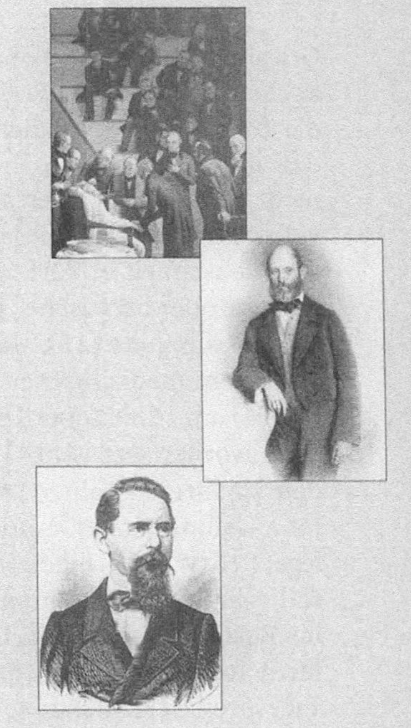

„Mit den Verhandlungen über die Aetherinhalationen sind in Deutschland die politischen Journale den medizinischen weit zuvorgekommen". So heißt es 1847 bei W. Griesinger in einer Einführung des Herausgebers [12] zu einem Artikel von Bruns über die „Anwendung der Schwefelätherdämpfe bei chirurgischen Operationen" [5]. Diese beiden wenig bekannten Literaturstellen [5, 12] sind zwei schöne Beispiele für frühe Anwendungen der Äthernarkose bei urologischen Eingriffen. Auf Details wird später eingegangen.

Zunächst soll eine Passage aus Griesingers Text im Wortlaut die Begeisterung verdeutlichen, mit der die Äthernarkose aufgenommen wurde:

*L*angsam *in den Geweben eines lebenden Menschen zu präparieren ohne Schmerz, zuweilen unter angenehmen Empfindungen und diesen schmerzlosen Zustand zu erreichen durch ein unschädliches und leicht practicables Mittel – dass diese Aufgabe beinahe ganz gelöst sei, haben nun schon viele erstaunte Chirurgen und viele dankbare Kranke erfahren. Freuen wir uns offen über diese Erfolge und beschäftigen wir uns nicht lange mit all den Einwendungen, die gegen diese, wie jede andere bedeutende Entdeckung alsbald erhoben wurde [12].*

Mit den „Einwendungen" waren erste negative Reaktionen aus Paris gemeint, die Herrmann Lebert, Präsident der Pariser Gesellschaft Deutscher Ärzte in seinen „Abhandlungen aus dem Gebiete der praktischen Chirurgie" mitteilte:

*A*ls *im Anfang Januar die ersten Stimmen für den Aether laut wurden, war diese schöne transatlantische Entdeckung mit jener vornehmen Ironie aufgenommen worden, welche die Haupstadt Frankreichs gegen jede nicht aus den Kreisen ihrer Auserwählten stammende Neuerung zeigt [18].*

Griesinger, um auf das oben genannte Zitat zurückzukommen, hatte mit seinen kritischen Äußerungen speziell den Physiologen Magendie gemeint, der in der Sitzung der französischen Akademie der Wissenschaften am 25. Januar 1847 erklärt hatte, daß die Frage, ob ein Kranker während einer Operation über Schmerzen klage, nicht Gegenstand einer akademischen Sitzung sein könne. Dazu Griesinger: „Wir vermögen die Moral dieses Physiologen nicht zu teilen, der es für eine Erniedrigung der Menschheit erklärt, wenn sich der Mensch, um den Schmerzen zu entgehen, betäube oder berausche" [12]. Mit der „schönen transatlantischen Entdeckung", wie Lebert es nannte [18], war die bekannte erste Demonstration einer Äthernarkose vor einem medizinischen Publikum im Massachusetts General Hospital in Boston (MGH) am 16. Oktober 1846 gemeint, durch die eine neue Ära der Chirurgie eingeleitet worden war (Abb. 10.1). Der Zahnarzt William Thomas Green Morton hatte den 20jährigen Gilbert Abbot für eine Tumorexstirpation am Hals narkotisiert. John Collins Warren, Senior Surgeon am MGH, hatte den Tumor entfernt. Sein Kollege Henry Jacob Bigelow, der später als Pionier der Lithotripsie bekannt werden sollte, hatte das Verfahren mit einem Vortrag bekannt gemacht. Dieser Vortrag war im Boston Medical and Surgical Journal, dem späteren New England Journal of Medicine, abgedruckt worden [1] und bald darauf übersetzt in Deutschland in der Tagespresse erschienen [3]. Mit Mortons Äthernarkose begann das Ende einer Zeit, in der die „Angst und Verzweiflung des Patienten, der sich ohne Narkose einem

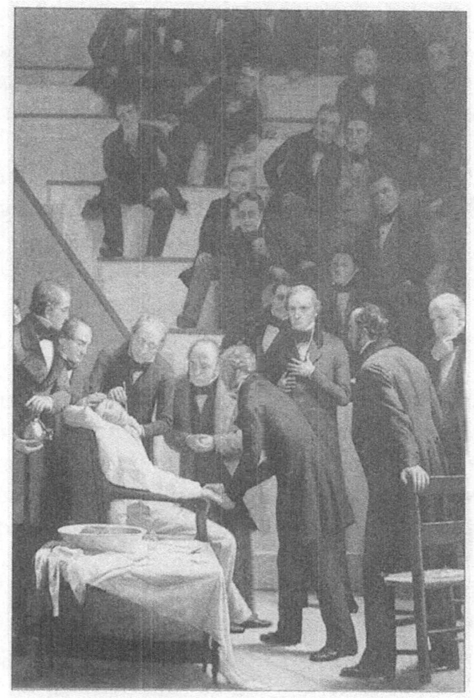

Abb. 10.1. Erste öffentliche Äthernarkose am 16. Oktober 1846 in Boston. Ausschnitt aus einem Gemälde von R. Hinckley. Ganz links W. T. G (Anästhesist). Etwas abseits, stehend: Henry Jacob Bigelow, Wegbereiter der Urologie. Mit freundlicher Genehmigung der Boston Medical Library in the Francis A. Countway Library of Medicine. [Vandam LD (1982) Robert Hinckley's „The First Operation with Ether." Anesthesiology 52:62–70]

lebensgefährlichen Eingriff mit ungewissem Ausgang" [13] unterziehen mußte, die Regel war. Die eindrucksvolle Vertonung der Qual einer Lithotomie durch Marin Marais erinnert an die Schrecken dieser Operation am wachen Patienten. Eine musikalische Analyse der „Steinschnitt-Suite in E-Moll" beschäftigte sich kürzlich mit dem Thema. In dieser Betrachtung wird auch die ab und zu kolportierte Behauptung widerlegt, Marais habe sich selbst der Tortur einer Lithotomie unterziehen müssen [10].

Die neu entdeckte Äthernarkose begann sehr schnell alles zu verdrängen, was bis dahin an mehr oder weniger unzulänglichen Versuchen einer Betäubung der Schmerzen bei chirurgischen Eingriffen in Gebrauch war. Natürlich begann man zunächst mit einfachen Eingriffen an der Körperoberfläche, wie etwa Amputationen, Augenoperationen und Ähnlichem. Daß die neue Methode auch für urologische Eingriffe genutzt wurde, lag auf der Hand. So bezieht sich demnach auch der eingangs erwähnte Artikel von Bruns in 2 von 11 Fällen von Äthernarkosen auf urologische Eingriffe [5]. Beides waren Operationen von Hydrocelen, die, wie die Schilderung zeigt, in der damals üblichen Schnelligkeit am halbwachen Patienten durchgeführt wurden [5]. Griesingers Text erwähnt einen Fall von früher Schmerztherapie mit Ätherinhalationen bei einem Krankheitsbild, das wie eine Nierenkolik beschrieben wird [12] und nimmt damit etwas vorweg, was erst seit kurzem in die klinische Routine Einzug gehalten hat.

In Paris konnte man sich nach anfänglicher Skepsis schließlich doch nicht der Verlockung entziehen, schmerzlose Operationen durchzuführen. So heißt es bei Lebert:

*B*ald hatten die ersten glücklichen Versuche die Gleichgültigkeit verdrängt und einen solchen Enthusiasmus erregt, dass nun der Aether auf einmal alle gelehrten Gesellschaften, ja alle Salons beschäftigte und dass für einige Wochen die Aetherexperimentatoren die Lions der pariser Cirkel waren [18].

In diesen interessanten Ausführungen über die Äthernarkose findet sich auch ein bedeutender Hinweis auf urologische Eingriffe:

*C*ontraindiciert ist das Aetherathmen, in manchen Fällen von Lithotritie, bei welcher es wichtig ist, die Blase nicht zu verletzen, wiewohl auch Fälle bekannt geworden sind, in welchen hier der Aether gute Dienste erwiesen hat [18].

So soll sich auch Jean Civiale des Äthers und später auch des Chloroforms bei Steinzertrümmerungen häufig bedient haben, zu häufig, wie Louis Auguste Mercier kritisiert haben soll. Mercier soll erklärt haben, daß Civiale mehr Patienten an Herzversagen durch Chloroform verloren habe als an Operationsverletzungen, Blutungen und Infektionen [27]. Inwieweit dies den Tatsachen entsprach, dürfte kaum zu eruieren sein. Fest steht allerdings, daß das Chloroform als zweites wirksames Inhalationsanästhetikum neben verlockenden Vorteilen im Gegensatz zum Äther eine wesentlich geringere therapeutische Breite besitzt. Chloroform führte schon 11 Wochen nach der Premiere in Edinburgh zu dem ersten bekannt gewordenen Todesfall: Am 28. Januar 1848 starb in England die 15jährige Hannah Greener bei einer Extraktion eines Zehennagels, nachdem sie wenige Atemzüge Chloroform inhaliert hatte [8]. Dieser Fall war keine Ausnahme. Todesfälle nach Narkosen mit Chloroform wurden regelmäßig mitgeteilt. Allerdings kamen wohl auch bei Narkosen mit Äther Komplikationen vor. Aus einer Anwendung bei einem urologischen Eingriff stammt ein erster Bericht über einen Todesfall, der mit dieser Substanz assoziiert war: Am Freitag, den 12. Februar 1847 war im Essex Hospital in Colchester der 52jährige Thomas Herbert von dem Chirurgen Roger Nunn lithotomiert worden. Die Operation hatte 10 min gedauert, also länger als üblich, weil der Stein schwierig zu fassen gewesen war. So hatte Dr. William, der „Ätheriseur", die Narkose mehrfach wiederholen müssen. Nach dem Eingriff gab es zunächst keine Besonderheiten. Der Patient erwachte einwandfrei. Später stellte sich Schüttelfrost ein. Der Kranke verfiel schnell. Am 2. Tag nach der Operation starb er unter Symptomen, die man als Zeichen eines (septischen?) Kreislaufversagens werten könnte. Die Obduktion konnte keine Zeichen einer toxischen Wirkung des Äthers nachweisen. Dennoch wurde der Fall von dem Chirurgen Nunn als Tod infolge einer Narkose mit Äther publiziert [19]. Kurze Zeit nach der Veröffentlichung erschien ein Kommentar eines Armeechirurgen R. H. Hunter, der den ursächlichen Zusammenhang des Todes mit der Narkose wegen des zeitlichen Verlaufs bezweifelte [15]. In einer aktuellen Analyse deutete Casale 1992 anhand des Krankenberichts das Krankheitsbild als Sepsis und exkulpiert den Äther völlig [6]. Es mag offen bleiben, ob nicht vielleicht doch eine andere Ursache, beispielsweise ein respiratorischer Infekt, eine Rolle gespielt hat. Eine Aspirationspneumonie etwa würde dem Äther letztlich doch eine erhebliche Mitschuld an dem Tod des Thomas Herbert zuweisen. Die Gegenüberstellung der beiden Todesfälle (Greener, Chloroform und Herbert, Äther) verdeutlicht die Kontroverse Äther oder Chlorophorm nach der Passage durch das Fil-

Abb. 10.2. Joseph Weiger (1811–1863). Arzt, Zahnarzt und Anästhesist. [Bildarchiv der österreichischen Nationalbibliothek]

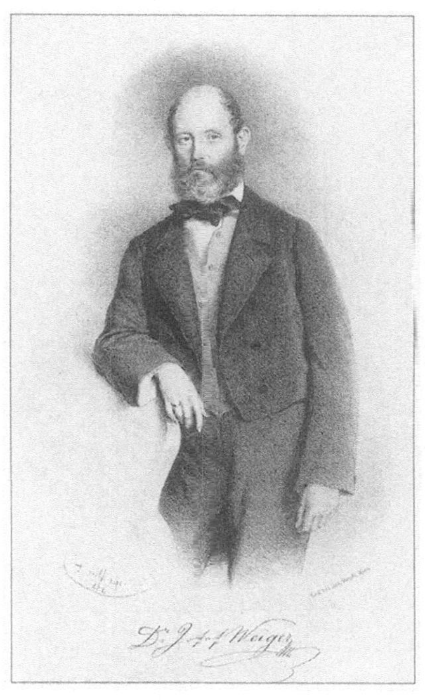

ter der Zeit. Chloroform ist das unberechenbare Medikament, das schnell durch sympathoadrenergen Reiz zu kardialen Synkopen führen kann, wie A. Goodman Levy 1914 anhand von experimentellen Untersuchungen zeigen konnte [8]. Äther ist bezüglich kardiovaskulärer Risiken geradezu harmlos, kann aber respiratorische Komplikationen provozieren, die allerdings viel seltener zu Todesfällen führen. So könnte Merciers Kritik an der Verwendung des Chloroforms durch Civiale [27] ein Körnchen Wahrheit enthalten.

Die Gefährlichkeit des Chloroforms im Vergleich zum Äther war in Wien einem Arzt und Zahnarzt Joseph Weiger (Abb. 10.2) als einem von ganz wenigen schon 1848 aufgefallen [21, 29, 30]. Weiger hatte im Februar 1847 in seiner Ordination am Stock-im-Eisen neben den Koryphäen Schuh und v. Wattmann [21, 25] begonnen, bei Zahnextraktionen Äthernarkosen durchzuführen. Erste Informationen hatte er aus einem Bericht vom 10. Januar des Jahres in der Augsburger Allgemeinen Zeitung [30]. Die Bedeutung der Tagespresse als Mittel zur Verbreitung der Äthernarkose wurde schon erwähnt [12]. Als offensichtlich enorm fleißiger Praktiker verfügte Weiger schon nach 1850 über Erfahrungen bei 21000 (!) Operationen [29]. 1851 erschien seine Dissertation als Buch in lateinischer Sprache [30]. Der Titel „De Aetheris sulfurici connubio cum Chloroformio" weist auf ein von ihm entwickeltes Verfahren (vor Billroth!) der Kombinationsnarkose mit einer Mischung aus Äther und Chloroform hin [30]. Mittlerweile hatte er mit seinen Assistenten 35000 Narkosen durchgeführt [30]. Weiger weist anhand zahlreicher Literaturquellen auf die Gefahren des Chloroforms und die Sicherheit des Äthers hin. Dabei bezieht er sich auf 135 Zitate in Deutsch, Englisch, Französisch, Italienisch und Lateinisch. Die Lektüre von Weigers Schriften zeigt, daß dieser Arzt in den Kreisen der Wiener Prominenz eingeführt gewesen sein mußte [21, 25, 29]. Man liest, daß er nicht nur bei

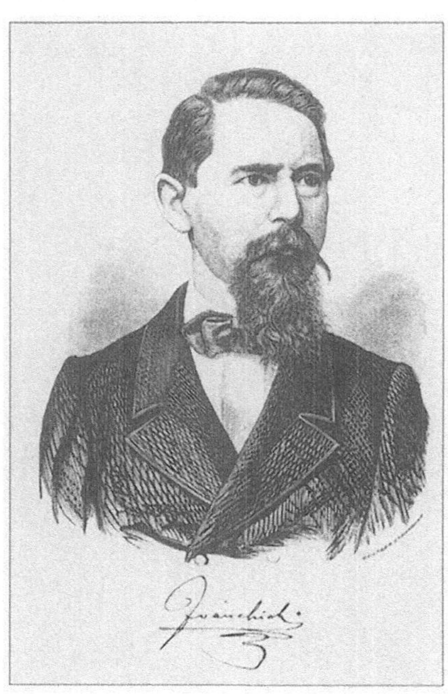

Abb. 10.3. Viktor von Ivánchich. Pionier der Lithotripsie in Narkose. [Archiv des Instituts für Geschichte der Medizin der Universität Wien]

Zahnextraktionen anästhesiologisch tätig wurde. Er wirkte auch für diverse chirurgische Kollegen als „Narkotisör". Unter ihnen war auch Viktor von Ivánchich (Abb. 10.3; [16, 29]). Dieser Pionier der Urologie [24] schrieb 1858 über sein Verhältnis zur Narkose bei Lithotripsien in einem Buch über 63 Fälle von Blasensteinzertrümmerung:

Ob meine Wenigkeit als jener Chirurg gelten darf, der den Schwefeläther als Anaestheticum bei der Lithotripsie zuerst in Anwendung gezogen hat, weiss ich nicht, möchte auch auf dies nicht ernstlich insistieren (ich führte die Lithotripsie in der Aether-Narkose bei dem regierenden Fürsten A… s J… f v. L……… n, am 3. Juli 1848 zum ersten Mal aus); dass aber dieser anästhesierenden Substanz kaum einer aller Lithotriptoren das Wort wärmer gesprochen hat als ich, glaube ich schon eher behaupten zu dürfen … [16].

In demselben Werk würdigt er auch „seine Anästhesisten" Joseph Weiger und dessen Schüler Lippman Philipp Rabatz:

Das grosse unleugbare Verdienst der faktischen Beweisführung dessen, dass dem Schwefeläther vor dem Chloroform eine weit hervorragende Superiorität der Unschädlichkeit zukomme, gebührt von Europäern wohl schwerlich jemandem mit mehr Recht, als dem armen weiland Dr. Weiger (J. Weiger war 1863 gestorben, Anmerkung des Autors) und seinem früheren Assistenten, dem jetzigen Hofzahnarzt Dr. Rabatz [15].

Zu der Narkose bei dem „regierenden Fürsten", die auch Schultze-Seemann erwähnt, findet man bei Joseph Weiger [29] einen innigen Dankesbrief (Abb. 10.4).

Abb. 10.4. Dankschreiben an Dr. Joseph Weiger aus dessen Buch: Über Aether und Chloroform zur Erzielung schmerzfreier Operationen.

> 26. September 1848.
>
> Von dem hochgebildeten und humanen souveränen Fürsten L***.
>
> Nach glücklich überstandenen 10 Operationen, worunter 8 in Steinzertrümmerung unter Ihrer narkotisirenden Aegide, kann ich nur auch in voller Ueberzeugung dem dabei thätig gewesenen Herrn Doctor und Operateur Ivanchich beistimmen, daß nicht leicht jemand anderer so sicher, so glücklich die Narkose hiebei zu führen weiß, bei welcher ich nicht einmal die geringste Beschwerde gehabt habe.
>
> Empfangen Sie dafür noch nachträglich meinen aufrichtigen Dank.

Lippman Philipp Rabatz erwies sich in jeder Beziehung als ein treuer Schüler. Er war wie Weiger ein in Wien bekannter Prominentenarzt, beispielsweise gehörte die Familie Schnitzler zu seinen Patienten [25]. Rabatz wurde nicht müde, in diversen Publikationen seines Lehrers und Vorbildes Joseph Weiger zu gedenken und dessen Thesen bezüglich der Überlegenheit des Äthers gegenüber dem Chloroform hervorzuheben [22].

Weigers Erkenntnisse konnten sich allerdings nicht allgemein durchsetzen. Es dauerte etwa 4 Jahrzehnte, bis die nötigen Konsequenzen aus der größeren therapeutischen Breite des Äthers in die Praxis umgesetzt wurden. Zunächst blieb Chloroform für längere Zeit auch in der Urologie das überwiegend benutzte Narkosemittel. So wurde 1868 auch jene erste Nierenexstirpation von Gustav Simon in Heidelberg „in tiefer Chloroformnarkose ... durchgeführt. Die Patientin wurde in die Bauchlage gebracht (!) und dabei der Kopf so gewendet, daß das Gesicht am Rande des Kopfpolsters freilag" [26].

In Heidelberg fand 16 Jahre später ein weiteres für die Anästhesiologie und Urologie bedeutendes Ereignis statt: Die Verlesung von Karl Kollers handschriftlichem Manuskript über die Lokalanästhesie mit Kokain auf dem internationalen Ophthalmologenkongreß im September 1884 durch Joseph Brettauer [14, 16]. Die neue Möglichkeit des schmerzlosen Operierens in Lokalanästhesie wurde innerhalb von wenigen Wochen weltweit akzeptiert und neben der Anwendung am Auge auch bei anderen Lokalisationen eingesetzt. Frühe örtliche Betäubungen mit Cocain im Urogenitalbereich wurden von Fränkel ausgeführt [20]. Nach anfänglichem Enthusiasmus zeigten sich beim Cocain erste Probleme. Die Toxizität dieser Substanz, die durch die ursprüngliche Verwendung überhöhter Konzentrationen zur Anästhesie der Schleimhaut bei urologischen Eingriffen zu Todesfällen führte, erinnerte an die Rückschläge in der Entwicklung der Narkose mit Chloroform. Auch das hohe Suchtpotential des Cocains machte das Medikament problematisch. Zunächst blieb Cocain aber die einzige Alternative auf dem Gebiet der Lokalanästhesie. Auch für die von August Bier entwickelte Spinalanästhesie benutzte man zunächst diese Substanz [2]. Die Nachteile des Cocains induzierten intensive Bemühungen zur Entwicklung neuer Anwendungstechniken und zur Herstellung von Cocainderivaten mit geringeren Nebenwirkungen. Der Chirurg Schleich begründete die Infiltrationsanästhesie mit niedrigen Cocainkonzentrationen [23]. Der Pharmakologe Einhorn führte das Novocain ein [9]. Ein weiterer Meilenstein in der Entwicklung der Lokalanästhesie war die Idee des Chirurgen Braun, Adrenalin als Zusatz zum Lokalanästhetikum zur Verlängerung der Wirkung und Verringerung der Toxizität durch Verzögerung der Resorption zu benutzen [4]. Im Laufe der folgenden Jahrzehnte gab es auf dem Sektor der pharmazeutischen Verfeinerung der Lokalanästhetika zahlreiche neue Präparate, auf deren Besprechung im Einzelnen hier verzichtet werden muß. Auch auf dem Gebiet der rückenmarksnahen Anästhesie gab es diverse technische Verbesserungen. Die Epiduralanästhesie über einen kaudalen und einen lumbalen Zugangsweg wurde entwickelt. Später fand man Wege, über feinste Katheter Lokalanästhetica kontinuierlich zu applizieren, so daß länger anhaltende rückenmarksnahe Blockaden möglich wurden. Damit eröffneten sich auch Möglichkeiten der postoperativen regionalen Schmerztherapie.

Natürlich stand die Zeit auch im Bereich der Allgemeinanästhesie nicht still. Neue Inhalationsanästhetika wurden entwickelt. Speziell die Synthese der halogenierten Kohlenwasserstoffe erweiterte die chirurgischen Möglichkeiten. Unter ihnen erwies sich aus urologischer Sicht das Methoxyfluran als interessant, wegen des durch metabolische Vorgänge frei werdenden Fluorids als potentiell nephrotoxische Substanz [7]. Neben der Inhalationsanästhesie wurde die intravenöse Narkose eingeführt, die anfangs im Wesentlichen mit der Anwendung der Barbiturate verknüpft war. Später kamen als essentielle Bestandteile die Muskelrelaxantien und die kontrollierte Beatmung über den Endotrachealtubus dazu. Auf dieser Basis wurde die Allgemeinanästhesie durch eine Kombination von Neuroleptika und Opiaten verfeinert (Neuroleptanalgesie). Ergänzt wurde die Entwicklung durch die Verbesserung der Begleitmedikation mit modernen Opiaten, Hypnotika, Tranquilizern (Prämedikation). Weitere nennenswerte Fortschritte in der anästhesiologischen Entwicklung, die auch der Urologie zugute kamen, wurden auf dem Gebiet der Infusionstherapie erzielt. Hier ist neben den Wissenschaftlern, die die physiologischen Grundlagen erarbeiteten, ein Wegbereiter der technischen Voraussetzungen zu nennen: Der Urologe Werner Forßmann, der im Selbstversuch mit einem Ureterenkatheter sein rechtes Herz sondierte [11]. Diese Tat war nicht nur für die Kardiologie sondern auch für die Anästhesiologie und Intensivmedizin ein wichtiger Schritt in der Entwicklung zu den modernen therapeutischen Verfahren.

Literatur

1. Bigelow HJ (1846) Insensibility during surgical operations produced by inhalation. Boston. M & S J 35:309–317
2. Bier A (1899) Versuche über die Cocainisierung des Rückenmarks. Dtsch Zschr Chir 51:361–369
3. Brandt L (1997) Illustrierte Geschichte der Anästhesie. Wissenschaftliche Verlagsgesellschaft, Stuttgart
4. Braun H (1905) Die Localanästhesie, ihre wissenschaftlichen Grundlagen und praktische Anwendung. Barth, Leipzig
5. Bruns V v (1847) Anwendung der Schwefelätherdämpfe bei chirurgischen Operationen. Archiv für physiologische Heilkunde 6:350–355

6. Casale FF (1992) The first reported death due to ether. Proceedings of the history of Anaesthesia Society 11:41–44

7. Crandall WB, Pappas SG, MacDonald A: Nephrotoxicity associated with methoxyflurane. Anesthesiology 27:591–595 (1966)

8. Duncum BM (1994) The development of inhalational anaesthesia. (Reprint 1947 Oxford University Press, London, 1947) Royal Society of Medicine Press, London New York

9. Einhorn A (1905) Novocain. Dtsch Med Wschr 31:1668–1672

10. Evers St (1993) Tableau de operation de la taille von Marin Marais(1725). Eine Steinschnittoperation in Musik dargestellt. Urologe 32:254–259

11. Forßmann W (1929) Die Sondierung des rechten Herzens. Klin Wschr 8:2085–2087

12. Griesinger W (1847) Ueber Schwefeläther-Inhalationen. Vorwort vom Herausgeber. Archiv für physiologische Heilkunde 6:348–349

13. Haferkamp H (1987) Einfluß der Einführung der Narkose und der Anti- bzw. Asepsis auf die Entwicklung der Chirurgie im 19. Jahrhundert. In: Zinganell K (Hrsg) Anaesthesie – Historisch gesehen. Springer, Berlin Heidelberg New York London Paris Tokyo

14. Honegger H, Hessler H (1970) Die Entdeckung der Lokalanästhesie durch Karl Koller (I). Klin Monatsbl Augenheilk 157:428–438

15. Hunter RH (1847) Remarks on Mr. Nunns report of „Fatal effect of ether vapour in a case of lithotomy. London medical gazette 4:524

16. Ivánchich V v (1878) Dreiundsechzig Fälle von Blasenstein-Zertrümmerung. Selbstverlag, Wien

17. Koller, K (1928) Historische Notizen über die ersten Anfänge der Lokalanästhesie. Wien med Wschr 78:601–602

18. Lebert H (1848) Abhandlungen aus dem Gebiete der praktischen Chirurgie. Veit, Berlin

19. Nunn R (1847) Fatal effects of ether vapour in a case of lithotomy. London Medical Gazette 4:414–415

20. Niesel HC (1994) Geschichte der örtlichen Betäubung. In: Niesel HC (Hrsg) Regionalanästhesie Lokalanästhesie Regionale Schmerztherapie. Thieme, Stuttgart New York

21. Panning B (1991) Joseph Weiger und die Einführung der Anästhesie in Wien. Wr Med Wschr 141:291–293

22. Rabatz LP (1868) Aether oder Chloroform. Wr Med Presse 9:593–596; 623–626; 645–646; 669–671; 694–697

23. Schleich CL (1894) Schmerzlose Operationen. Oertliche Betäubung mit indifferenten Flüssigkeiten. Psychophysik des natürlichen und künstlichen Schlafes. Springer, Berlin

24. Schultze-Seemann F (1986) Bedeutende Urologen des deutschen Sprachraums. Victor v. Ivánchich (de Margita), Dr. med. Priv. Doz. für Urologie. DGU-Mitteilungen 3:139–144

25. Stiebitz R, Kunisch S: Vortragsmanuskript: Joseph Weiger, Zahnarzt und Anästhesist (1811–1863). Archiv des Medizinhistorischen Instituts der Universität Wien

26. Simon G (1871) Chirurgie der Nieren. Enke, Erlangen

27. Thorwald J (1994) Der geplagte Mann. Droemer & Knauer, München, S 39. Dort Zitat: Mercier, LA: Traité pratique sur les maladies des organes genito-urinaires, Paris (1858)

28. Vandam LD (1982) Robert Hinckley's „The First Operation with Ether". Anesthesiology 52:62–70

29. Weiger J (1850) Ueber Aether und Chloroform zur Erzielung schmerzfreier Operationen. Gerold, Wien

30. Weiger J (1851) De Aetheris sulfurici connubio cum chloroformio. Padua

Geschlechtskrankheiten im 19. und 20. Jahrhundert

11

A. SCHOLZ

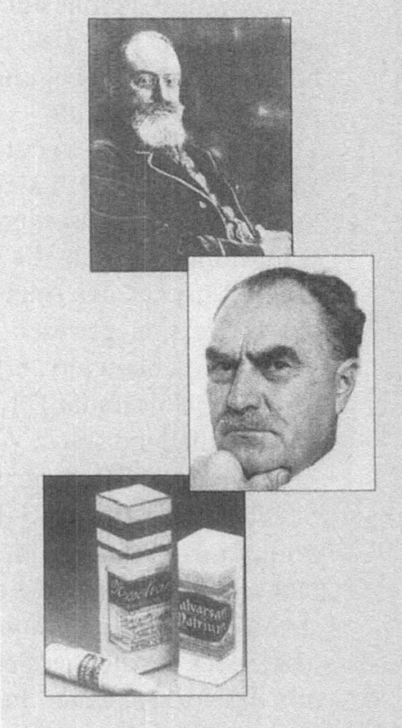

Die Ausformung der Dualitätslehre

Die Geschlechtskrankheiten wurden seit dem 16. Jahrhundert, in dem sie durch die hohe Verbreitung besondere Aufmerksamkeit erregten, grundsätzlich den „äußeren Krankheiten" zugeordnet, die ursächlich mit speziellen Stellungen der Sterne, falschen Säftemischungen, unmoralischem Verhalten oder venerischen Giften in Verbindung gebracht wurden. Aus der großen Skala von Krankheitsbezeichnungen können nur einzelne als Beispiel ausgewählt werden: Frantzosen, Morbus gallicus, französische Blattern, galante Krankheiten, venerische Krankheiten, Lustseuche, venerische Geschwüre und Schanker. Da die morphologische Beschreibung gegenüber der ätiologischen Differenzierung zeitbedingt dominierte, wurden alle Symptome einer Krankheitsgruppe zugeordnet. Diese Interpretation wird als Unitaritätslehre bezeichnet.

Die Pariser Medizinische Schule trug in der Dermatovenerologie zu einer differenzierten Betrachtung der Krankheitslehre bei. Jean Louis Alibert (1768–1837) formulierte den „Baum der Dermatosen" mit der von ihm eingeführten Systematik. Der Chirurg Philipp Ricord (1800–1889) begründete mit Tierversuchen, Selbstversuchen und Impfungen von über 2000 gesunden Versuchspersonen die Dualitätslehre und 3-Stadienlehre der Syphilis. Unklarheiten bestanden über die Ansteckungsfähigkeit der sekundären Syphilis. Der Berliner Ordinarius Felix von Bärensprung (1822–1864) und der Leiter der Prager Hautklinik Johann Ritter von Waller (1811–1880) hatten sich mit Impfversuchen diesem Problem zugewandt und die Infektiosität des Sekundärstadiums bewiesen. 1852 schloß sich Franz von Rinecker (1811–1883) diesen Untersuchungen an. Rinecker hatte 1840 als Gastwissenschaftler in Paris bei Ricord dessen Syphilislehre und seine entsprechenden Versuche studiert. Er bewies mit der Überimpfung von Pustelinhalt eines Säuglings mit angeborener Syphilis auf den Oberarm des 24jährigen Arztes Dr. Wilhelm Reubold am 05. Januar 1852 die Übertragbarkeit der angeborenen Syphilis. Diese Erkenntnis hatte für Mütter, Säuglinge, Geschwister erkrankter Säuglinge und Ammen große praktische Bedeutung.

Rinecker führte weitere Impfversuche durch, denen das Modell der Syphilisation zu Grunde lag. Durch Mehrfachimpfung sollte die Ansteckungsfähigkeit der Syphilis abgeschwächt werden. Mediengesteuerte Vorwürfe führten im Juni 1854 zu Ermittlungen durch die Staatsanwaltschaft wegen fahrlässiger Körperverletzung gegen Rinecker, der 7mal Dekan und 2mal Rektor der Würzburger Julius-Maximilians Universität gewesen war. Der Vorgang endete nach einem langen bürokratischen Hürdenlauf am 26. Januar 1856 mit einer Rüge gegenüber Rinecker durch den Senat der Universität [21].

Abschließend sollen Versuche beschrieben werden, bei denen die therapeutische Zielstellung im Vordergrund stand.

Albert Neisser (1855–1916), der zu den Gründern der deutschen Dermatologie zählt, führte Versuche an Patienten mit Syphilis durch, indem er ihnen Serum von Menschen injizierte, die sich im Stadium 2 und 3 der Syphilis befanden. Die Zielstellung war eine „Immunisierung" der Patienten. Nach den enttäuschenden Ergebnissen der versuchten Serumtherapie von Syphilispatienten bemühte sich Neisser um das Modell einer Impfung gegen die Syphilis. Unter den Versuchspersonen befanden sich hautkranke Kinder und junge Prostituierte. Die Experimente verliefen ohne positiven Effekt. Die 1892 durchgeführten Versuche wurden 1898 von der

Presse aufgegriffen und Neisser wurde angeklagt. Neisser erhielt eine Geldstrafe und einen Verweis, da er die Einwilligung der Patienten nicht eingeholt hatte. Der später als „Fall Neisser" gekennzeichnete Vorgang charakterisiert den Umschwung in einer Entwicklung, die sich um 1900 vollzogen hat. Es ist für die ethische Haltung der Ärzte und Laien im Laufe des 19. Jahrhunderts typisch, daß die Vielzahl von Selbstversuchen von Ärzten und die Versuche an Menschen nicht als kritikwürdig eingestuft wurden, sondern zum Fortschritt der naturwissenschaftlich sich orientierenden Medizin beitragen sollten und so akzeptiert wurden. Gleichwohl ist auffallend, daß die „benutzten" Personen aus sozialen Randgruppen stammten, also Prostituierte, Gefangene (Lepraversuche von E. Arning), Kinder aus Waisenhäusern oder Insassen von Asylen waren.

Nach den beschriebenen Wegen einer morphologisch-klinisch orientierten Betrachtung und der Beispiele experimenteller Bemühungen war es soweit, daß mit den Möglichkeiten der sich etablierenden Bakteriologie die Suche nach den Erregern eine Frage der Zeit war.

Diagnostik und Therapie der Geschlechtskrankheiten

Diagnostik und Therapie der Gonorrhoe

Unter den nach Überwindung der Unitaritätslehre getrennt betrachteten Erkrankungen wurde zuerst die Gonorrhoe ätiologisch aufgeklärt. Es entsprach einem Paukenschlag, mit dem der 24jährige Albert Neisser in Breslau seine Laufbahn als Wissenschaftler eröffnete. Er war zu dieser Zeit Schüler von Oscar Simon (1845–1882), dem Nachfolger des Gründers der Breslauer Hautklinik Heinrich Köbner (1838–1904) und befand sich im 2. Jahr seiner dermatologischen Ausbildung (Abb. 11.1). Es muß hervorgehoben werden, daß sich die experimentellen Voraus-

Abb. 11.1. Albert Neisser (1855–1916). [Aus: Galewsky E, Woithe E (1919) Die Geschlechtskrankheiten, Dresden, S. 71]

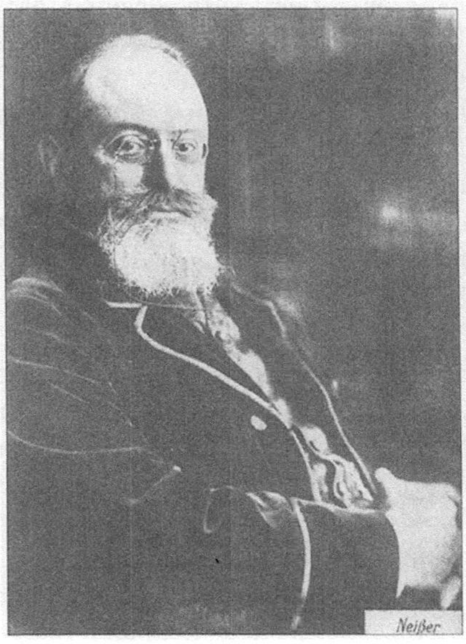

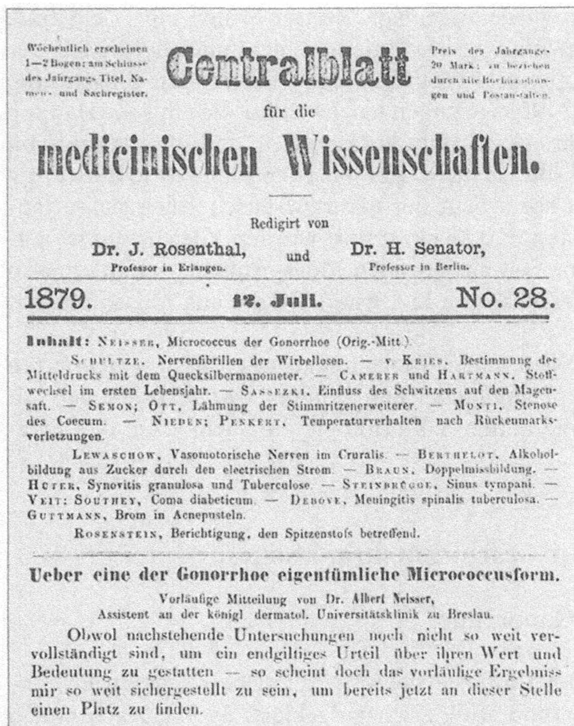

Abb. 11.2. Titelblatt zu A. Neisser: Ueber eine der Gonorrhoe eigentümliche Micrococcusform. [Aus: Centralblatt für die medizinischen Wissenschaften, 12. Juli 1879]

setzungen in Breslau so ausgeprägt entwickelt hatten, daß die Entdeckung fast zwangsläufig hier erfolgen mußte. 1877 war von Robert Koch (1843–1910) das Ausstrichverfahren für den Bakteriennachweis veröffentlicht worden. Die zweite Vorbedingung für die Entdeckung war die 1871 von dem Cohnheim Schüler in Breslau, dem Pathologen Karl Weigert (1845–1904) in die Bakterienforschung eingeführte Färbetechnik. Besonders wichtig war Weigerts Hinweis von 1876, daß sich Bakterien und Kokken mit Anilin und seinen Abkömmlingen anfärben lassen. Für Neissers kritische Haltung spricht, daß er seine ersten Untersuchungen als „vorläufiges Ergebniss", vorstellte, die „noch nicht so weit vervollständigt sind, um ein endgültiges Urteil über ihren Wert und Bedeutung zu gestatten" [28]. Am 12. Juli 1879 erschien Neissers Arbeit „Ueber eine der Gonorrhoe eigentümliche Micrococcusform" im „Centralblatt für die medicinischen Wissenschaften" (Abb. 11.2; [28]). Neisser berichtete:

Lässt man nach Koch'scher Methode Gonorrhoe-Eiter in möglichst dünner Schicht auf den Objectträger ausgebreitet eintrocknen, färbt das Präparat durch einfaches Uebergiessen mit einer wässerigen Methylvioletlösung, trocknet wieder ein, besichtigt dann das Präparat mit starker Vergrösserung und möglichst wenig abgeblendetem Licht, so fallen auf den ersten Blick … eine Anzahl mehr oder weniger zahlreicher Micrococcenhaufen auf. Dieselben haben eine ganz charakteristische, jedesmal sofort wieder zu erkennende typische Form … Fast immer sieht man zwei Micrococcen dicht aneinander gelagert, so dicht, dass sie dem Beschauer den Ein-

druck eines Organismus hervorrufen, der einer 8 ähnlich, semmel- oder biscuitför-
mig ist … Derartige auf den ersten Blick mir und einer einer grossen Anzahl anderer
Beschauer kenntlicher Micrococcen habe ich bisher in 35 zur Untersuchung gelang-
ten Gonorrhoen … gefunden … Leider bin ich momentan durch Krankheit verhin-
dert worden, diese Untersuchung zu vervollständigen; sie dürfte indess genügen, den
pathologischen Wert der beschriebenen Micrococcen festzustellen. Ueber ihre patho-
logische Bedeutung will ich z.Z. ein Urteil noch zurückhalten bis ich mit den bereits
begonnenen Züchtungs- und Impfversuchen zu einem Abschluss gekommen bin [28].

Abschließend bedankt sich Neisser bei seinem Lehrer, dem Botaniker Ferdinand
Julius Cohn (1828–1898) für die „Güte, einen Teil der Präparate zu besichtigen und
sich von der Anwesenheit der oben beschriebenen Mikrokokken zu überzeugen" –
nicht mehr und nicht weniger, darf man wohl dazu sagen. Es war die gleiche Autorität Cohn, der Robert Koch 1876 seine Milzbrandpräparate zur Prüfung vorgelegt
hatte. Der Vollständigkeit halber sei angefügt, daß die vollkommene Reinzüchtung
und Fortzüchtung der Gonokokken und der Nachweis ihrer Erregernatur durch
einen Inoculationsversuch von dem zu dieser Zeit in Würzburg, später in Basel,
Halle und Berlin tätigen Gynäkologen Ernst Bumm (1858–1925) erfolgte, auch
wenn Neisser zu dem Thema weiterhin publizierte [6, 7, 29, 30, 31].

Bei der Behandlung der Gonorrhoe wurde eine Vielzahl antientzündlicher Maßnahmen lokal eingesetzt, da es keine spezifische antibakterielle, interne Therapie
gab. Ernst Kromayer (1862–1933) schrieb in seinem Lehrbuch 1919: *„Die Therapie*
der akuten Gonorhoe hat in erster Linie, wie bei jeder akuten Entzündung, für Ruhe
zu sorgen, was bei dem unruhigsten Organ des Mannes nicht leicht ist." [25, S. 152].
Die Therapie der Urethritis bestand in der Spülung der Harnröhre mit Silberver-
bindungen, der Behandlung mit Kaliumpermanganat-Lösungen, mit Trypaflavin
und anderen Farbstoffen. Das bekannteste Präparat war das Argentumpräparat
Protargol. Es war 1897 von Albert Neisser in die Therapie eingeführt worden [32].
Neisser schrieb: *„Ich bin in der glücklichen Lage, ein, wie ich glaube, leistungsfähi-*
geres und den genannten Medicamenten überlegenes Medicament … das Protargol,
empfehlen zu können." Abschließend faßte er zusammen, bisher noch nie so gleich-
bleibend gute und sichere, auch schnell eintretende Erfolge gesehen zu haben, wie
seit der Einführung des Protargol [32, S. 8]. Die Injektionen wurden mit den sog.
Tripperspritzen, die einen konischen oder olivenförmigen Ansatz hatten, durchgeführt. Die Flüssigkeit wurde 3- bis 4mal täglich in die Harnröhre injiziert. Der Patient mußte die Harnröhrenöffnung für 3–5 min manuell verschließen, bevor er das
Präparat entleeren konnte. Zur Injektion bei der chronischen Gonorrhoe gab es eine
Vielzahl verschiedenster Injektionsspritzen. Zur Behandlung entstandener Striktu-
ren als Folge der Entzündung dienten Harnröhrendilatatoren.

Diagnostik und Therapie der Syphilis

Die Entdeckung des Erregers der Syphilis dauerte bis zum Jahr 1905. Auf der Suche
nach der Lösung des Problems wurden immer neue „Bakterien" aufgespürt. Bis zum
Jahr 1905 gab es 20 Beispiele. Mit der Klärung des von John Siegel als Erreger
beschriebenen Gebildes wurde vom Reichsgesundheitsamt der Leiter des Proto-

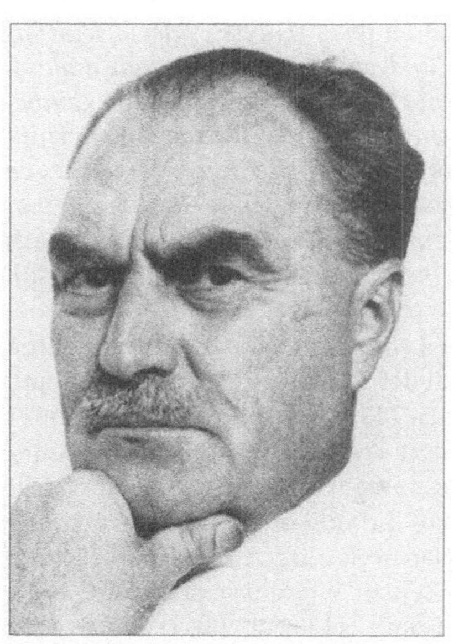

Abb. 11.3. Erich Hoffmann (1868–1956). [Aus: Münch Med Wschr 1933, Heft 2, S. 6]

zoenlaboratoriums des Kaiserlichen Gesundheitsamtes, der berühmte Zoologe Fritz Schaudinn (1871–1906) beauftragt. Das für die Untersuchungen benötigte Material kam von Erich Hoffmann, dem in der Syphilisforschung an der Lesser'schen Klinik tätigen Dozenten (Abb. 11.3). Schaudinn führte die historisch bedeutungsvolle, entscheidende Untersuchung in der Frauenabteilung der Hautklinik der Charité durch. Erich Hoffmann berichtete hierzu in seinen Lebenserinnerungen für den 03. März 1905:

Nach längerem Suchen aber erblickte Schaudinn auch ein ungemein feines, sehr blasses und nur bei allerschärfstem Hinsehen erkennbares Schräubchen, das sich lebhaft bewegte und im „Reizserum" der von mir sorgsam ausgesuchten nässenden syphilitischen Papel von seinem Adlerauge sofort erfaßt und Neufeld und mir sofort gezeigt wurde [19, S. 175, 176].

Hoffmann beschreibt konsequent, daß er sich ausschließlich um die Beschaffung des klinischen Untersuchungsmaterials („Gewebesaft" von exzidierten Lymphknoten oder „Reizserum" von primären syphilitischen Ulzera) bemüht habe und die Beurteilung und Einschätzung des Erregers das Verdienst von Schaudinn gewesen ist. Die erste schriftliche Bekanntgabe erfolgte am 25. April 1905 in den „Arbeiten aus dem Kaiserlichen Gesundheitsamt" unter dem Titel *„Vorläufiger Bericht über das Vorkommen von Spirochäten in syphilitischen Krankheitsprodukten und bei Papillomen"* (Abb. 11.4). Nach einer weiteren Publikation in der Deutschen Medizinischen Wochenschrift erfolgte die Demonstration der Ergebnisse in der Berliner Medizinischen Gesellschaft. Im berühmten Langenbeckhaus hielten Schaudinn und Hoffmann am 17. Mai 1905 Vorträge über ihre Entdeckung, die sie mit der Demonstration frischer Präparate verbunden hatten. Die Diskussion zu den Ergebnissen gestaltete sich zu einem rethorischen Wettkampf der Befürworter und Gegner. Der wortgewaltige Dermatologe Oscar Lassar (1849–1907) gehörte zu den Kritikern. Die

Abb. 11.4. Spirochätendarstellung in der Erstveröffentlichung von F. Schaudinn und E. Hoffmann. [Aus: Arbeiten aus dem Kaiserlichen Gesundheitsamt, 1904, 22:527]

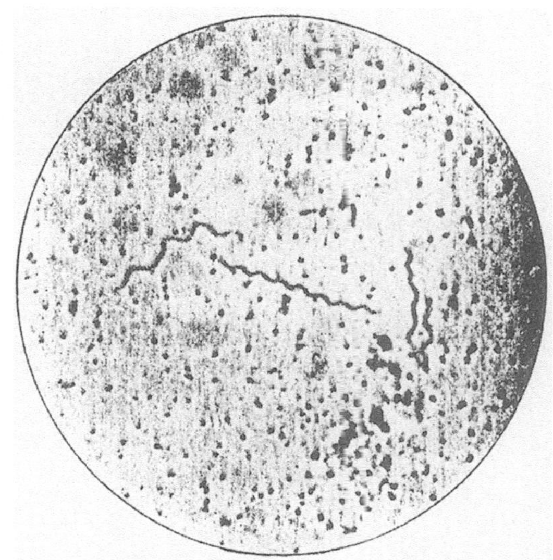

Fig. 2. Photogramm eines Ausstriches aus einer syphilitischen Inguinaldrüse (Giemsa-Färbung). Man bemerkt 3 deutliche Spirochaeten. Vergr. ca. 2800 : 1 (vergl. Fall 5 der Liste).
[Hoffmann präp., Schaudinn photogr.].

Rivalität der beiden Direktoren aus dem Rudolf-Virchow-Krankenhaus, Abraham Buschke (1868–1943) und Wilhelm Wechselmann (1860–1935), zeigte sich sowohl hier bei der Einschätzung der Spirochätenbefunde als auch 1910 bei der Haltung gegenüber dem neu eingeführten Salvarsan. Buschke wollte die Pallidae nicht als Erreger anerkennen, Wechselmann bestätigte Schaudinn. Am Ende der Sitzung sprach der Vorsitzende der Gesellschaft, der weltberühmte Berliner Chirurg Ernst von Bergmann (1836–1907), den vernichtenden Satz *„Damit ist die Sitzung geschlossen, bis wieder ein anderer Syphiliserreger gefunden wird"* [19, S. 181]. Hier kam seine Skepsis zum Ausdruck, die er schon bei der Ablehnung neuer Verfahren wie der Infiltrationsanästhesie nach Schleich und der Röntgendiagnostik bewiesen hatte.

Im Mai 1906 erfolgte der nächste entscheidende Schritt zur Diagnostik der Syphilis. Es war ein Testsystem, das sich als Folge der Erkenntnisse der sich in dieser Zeit entwickelnden Immunologie einordnen läßt. Sowohl Paul Ehrlich mit den Forschungen zur Antigen-Antikörperreaktion als auch der belgische Bakteriologe und Serologe Jules Bordet (1870–1961) und sein Kollege Octave Gengou (1875–1957) mit der Entdeckung des für die Reaktion notwendigen Komplements hatten die entsprechenden Voraussetzungen geschaffen. Die Forschungen zur Erarbeitung eines Testsystems für die Diagnose der Syphilis liefen sowohl an Neissers Hautklinik in Breslau als auch im Berliner Institut für Infektionskrankheiten. Der Schüler Robert Kochs, August von Wassermann (1866–1925) und die beiden Breslauer Dermatologen Albert Neisser und Carl Bruck (1879–1944) veröffentlichten am 10. Mai 1906 in der Deutschen Medizinischen Wochenschrift ihren berühmten Artikel „Eine serodiagnostische Reaktion bei Syphilis" (Abb. 11.5). Im Juni 1906 wurden

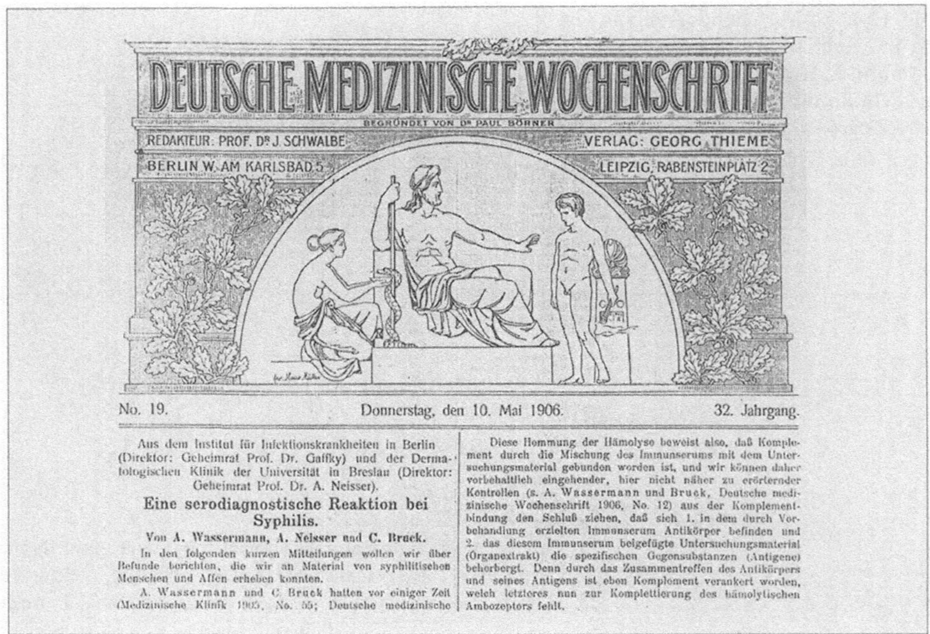

DEUTSCHE MEDIZINISCHE WOCHENSCHRIFT

BEGRÜNDET VON Dr. PAUL BÖRNER

REDAKTEUR: PROF. Dr. J. SCHWALBE — BERLIN W. AM KARLSBAD 5

VERLAG: GEORG THIEME — LEIPZIG, RABENSTEINPLATZ 2

No. 19. — Donnerstag, den 10. Mai 1906. — 32. Jahrgang.

Aus dem Institut für Infektionskrankheiten in Berlin (Direktor: Geheimrat Prof. Dr. Gaffky) und der Dermatologischen Klinik der Universität in Breslau (Direktor: Geheimrat Prof. Dr. A. Neisser).

Eine serodiagnostische Reaktion bei Syphilis.

Von A. Wassermann, A. Neisser und C. Bruck.

In den folgenden kurzen Mitteilungen wollen wir über Befunde berichten, die wir an Material von syphilitischen Menschen und Affen erheben konnten.

A. Wassermann und C. Bruck hatten vor einiger Zeit (Medizinische Klinik 1905, No. 55; Deutsche medizinische

Diese Hemmung der Hämolyse beweist also, daß Komplement durch die Mischung des Immunserums mit dem Untersuchungsmaterial gebunden worden ist, und wir können daher vorbehaltlich eingehender, hier nicht näher zu erörternder Kontrollen (s. A. Wassermann und Bruck, Deutsche medizinische Wochenschrift 1906, No. 12) aus der Komplementbindung den Schluß ziehen, daß sich 1. in dem durch Vorbehandlung erzielten Immunserum Antikörper befinden und 2. das diesem Immunserum beigefügte Untersuchungsmaterial (Organextrakt) die spezifischen Gegensubstanzen (Antigene) beherbergt. Denn durch das Zusammentreffen des Antikörpers und seines Antigens ist eben Komplement verankert worden, welch letzteres nun zur Komplettierung des hämolytischen Ambozeptors fehlt.

Abb. 11.5. Erstbeschreibung der Serodiagnostik der Syphilis durch A. Wassermann, A. Neisser und C. Bruck (1906)

die Ergebnisse erstmalig auf einer Mikrobiologentagung in Berlin bekannt gegeben. Damit war zum ersten Mal die Möglichkeit einer Diagnostik geschaffen, klinische Bilder zu klären, die außerhalb der klassischen Lehrbuchverläufe aufzuhellen waren. Gleichermaßen war ein Maß für Therapieerfolg oder Therapienotwendigkeit geschaffen. Sehr bald jedoch kamen Fragen über die Spezifität der Reaktion auf, die speziell von dem Wiener Serologen Karl Landsteiner (1868–1943) formuliert wurden. Er klärte, daß Lues-Seren mit Lipoidextrakten aus normalen Organen unter Komplementbindung reagierten wie üblicherweise Immunseren mit spezischen Antigenen. Eine Neuentwicklung ergab sich mit den Forschungen des Serologen Ernst Meinicke (1878–1945) durch die Aufklärung von Flockungsreaktionen. Im Mai 1917 konnte Meinicke die erste brauchbare Flockungsreaktion zur Syphilisdiagnostik vorstellen.

Der nächste Schritt betraf die Therapie der Syphilis.

Erste entscheidende Erfolge zeitigten die Experimente des Bakteriologen und Hygienikers Paul Uhlenhut (1870–1957), der seit 1906 Direktor der Bakteriologischen Abteilung des Berliner Reichsgesundheitsamtes war. Er konnte 1907 über die positiven Wirkungen des Atoxyls und des atoxylsauren Quecksilbers bei Hühnerspirillose, Rekurens und tierexperimenteller Kaninchensyphilis berichten [39].

Paul Ehrlich (1854–1915), der nach seiner Berliner Zeit nach Frankfurt/Main übergesiedelt war, wo er das „Institut für experimentelle Therapie" und ab 1906 das „Georg Speyer Haus" leitete, experimentierte ebenfalls auf dem Gebiet der organischen Arsenverbindungen. Er schuf Hunderte von Molekülvariationen, die alle organisch gebundene Arsensäure enthielten. Innerhalb der experimentell erarbeite-

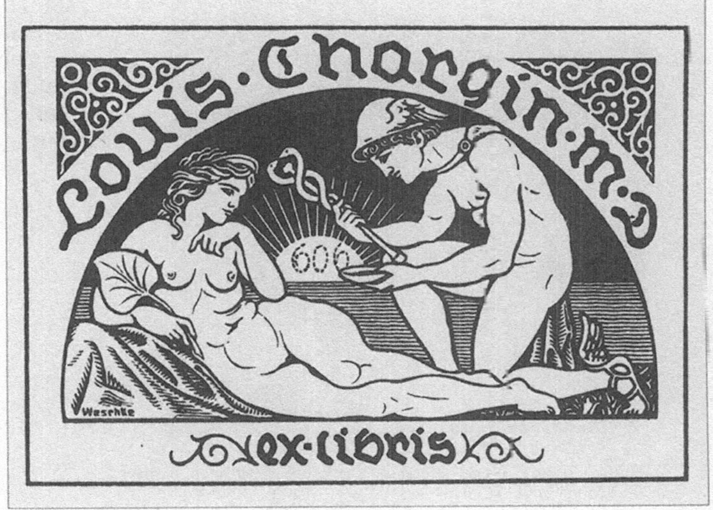

Abb. 11.6. Exlibris von Franz Weschke für Dr. Louis Chargin (1879–1969). [Aus: Deutsche Medizinische Wochenzeitschrift (1906) 32:745)]

ten Substanzen schälten sich einzelne Stoffe heraus, die im Tierversuch besonders günstige Ergebnisse erreichten. 1909 war Sahachiro Hata (1873–1938), ein Schüler Kitasatos, aus Tokio an das Frankfurter Institut Paul Ehrlichs gekommen. Er hatte vielseitige Erfahrungen auf dem Gebiet der experimentellen Syphilis. Deshalb wurde er mit der Durchführung der Tierversuche beauftragt. Bei den Versuchen an Ratten, Mäusen und Kaninchen verursachte das Dioxydiamidoarsenobenzol die geringsten Nebenwirkungen. Diese Substanz erhielt den Namen „Salvarsan". Andere Bezeichnungen waren „Ehrlich – Hata 606", weil es als 606. Verbindung getestet worden war, oder einfach „606". Der Effekt des Präparates 606 im Sinne einer „aufgehenden Sonne" wurde selbst auf Bucheignerzeichen dargestellt, wie das Exlibris des in Rußland geborenen, in Europa ausgebildeten und seit 1904 in New York tätigen, Venerologen Louis Chargin (1879–1969) zeigt (Abb. 11.6).

Im Gefolge der positiven Resultate der Tierexperimente bemühte sich Paul Ehrlich, Ärzte für die erforderlichen klinischen Versuche zu gewinnen. Es war in Frankfurt/Main naheliegend, daß Paul Ehrlich den Direktor der Städtischen Hautklinik, Karl Herxheimer, überzeugen konnte, das Präparat klinisch anzuwenden. Herxheimer konnte sehr bald über erstaunliche Heilungsergebnisse berichten [3, S. 199–200, 16]. Zum Andenken an das neue Heilmittel wurde eine Salvarsanampulle an der Wand des Hörsaals angebracht [2]. Paul Ehrlich selbst wurde von den Assistenten der Herxheimerschen Klinik zum „Geheimen Salvarsanitätsrat" ernannt [15]. Albert Neisser in Breslau gehörte ebenfalls zu den ausgewählten Ärzten, denen Paul Ehrlich die ersten Salvarsanampullen zur Erprobung übergab. Durch die Vermittlung von August von Wassermann konnte der Leiter der Landesheil- und Pflegeanstalt Uchtspringe, Konrad Alt (1861–1922) für weitere Untersuchungen gewonnen werden. Unter seiner Leitung wurde die Landesanstalt 1893 neu erbaut und in einem für die Zeit außerordentlich liberalen Stil geleitet. Die Salvarsanversuche begannen im September 1909 [18]. Nach einigen Versuchen an Hunden injizierten sich die beiden Oberärzte der Klinik, Hoppe und Wittneben, das Mittel selbst. Nachdem sie die Substanz mit erträglichen Nebenwirkungen gut vertragen hatten, wur-

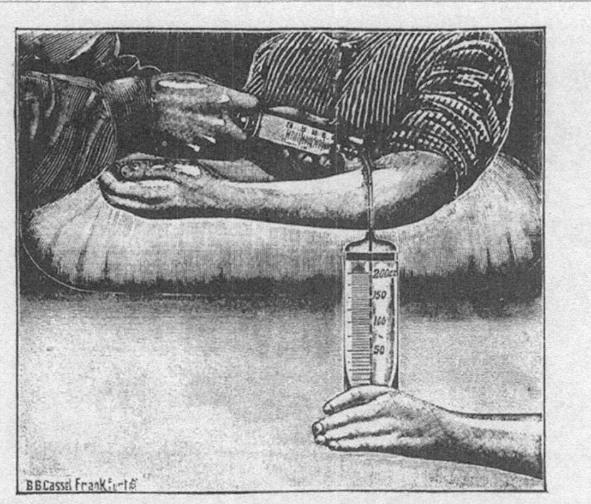

noch wieder mit etwas Kochsalzlösung rein, um auch auf diese Weise eine Reizwirkung an dem unteren Teile der Vene zu verhüten. Sollte während der Injektion der Lösung die Kanüle aus der Vene herausgegangen sein oder dieselbe verletzt haben, so sieht man sofort eine Vorwölbung beim Einspritzen auftreten, u. die Patienten klagen in demselben Augenblick über ein brennendes Gefühl. Man zieht dann die Spritze sofort heraus, legt den Ab-

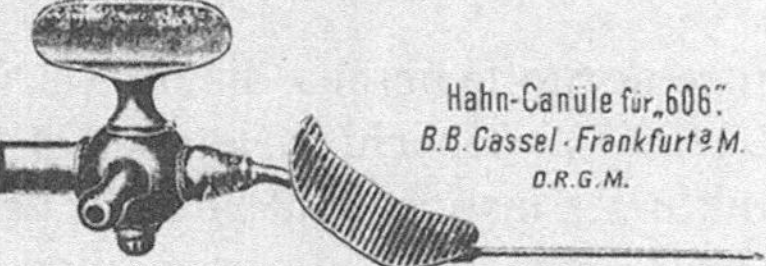

bindungschlauch noch einmal um und lässt ordentlich ausbluten, weil wir gefunden haben, dass auf diese Weise am besten das Entstehen eines Infiltrates noch verhütet wird. Gelingt die Injektion technisch vollkommen gut, so haben die Patienten, abgesehen von dem kleinen Einstich, keinerlei Schmerzen.

Abb. 11.7. E. Schreiber „Ueber die intravenöse Einspritzung des Ehrlichschen Mittels „606". [Aus: Münchner Medizinische Wochenzeitschrift (1910) 57:2025]

den mehrere Paralytiker damit behandelt. Konrad Alt berichtete am 3. März 1910 vor dem Magdeburger Ärzteverein über die therapeutische Wirksamkeit des Salvarsans mit klinischer und serologischer Effizienz. Der Vortrag erschien am 15. März 1910 in der Münchener Medizinischen Wochenschrift mit dem Titel „Das neueste Ehrlich-Hatapräparat gegen Syphilis" [1]. Noch überzeugender waren die Ergebnisse, die Schreiber in einem Magdeburger Krankenhaus erzielen konnte, über die er im April 1910 beim Kongreß für Innere Medizin in Wiesbaden berichtete [37]. Es folgten eine Reihe weiterer Arbeiten über die in Magdeburg und Uchtspringe gemachten Erfahrungen (Abb. 11.7; [36, 37]).

Wilhelm Wechselmann, der neben Abraham Buschke eine zweite große Hautklinik am Rudolf-Virchow-Krankenhaus Berlin leitete, führte ebenfalls eine der frühen, konsequent kontrollierten Studien mit Salvarsan durch und berichtete am 22. Juni 1910 vor der „Berliner Medizinischen Gesellschaft" über seine Erfahrungen an 80 Syphilitikern. 1911 und 1912 folgten zwei zusammenfassende Bücher zu seinen Beobachtungen [40]. Sein Kontrahent in der anderen großen Klinik im Rudolf-Virchow-Krankenhaus, Abraham Buschke, bezweifelte die Effektivität des Salvarsans [8]. Im Sommer und Herbst 1910 führte Paul Ehrlich einen klinischen Großversuch durch, der ca. 10.000 Patienten umfaßte. Aus Anlaß der 82. Versamm-

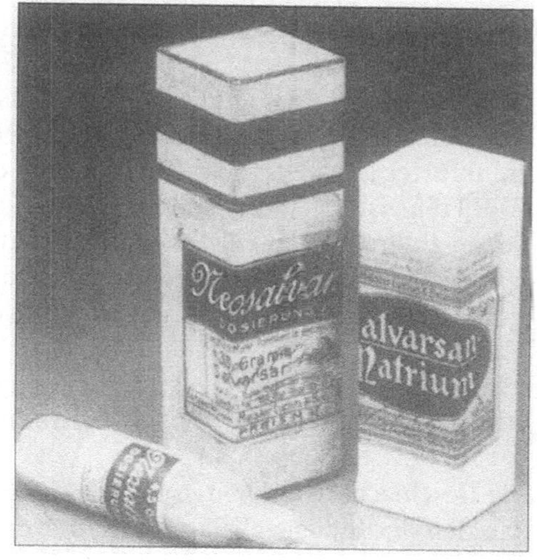

Abb. 11.8. Ampullen von Salvarsan und Neosalvarsan der Fa. Meister Lucius & Brüning, später Farbwerke Hoechst. [Aus: Schott (1993), Die Chronik der Medizin, Dortmund, S 374]

lung Deutscher Naturforscher und Ärzte am 20. September 1910 in Königsberg gab er die in dieser Studie gemachten Erfahrungen zur Effektivität, einschließlich vorhandener Nebenwirkungen, bekannt und resümierte: *„Ich glaube, die Hoffnung aussprechen zu dürfen, daß das Dioxydiamidoarsenobenzol wirklich ein Mittel darstellt, das für die menschliche Therapie, speziell für die Syphilis … eine wertvolle Bereicherung unseres Arzneischatzes bedeutet."* Der als wichtigster Vertreter der deutschen Dermatologie angesehene Albert Neisser aus Breslau kündigte Paul Ehrlichs Vortrag mit seinen oft zitierten Worten an *„Nennt man mit Recht die Syphilis die Geißel der Menschheit, so dürfen wir ihn mit demselben Recht als einen Wohltäter der Menschheit bezeichnen".*

Ab Dezember 1910 war das Salvarsan für alle Ärzte erhältlich. Es bedurfte noch vielseitiger klinischer Studien, um die richtige Applikationsform, die Höhe der Dosis und die Dauer der Verabreichung zu ermitteln. Es entwickelten sich verschiedene, sog. „Kurschemata". Das bekannteste war das von Erich Hoffmann in Bonn erarbeitete Bonner Kurschema, das in einer Verbindung von Neosalvarsan und Wismut bestand und von sog. „Sicherheitskuren" nach dem Umschlag der Serumteste begleitet war (Abb. 11.8). Die klinisch sichtbaren und überzeugenden Erfolge der Salvarsantherapie führten auf der einen Seite zur schnellen Ausweitung dieser neuen Behandlungsform, riefen jedoch auf der anderen Seite auch Gegner auf den Plan. Hierzu gehörten kritische, eher konservative Kliniker, denen die bis dahin geübten Therapiemöglichkeiten überzeugender als das aus ihrer Sicht ungenügend erprobte Salvarsan erschienen, sowie Naturheilkundige, die Salvarsan nicht anwenden durften und antisemitisch orientierte Kreise unter Ärzten und Journalisten. In den Jahren von 1910–1914 läßt sich eine journalistisch konsequent aufgezogene Propagandaaktion nachweisen, die das Mißtrauen gegen „unnatürliche" Medikamente, die „Geldgier" der Pharmaindustrie, die „Entmündigung" des Patienten durch „Zwangsbehandlungen" und die „Ausbeutung der Patienten" durch jüdische Ärzte und Firmen in ihrer Stoßrichtung verband. Die Medien schufen den Begriff von „Professor Ehrlichs Salvarsan-Syndikat 2, einer Verbindung von wissenschaftlicher Forschung und chemischem Großkapital. Zur Symbolfigur auf der Seite der

Salvarsangegner entwickelte sich der Berliner Dermatologe und Polizeiarzt Heinrich Dreuw (1874–1934). Der Stil seiner Publikationen und die erbitterte Unnachgiebigkeit seiner Position gegen Paul Ehrlich sprechen für das Bild einer abnormen Persönlichkeit. Die Auseinandersetzungen erreichten ihren Höhepunkt, als der Frankfurter Journalist Karl Wassmann in der von ihm herausgegebenen Zeitschrift „Der Freigeist" Meldungen über Todesfälle nach der „Zwangsbehandlung" mit Salvarsan an Prostituierten veröffentlichte. Am 8. Juni 1914 fand im Frankfurter Landgericht der „Salvarsan-Prozeß" statt, der den Journalisten Wassmann der Verleumdung überführte und ihn zu einem Jahr Gefängnis verurteilte.

Die Bekämpfung der Geschlechtskrankheiten

Die Geschlechtskrankheiten breiteten sich seit der Mitte des 19. Jahrhunderts im Rahmen der Industrialisierung mit Bevölkerungsfluktuation und sozialer Verelendung des ansteigenden Proletariats sehr schnell aus. Das preußische Kultusministerium führte am 30. April 1900 eine Erhebung über die an diesem Tag in Behandlung stehenden Geschlechtskrankheiten im Sinne einer Momentaufnahme durch. In Preußen wurden an diesem Tag 41 000 Geschlechtskranke, darunter 11 000 mit frischer Syphilis behandelt [5]. In Berlin erkrankten jährlich von 1000 jungen Männern zwischen 20 und 30 Jahren fast 200 an Gonorrhoe und 24 an frischer Syphilis [4]. Die Häufung von Geschlechtskrankheiten in Großstädten bewies der Dresdner Dermatologe Eugen Galewsky (1864–1935) in einer statistischen Übersicht (Abb. 11.9; [9]).

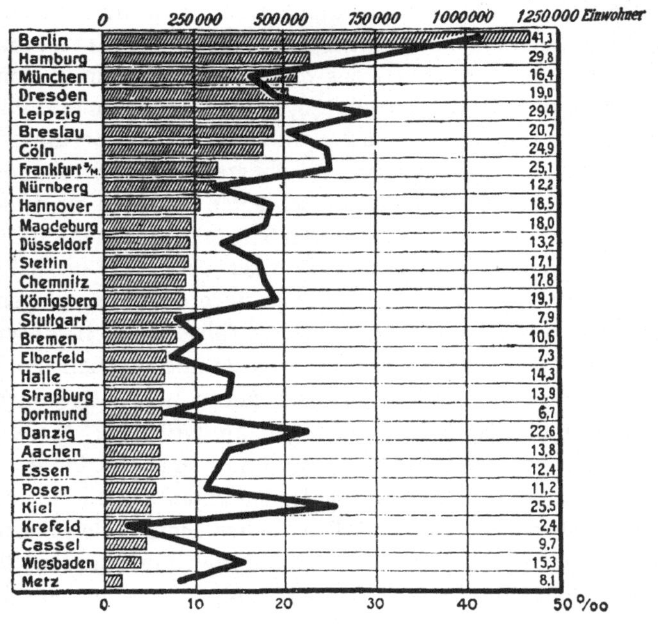

Abb. 11.9. Verbreitung der Geschlechtskrankheiten in 30 deutschen Großstädten. [Aus: Galewsky E, Woithe E (1919) Die Geschlechtskrankheiten. Dresden, National-Hygiene-Museum, Abb. 71]

Da Gonorrhoe und Syphilis als selbstverschuldete Folge moralischen Fehlverhaltens interpretiert wurde, wurden sie im Krankheitsversicherungssystem nicht als Krankheiten akzeptiert. Die Kasse übernahm zwar die Behandlungskosten, zahlte jedoch kein Krankengeld bei dem häufig notwendigen stationären Aufenthalt. Diese Ungleichbehandlung wurde erst im Jahr 1901 aufgehoben, nachdem die Geschlechtskrankheiten anderen Krankheiten gleichgestellt wurden.

Zur Bekämpfung der Geschlechtskrankheiten wurden in vielen Ländern der Welt gegen Ende des 19. Jahrhunderts entsprechende Gesellschaften gegründet. Im September 1899 fand in Brüssel die erste internationale Konferenz zur Bekämpfung der Geschlechtskrankheiten statt. Im Anschluß an diese Konferenz wurde die „Societé international de prophylaxie sanitaire et morale" gegründet. Dieser Kongreß war der äußere Anlaß, daß sich 1901 bei einem DDG-Kongreß in Breslau ein Ausschuß bildete, um die Gründung einer deutschen Gesellschaft vorzubereiten.

Am 19. Oktober 1902 fand die konstituierende Versammlung der Deutschen Gesellschaft zur Bekämpfung der Geschlechtskrankheiten (DGBG) im Bürgersaal des Berliner Rathauses statt (Neisser 1903). Als Vorstand wurden gewählt: A. Neisser (Vorsitzender), E. Lesser (Schatzmeister), A. Blaschko (Generalsekretär).

Herausgefordert durch den Anstieg der Geschlechtskrankheiten im Verlauf und nach Ende des 1. Weltkrieges hatte die Reichsregierung am 11. Dezember 1918 eine Verordnung zur Bekämpfung der Geschlechtskrankheiten erlassen. Die Verordnung war aus der Not geboren und enthielt viele Kompromißlösungen, die eine durchgreifende Besserung der Situation verhinderten. Viele Jahre wurde unter maßgeblicher Einflußnahme führender Vertreter der DGBG an einem neuen Gesetz gearbeitet. 1923 und 1925 wurden Entwürfe für ein verbessertes Gesetz eingebracht, die nicht angenommen wurden. Von gegensätzlichen, gesundheitspolitischen Prinzipien geprägt, verzögerte sich ein neues Gesetz bis 1927. Nach Bestätigung durch den Reichsrat trat das neue Gesetz zur Bekämpfung der Geschlechtskrankheiten am 1. Oktober 1928 in Kraft. Deutschland war aufgrund der parteipolitischen Kämpfe das letzte Land in Europa, in dem ein entsprechendes Gesetz verabschiedet wurde. Das Gesetz enthielt alle vom DGBG verlangten Forderungen: Behandlung nur durch approbierte Ärzte, Behandlungsrecht und -pflicht, Verbot von Fernbehandlung, Aufhebung der Reglementierung, Liberalisierung bei Schutzmitteln, Ausbau von Beratungsstellen, Aufklärungspflicht.

An drei Punkten soll beispielhaft gezeigt werden, in welcher Weise die Auseinandersetzungen von politischen und sozialen Aspekten bestimmt waren:

- Behandlungspflicht und Behandlungsrecht,
- die Reglementierung der Prostitution,
- Aufklärung und Verkauf von Schutzmitteln.

Behandlungspflicht und Behandlungsrecht

Der Widerstand der Naturheilkundigen entzündete sich an dem uneingeschränkten, alleinigen Behandlungsrecht approbierter Ärzte. Sie forderten für sich die 1869 beschlossene Kurierfreiheit, veranstalteten Massenversammlungen und sammelten Unterschriften unter ihre Petitionen, in denen sie den *Widerwillen der Volksseele gegen die Entrechtung der Kranken, die gesetzlich einzuführende Denunziationsseuche und Zwangsdurchimpfung mit Salvarsan"* zum Bewußtsein bringen wollten [23]. Nachdem es in ganz Europa, mit Ausnahme von zwei kleinen Schweizer Kantonen, nur Ärzten gestattet war, Geschlechtskranke zu behandeln, hatte Deutschland als letztes Land in Europa diese Bestimmung eingeführt.

Im Gesetz von 1927 war die unbedingte Pflicht des Erkrankten, sich behandeln zu lassen formuliert. In der Diskussion der 20er Jahre kamen hier ständig Forderungen nach einem sog. Behandlungsrecht des Patienten. Um die Gesellschaft zu schützen, sollte sozial Benachteiligten die kostenlose Behandlung ermöglicht werden. Die Wege zur Finanzierung derartiger Behandlungen polarisierten sich zwischen der Versorgung durch Ärzte in der Niederlassung und staatlichen Polikliniken. Hans Haustein hatte auf Reisen durch die meisten europäischen Länder die Bekämpfungsstrategien auf dem Gebiet der Geschlechtskrankheiten studiert und darüber berichtet [14]. Es war für seine sozialistische Haltung charakteristisch, daß er die Erfahrungen von Schweden und der Sowjetunion als besonders vorbildlich für Deutschland empfahl [11, 12]. Er verteidigte die Einrichtung von staatlichen Polikliniken, einheitliche Standards für Diagnostik und Therapie und die Einrichtung von Dispensaires für die nachgehende Kontrolle [13]. Der 2. Vorsitzende der DGBG, der Nachfolger Albert Neissers in diesem Amt, der Berliner Dermatologe Alfred Blaschko (1858–1922), empfahl ebenfalls die Poliklinik für die unentgeltliche Behandlung unbemittelter Kranker mit Geschlechtskrankheiten [41]. Diese weitgehenden Forderungen, die an der Grundtendenz des privat niedergelassenen Arztes rüttelten, fanden viele Gegner und wurden im Reichsgesetz nicht verankert.

Reglementierung der Prostitution

Die Diskussionen zur Überwindung der Reglementierung der Prostitution standen im Mittelpunkt der Auseinandersetzung. Während die bürgerliche Frauenbewegung die Abschaffung der Reglementierung von Anfang an vertrat, waren in der DGBG-organisierten Ärzteschaft die Meinungen wechselnd. Vor dem 1. Weltkrieg wurde die Reglementierung überwiegend befürwortet, was nach 1918 in das Gegenteil umschlug. Deutschland orientierte sich an den Erfahrungen anderer Länder, in denen die Reglementierung aufgehoben worden und es zu keinem Anstieg der Geschlechtskrankheiten gekommen war. Reglementierung,von manchem Gegner auch als kasernierte Prostitution bezeichnet, umfaßte polizeiliche Beaufsichtigung, Einschreibung in eine Liste und regelmäßige polizeiärztliche Untersuchung. Neben dem mangelnden Effekt der Reglementierung war es die moralische Degradierung der Frau, die im Rahmen der bürgerlichen Frauenbewegung die Abolitionisten auf den Plan rief. In England war um die Mitte des 19. Jahrhunderts die Bewegung der Abolitionistinnen entstanden, die sich bis zum Ende des Jahrhunderts auch auf dem europäischen Kontinent ausbreitete. Sie vertraten die primäre Wertgleichheit der Geschlechter und kämpften speziell gegen die Aufhebung der staatlichen Überwachung der Prostitution [42]. Mit ihren Aufrufen, Schriften, Diskussionen und Gesprächen beeinflußten die Abolitionistinnen das Umdenken innerhalb der Ärzteschaft hin zu Ineffektivität der Reglementierung, so daß im Reichsgesetz von 1927 die Polizei-ärztliche Kontrolle der Prostituierten verschwunden war. Der Berliner

Dermatologe Hans Haustein (1844–1933) faßte die Aktivitäten in folgender Feststellung zusammen:

A uch bei uns sind an hervorragender Stelle gerade die Frauen die Förderer dieses Gedankens (Abschaffung der Reglementierung) gewesen, und sie haben sich im Reichstage ganz besondere Verdienste um die Ermöglichung einer neuzeitlichen Bekämpfung der Geschlechtskrankheiten erworben [13].

Verkauf von Schutzmitteln

Eine jahrelang umstrittene Frage war die Position der einzelnen Vertreter zur Propagierung von Schutzmitteln. Hierzu gehörten chemische und mechanische Schutzmittel, die eine Infektion verhindern oder die Gefährdung herabsetzen sollten. Bei den mechanischen Möglichkeiten, speziell den Kondomen, wurden sowohl der Mann als auch die Frau geschützt. Der zusätzliche Aspekt der hiermit gegebenen Form der Schwangerschaftsverhütung führte zu weiteren Diskussionen durch die Vertreter der Frauenbewegung. Hier war die Polarisierung der realen Wege zur Bekämpfung der Geschlechtskrankheiten besonders deutlich. Die an christlichen und bürgerlichen Wertvorstellungen orientierten „Moralisten" setzten sich für die völlige sexuelle Enthaltsamkeit bis zum Beginn einer streng monogam geführten Ehe ein. Für sie waren Verhütungsmittel eine Einladung, ja Auffoderung, zum außerehelichen Geschlechtsverkehr. Schutzmittel wurden so zur Bedrohung der sittlichen Normen der bürgerlichen Gesellschaft [34].

Die Gegenfront, die sog. Pragmatiker, wußte aus der Erfahrung des täglichen Lebens, daß der Appell zu sexueller Enthaltsamkeit vor der Ehe und der festen Treue während der Ehe eine moralische Forderung ohne genügende Aussicht auf Realisierung darstellte. Dementsprechend war ihre Strategie die umfassende Aufklärung über Geschlechtskrankheiten einschließlich der Information über den Umgang mit Verhütungsmitteln. Diese Zielstellung unterstützte die DGBG mit organisierten Vorträgen, Merkblättern, Ausstellungen und anderem. In den Auseinandersetzungen um den Entwurf für das neue Reichsgesetz kam es in der Öffentlichkeit zu heftigen Diskussionen. Während die KPD den Fortfall aller Verkaufsbeschränkungen von Schutzmitteln forderte, widersetzten sich die konservativen Kräfte der Freigabe. Im Gesetz zur Bekämpfung der Geschlechtskrankheiten von 1927 kam es zu einer deutlichen Liberalisierung des Verkaufs von Schutzmitteln. Es entstanden sog. „Schutzmittelstellen", die von verschiedenen Frauenverbänden, Organisationen der Arbeiterschaft und der Sexualreformbewegung gegründet und unterhalten wurden. Von Krankenkassen betriebene Ambulatorien gaben ebenfalls Schutzmittel zur Verhütung von Geschlechtskrankheiten ab.

Abschließend können die Auseinandersetzungen um die Strategien zur Bekämpfung der Geschlechtskrankheiten in folgender Weise zusammengefaßt werden:

Die bürgerlich-konservativen Kräfte, zu denen Vertreter der Kirche, Teile der Ärzteschaft, Sittlichkeitsbewegungen und die Abolitionistinnen gehörten, blieben bei ihren moralischen Appellen für die Einhaltung der Monogamie, der Ablehnung vor- und außerehelichen Geschlechtsverkehrs, denn sie sahen in der Trennung der medizinisch-sozialen von der moralischen Seite der Geschlechtskrankheiten einen weiteren Angriff im Abbau der bürgerlichen Moralnormen. Viele Tendenzen vor und nach dem 1. Weltkrieg beunruhigten die Moralisten: Geburtenkontrolle, Zunahme weiblicher Berufstätigkeit, Auseinanderbrechen traditioneller Familienstrukturen, steigende Zahl von Ehescheidungen, nachlassender Einfluß der Religion auf das moralische Verhalten der Menschen, Veränderungen im bürgerlichen Geschlechterrollenkonzept.

Die progressiven Kräfte, zu denen Vertreter der politischen Parteien wie SPD und KPD, Pragmatiker in der DGBG oder Mitglieder des „Vereins sozialistischer Ärzte" gehörten, setzten sich für eine Entmoralisierung, also eine Trennung medizinischer und moralischer Aspekte bei den Geschlechtskrankheiten ein. Aus ihrer Sicht war die Prostitution ein sozioökonomisches Problem und sollte durch Änderung der sozialen Bedingungen der Frau beeinflußt werden. Die Liberalisierung der Reglementierug der Prostitution war ein Symptom für die Trennung von polizeilichen zu medizinischen Maßnahmen. Wenn Deutschland 1927 auch das letzte Land mit einem neuen Gesetz zur Bekämpfung der Geschlechtskrankheiten in Europa war, so waren doch deutliche Fortschritte in diesem Gesetz festgeschrieben.

Die Rolle der Geschlechtskrankheiten in der Zeit des Nationalsozialismus

In der Zeit des Nationalsozialismus erhielt das Konzept der Therapie und der Bekämpfung der Geschlechtskrankheiten sowohl aus medizinischer wie aus politischer Sicht neue Elemente.

Gerhard Domagk (1895–1964) hatte zwischen 1932 und 1935 nach systematischen Untersuchungen die antibakterielle Wirksamkeit der Sulfonamide entdeckt. 1935 kam das erste Sulfonamid unter dem Namen „Prontosil" in den Handel, womit in der Therapie bakterieller Infektionen ein entscheidender Durchbruch erzielt wurde. Auf dem Gebiet der Venerologie bestand das wichtigste Problem in einer wirksamen Bekämpfung der Gonorrhoe. 1937 erschien von dem Direktor der Bonner Universitäts-Hautklinik, Otto Grütz (1886–1963), die erste Mitteilung über die Chemotherapie der Gonorrhoe mit Prontosil in der Münchner Medizinischen Wochenschrift [10]. Sowohl für Prontosil als auch in den Folgejahren weiterhin entwickelte Sulfonamidderivate wurden die verschiedensten Therapieschemata getestet, Effektivitätsstudien durchgeführt, Nebenwirkungen beschrieben und Kombinationstherapien vorgeschlagen. Einzelne dieser Präparate seien erwähnt: Uliron und Neouliron aus der Gruppe der Diseptale, Globucid als Vertreter der Sulfathiodiazole, Cibazol und Eleudron von den Sulfathiazolen. Die meisten der oben geschilderten Maßnahmen zur Lokalbehandlung der Gonorrhoe wurden fortgesetzt, also mit den neuen internen Behandlungsformen kombiniert. In Lehrbüchern der 30er und 40er Jahre wird die Kombination von antientzündlicher Lokaltherapie und interner Sulfonamidgabe als die entsprechende Standardtherapie empfohlen. Für die chronische Gonorrhoe hatte sich als zusätzliche Behandlungsform die Vakzinetherapie und der Einsatz von Fieber, insbesondere mit Malaria und Pyrifer herausgebildet [22, 27].

Mit der Entdeckung des Salvarsans hatte sich für Jahrzehnte eine Therapie mit hoher Effektivität herausgebildet, die bis in die späten 40er Jahre angewandt wurde.

Die Therapie mit Salvarsan wurde nach unterschiedlichen Schemata mit verschiedenen klassischen antiluischen Mitteln wie Wismut und Quecksilber, teilweise auch mit der Anwendung von Gold oder Jod kombiniert. Im Gegensatz zu dem seit dem 16. Jahrhundert benutzten Quecksilber war Wismut 1921 durch Constantin Levaditi (1874–1953) in die Therapie eingeführt worden. Der Vorteil des Wismuts gegenüber dem Quecksilber war die wesentlich bessere Verträglichkeit. Am meisten verbreitet war das von Erich Hoffmann (1868–1959) eingeführte „Bonner maximale Kursystem". Dieses war die Verbindung von Salvarsan und Wismutinjektionen nach bestimmten Regeln und mußte 2- bis 3mal angewandt werden [17]. In Fällen von Neurolues bestand eine weitere Option in der Malariafieberbehandlung.

Sowohl für die Behandlung der Gonorrhoe als auch der Syphilis ist erst nach Kriegsende das in England 1941 erstmals klinisch eingesetzte Penicillin zum Einsatz gekommen, wodurch alle bis dahin angewandten Therapieformen abgelöst wurden.

Zwei für die Zeit des Nationalsozialismus charakteristische Tendenzen für die Therapie und Bekämpfung der Geschlechtskrankheiten müssen herausgestellt werden.

Die von den nationalsozialistischen Gesundheitspolitikern beförderte „Neue Deutsche Heilkunde" suchte eine Verbindung zwischen Schulmedizin und Naturheilkunde. Dementsprechend begegnen uns in Lehrbüchern der Zeit, speziell bei dem Greifswalder Ordinarius Wilhelm Richter (1892–1944), die aus einer aktualisierten Humoralpathologie ableitbaren Empfehlungen wie Diät, Aderlaß, Blutegelbehandlung, Umstimmungstherapie mit Arsen, Gold und Schwefel. Der Hamburger Ordinarius Paul Mulzer (1880–1947) leitet den Abschnitt „Therapie der Gonorrhoe" mit hygienisch-diätetischen Maßnahmen ein. Wir begegnen hier Hinweisen, die mental über Jahrzehnte fortgewirkt haben: *Körperliche Ruhe, Vermeidung von Tätigkeiten, bei denen der Körper zu sehr erschüttert wird, peinlichste Sauberkeit, Vermeidung sexueller Erregungen, Verbot von Alkohol in jeder Form, Regelung des Stuhlgangs, Tragen gut sitzender Suspensorien.*

Zwei Zitate sollen die Hinweise direkt illustrieren:

Sogenannte Sportsupensorien oder die bekannten gehäkelten oder gestrickten Beutel mit schnürenden Gummibändern sind absolut unzweckmäßig ... Als Getränke sind erlaubt Tee, leichter Kaffee, am besten sog. Milchkaffee ... Brunnenwasser mit Himbeer- oder Fruchtsäften. Das beste Getränk für Gonorrhoische ist Milch [27, S. 64–65].

Die gängigen lokalen und internen Therapeutika werden im Anschluß ausführlich behandelt.

Neben diesen moderaten diätetisch-hygienischen Empfehlungen als Ergänzung zur schulmedizinisch gesicherten Therapie gab es jedoch Bestrebungen einer ausschließlich naturheilkundlich orientierten Therapie der Syphilis. Diese wurden von dem Leiter der „Klinik für Naturheilkunde" am „Rudolf-Heß-Krankenhaus" in Dresden-Johannstadt, Alfred Brauchle (1898–1964), und von Herbert Krauss veröffentlicht und vertreten [24]. Ohne Medikamente wurde die Syphilis mit folgenden Maßnahmen behandelt: Diät einschließlich Fasten, Halbbäder abwechselnd mit Lichtkasten, Dampfstrahl für die Genitalgegend, Luft- und Sonnenbäder, Lehmwickel und Heilerdeaufschläge. Als Argumente gegen die medikamentöse Therapie wurden die Nebenwirkungen der Präparate Salvarsan, Wismut und Quecksilber angeführt. Diese Argumentationen riefen die Vertreter der Schulmedizin auf den Plan. Sowohl einzelne Vertreter wie der Coburger Sanitätsrat Dr. Lingel als auch die Vorsitzenden der Deutschen Dermatologischen Gesellschaft, Karl Zieler, und der „Gesellschaft zur Bekämpfung der Geschlechtskrankheiten" widersprachen in scharfer Form einer derartigen Orientierung [43]. Sie verweisen darauf, daß eine Aussage über die Effektivität einer neuen Therapie bei der Syphilis erst nach 10–20 Jahren zu fällen ist. Außerdem betonen sie die Länge der notwendigen Behandlungszeit, die bei der naturheilkundlichen Therapie ein halbes oder sogar ein Jahr in Anspruch nehmen würde, bis die Ansteckungsfähigkeit beseitigt sei. Dementsprechend formulieren sie am Ende ihrer Stellungnahme:

Wir kommen zu dem Ergebnis, daß jede Ausdehnung der naturheilkundlichen auf Kosten der wissenschaftlichen Syphilisbehandlung eine unabsehbare volksgesundheitliche Gefahr bedeuten würde ... [443, S. 114].

Ein weiteres Zeitphänomen war die Verbindung der medizinischen Bekämpfung der Geschlechtskrankheiten mit dem Appell für ein rassenhygienisch und erbbiologisch einwandfreies Verhalten der Volksgenossen des neuen Systems. Treue in der Ehe, Mutterschaft mit vielen Kindern, rassenbewußtes Verhalten, Ausschaltung von Alkohol sowie Geschlechtskrankheiten mit ihren möglichen Folgen gehörten zu den neuen Aufgaben, die die Ärzte in ihrer Beratungstätigkeit vertreten mußten.

Ein erster Schritt in der Neuorientierung auf diese Ziele hin war die Gleichschaltungspolitik der Nationalsozialisten in der Führerschaft der deutschen Ärzte. Diese Maßnahme betraf auch die „Deutsche Gesellschaft zur Bekämpfung der Geschlechtskrankheiten". Der im Jahre 1932 für weitere drei Jahre gewählte Vorstand trat 1933 zurück. Ihm hatten die beiden jüdischen Dermatologen Joseph Jadassohn (1863–1936) als Vorsitzender und Felix Pinkus (1868–1947) als Generalsekretär und der politisch zu keinen Zugeständnissen bereite Leo v. Zumbusch (1874–1940) als Beisitzer angehört. Der als Vorsitzender neu ernannte Reichskommissar Bodo Spiethoff (1875–1948), Direktor der Universitäts-Hautklinik Jena, später Leipzig, formulierte die neuen Anforderungen unmißverständlich:

Der aus der nationalen Revolution geborene Staat ist sich dessen bewußt, daß nicht nur hygienische, sondern auch wichtige völkische und ethische Belange mit dem Kampf gegen die Geschlechtskrankheiten verbunden sind. Zur Erreichung dieses Zieles muß der Staat auf die unbedingte Gefolgschaft der Deutschen Gesellschaft zur Bekämpfung der Geschlechtskrankheiten rechnen können [38].

Es ist schwer nachvollziehbar, daß Bodo Spiethoff, der einen guten wissenschaftlichen Ruf genoß und jahrelang Salvarsan-Therapie betrieben hatte, sich dazu bekannte und nach seiner Grundsatzerklärung in der zitierten Form einen Ausschnitt aus Adolf Hitlers Buch „Mein Kampf" abdruckte, in dem stand: *„Die Erfindung eines Heilmittels fraglicher Art sowie dessen geschäftstüchtige Anwendung vermögen bei dieser Seuche nur wenig mehr zu helfen".* Spiethoff druckte nicht nur dieses Zitat, sondern einen ganzen Abschnitt in der Zeitschrift ab. Hier formulierte

Hitler ebenfalls seine Grundsätze: „Die Ursache (der Syphilis) liegt in erster Linie in unserer Prostituierung der Liebe ... Die Verjudung unseres Seelenlebens und Mammonisierung unseres Paarungstriebes werden früher oder später unseren gesamten Nachwuchs verderben ..." [20]. 1936 veröffentlichte Bodo Spiethoff „Leitsätze für das Verantwortungsbewußtsein im Geschlechtsleben", in denen er Verhaltensregeln für die Achtung vor der Frau, den aussschließlich ehelichen Geschlechtsverkehr und die Warnung vor Geschlechtskrankheiten zusammenfaßte. Am Ende gab er die ideologische Richtung an:

Wisse: die Geschlechtskrankheiten sind nicht nur eine Gefahr für Deine Gesundheit, ja Dein Leben, sondern eine ebenso große Gefahr für das Wohl und die Kraft und die Zukunft Deines Volkes! Höre, was Dein Führer Dir sagt: „Die Rasse, welche der Pest der Geschlechstkrankheiten nicht Herr zu werden vermag wird eben sterben und Gesünderen den Platz räumen ... Sprich nicht nur vom Nationalsozialismus – lebe ihn [38].

Die Deutsche Gesellschaft zur Bekämpfung der Geschlechtskrankheiten widmete sich in erster Linie sexualpädagogischen Fragen, wobei in der Aufklärung und der wissenschaftlichen Literatur die Fragen der Bevölkerungs- und Rassenpolitik, die Folgen von Alkoholismus und Geschlechtskrankheiten für die Gesellschaft und das Gesetz für die Verhütung erbkranken Nachwuchses die vorherrschende Rolle spielten. Verbindliche Zahlen für das gesamte deutsche Territorium existieren nicht, so daß keine Aussagen über die Effektivität der Aufklärungsmaßnahmen gemacht werden können.

Literatur

1. Alt K (1910) Das neueste Ehrlich-Hatapräparat gegen Syphilis. Münch Med Wschr 57:561–564
2. Altmeyer P, Menzel I, Holzmann H (1987) Die Moulagensammlung der Frankfurter Hautklinik. Franfurt/M
3. Bäumler E (1980) Paul Ehrlich Forscher für das Leben. Societäts Verlag, Frankfurt/M
4. Blaschko A (1903) Die Verbreitung der Geschlechtskrankheiten. Mitt DGBG 1:10–18
5. Borelli S, Vogt H-J, Kreis M (1992) Geschichte der Deutschen Gesellschaft zur Bekämpfung der Geschlechtskrankheiten. Berlin
6. Bumm E (1885) Menschliches Blutserum als Nährboden für pathogene Mikroorganismen. Dt Med Wschr 11:910–911
7. Bumm E (1885) Der Mikroorganismus der Gonorrhoischen Schleimhauterkrankungen-Gonococcus Neisser – nach Untersuchungen beim Weibe und an der Conjunctiva der Neugeborenen. Bergmann, Wiesbaden
8. Buschke A (1910) Umfrage über die Wirkung des Ehrlichschen Arsenobenzols bei Syphilis. Med Klinik 6:1501–1506
9. Galewsky E, Woithe, E (1919) Die Geschlechtskrankheiten. Verlag des National Hygiene-Museums, Dresden
10. Grütz O (1937) Neue Grundlegung für die Gonorrhoebehandlung. Münch Med Wschr 84:1201–1205
11. Haustein H (1923) Zum Entwurf eines Gesetzes zur Bekämpfung der Geschlechtskrankheiten. Klin Wschr 2:1079–1082

12. Haustein H (1925) Die Bekämpfung der venerischen Krankheiten in Sowjetrußland. Müchn Med Wschr 72:1783–1786
13. Haustein H (1926) Fixpunkte in der Geschichte der Bekämpfung der Geschlechtskrankheiten. Dermatol Wschr 83:1609–1612
14. Haustein H (1927) Die gegenwärtige Verbreitung und Bekämpfung der Geschlechtskrankheiten. Ein internationaler Überblick. Ose Rundschau 2:12: 1–7
15. Herrmann F (1971) Zur Entwicklung der Zusammenkünfte südwestdeutscher Dermatologen. Programmheft zur 100. Tagung der Vereinigung Südwestdeutscher Dermatologen 1971
16. Herxheimer K, Schonnefeld R (1910) Weitere Mitteilungen über die Wirkung des Ehrlichschen Arzenobenzols bei Syphilis. Med Klinik 6:1400–1402
17. Hoffmann E (1933) Merkblatt über die Frühbehandlung der Syphilis mit dem Ziel voller Ausheilung. Dermatol Z 67:161–163
18. Hoffmann E (1935) Zur 25jährigen Wiederkehr der Einführung des Ehrlichschen Salvarsans in die Syphilisbehandlung. Derm Z 70:309–327
19. Hoffmann E (1948) Wollen und Schaffen. Schmorl & von Seefeld Nachf., Hannover
20. Hollander A (1981) Geschichtliches aus vergangener Zeit: Politische Bekämpfung der Geschlechtskrankheiten? Fortschr Med 99:927–928
21. Keil G (1995) Franz von Rinecker (1811–1883) In: Baumgart P (Hrsg) Lebensbilder bedeutender Würzburger Professoren. Bd. 8. Degener & Co, Neustadt an der Aisch, S 21–59
22. Keller Ph (1942) Die Behandlung der Haut- und Geschlechtskrankheiten in der Sprechstunde. Berlin, Springer
23. Kongreßbericht (1922): 29. Jahresversammlung des Deutschen Vereins der Naturheilkundigen 1922. Korrespbl Ärztl Kreis-Bez ver Sachsen:259–260
24. Krauß H (1938) Über die naturgemäße Behandlung der Syphilis. Hippokrates 9:781–788
25. Kromayer E (1919) Repetitorium der Haut- und Geschlechtskrankheiten. 8. Auflage. Jena, Fischer
26. Lingel (1940) Syphilis in der Naturheilkunde. Dtsch Med Wschr 66:288–291
27. Mulzer P (1939) Die Gonorrhoe in der Allgemeinpraxis. Barth, Leipzig
28. Neisser A (1879) Ueber eine der Gonorrhoe eigentümliche Mocrococcenform. Cbl Med Wiss 17:497–500
29. Neisser A (1882) Die Mikrokokken der Gonorrhoe. Dt Med Wschr 8:279–283
30. Neisser A (1889) Ueber die Bedeutung der Gonococcen für Diagnose und Therapie. Verhandlungen der Deutschen Dermatologischen Gesellschaft, I. Kongress zu Prag. Braumüller Wien, S 133–159
31. Neisser S (1896) Ueber die Bedeutung der Gonococcen für Diagnose und Therapie der weiblichen Gonorrhoe. Zbl Gynäkol 20:1073–1075
32. Neisser A (1897) Zur Behandlung der akuten Gonorrhoe. Ein neues Silberpräparat: Protargol. Prolongierte Injektionen. Dermatol Cbl 1:3–8
33. Neisser A (1903) Eröffnungsansprache, gehalten in der konstituierenden Versammlung der Deutschen Gesellschaft zur Bekämpfung der Geschlechtskrankheiten. Mitt DGBG 1:8–10
34. Sauerteig L (1995) Moralismus versus Pragmatismus: Die Kontroverse um Schutzmittel gegen Geschlechtskrankheiten zu Beginn des 20. Jahrhunderts im deutsch-englischen Vergleich. In: Dinges M und Schlich TH (Hrsg) Neue Wege in der Seuchengeschichte. Franz Steiner, Stuttgart, S 207–247
35. Scholz S, Scholz A (1998) Die Wissenschaftsentwicklung in der Dermatologie in Deutschland im Verhältnis zur Emigration jüdischer Hautärzte während des Nationalsozialismus. Wien Klin Wschr 110:185–189
36. Schreiber E, Hoppe J (1910) Ueber das neueste Ehrlich-Hatasche Arsenpräparat zur Behandlung der Syphilis. Münch Med Wschr 57:981
37. Schreiber E, Hoppe, J (1910) Ueber die Behandlung der Syphilis mit dem Ehrlich-Hataschen Arsenpräparat (No. 606). Münch Med Wschr 57:1430–1431
38. Spiethoff B (1936) Verantwortungsbewußtsein im Geschlechtsleben. Münch Med Wschr 83:1621
39. Uhlenhut P (1907) Therapie der Syphilis. Dtsch Med Wschr 33: 129

40. Wechselmann W (1911) Die Behandlung der Syphilis mit Dioxydiamidoarsenobenzol „Ehrlich-Hata". Colbentz Berlin
41. Weindling P (1994) Sexually Transmitted Diseases between Imperial and Nazi Germany. Genitourin Med 70:284–289
42. Wobbe T (1989) Gleichheit und Differenz. Politische Strategien von Frauenrechtlerinnen um die Jahrhundertwende. Frankfurt/M. New York
43. Zieler K, Spiethoff B (1942) Erklärung zur Frage der „naturgemäßen" Behandlung der Syphilis. Münch Med Wschr 89:113–114

Erektionsphysiologie – Diagnostik und Therapie der erektilen Dysfunktion

12

S. Machtens, U. Jonas

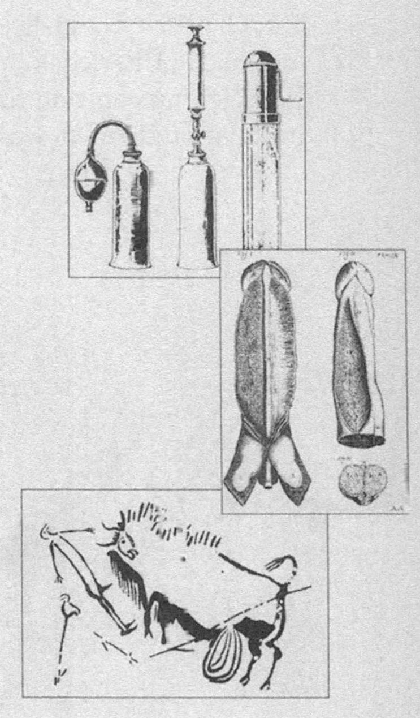

Einleitung

Die erektile Funktion und Störungen derselben haben die Menschheit seit Jahrtausenden beschäftigt. Die Tatsache, daß die intakte erektile Funktion schon von jeher ein Symbol für Fruchtbarkeit und gesellschaftlichen Erfolg war und die Erektionsfähigkeit über Jahrtausende nicht von der Zeugungsfähigkeit und der sozialen Rolle dieser fundamental männlichen Eigenschaft getrennt wurde, macht den Einfluß der erektilen Impotenz auf die männliche Identität verständlich. Die vitale Bedeutung der Fortpflanzung für die Menschheit und die Verzweiflung des einzelnen, von Erektionsstörungen Betroffenen, macht verständlich, daß diese Erkrankung zu keinem historischen Zeitpunkt mit Gleichgültigkeit beurteilt wurde. Erst ein historischer Rückblick ermöglicht das Verständnis für die sich wandelnde Auffassung erektiler Funktionsstörungen und für die Bedeutung von Sexualität in der Moderne.

Prähistorische Aspekte der Erektion

Die Kenntnisse über die Bedeutung von Sexualität und erektiler Funktion lassen sich bereits in prähistorischer Zeit aus unzähligen Zeichnungen und Skulpturen ableiten.

Die ersten phallischen Darstellungen wurden in der prähistorischen Ausgrabungsstätte in Laussel in der französischen Dordogne entdeckt. Sie lassen sich in ihrer Entstehung bis ca. 35 000 Jahre zurückdatieren. Die Fülle an teilweise sehr realistischen und detailgetreuen Darstellungen und Skulpturen an zahlreichen weiteren prähistorischen Fundorten (Lascaux, Sous Grand Lac, Trois Freres, Laussel) und die Tatsache, daß es sich fast immer um die Wiedergabe erigierter Phallussymbole (ithyphallisch) handelt, läßt den symbolischen Charakter der Erektion als Ausdruck von Macht, Überlegenheit und Kraft schon zur prähistorischen Zeit annehmen. Ob die Zeichnungen und Skulpturen evtl. auch als Hilfsmittel zur visuell – sexuellen Stimulation dienten, wird abschließend nicht zu beurteilen sein (Abb. 12.1).

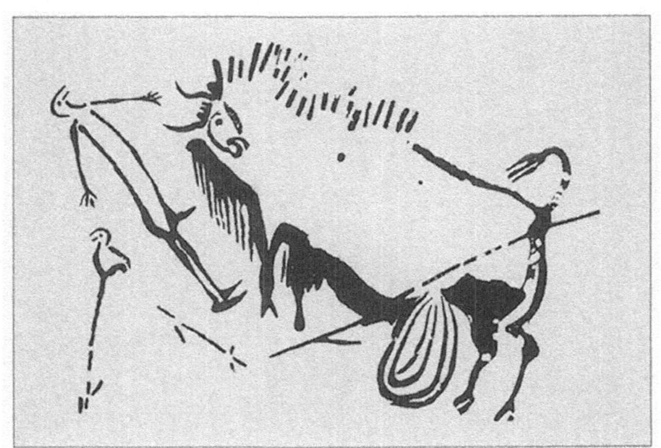

Abb. 12.1. Die Brunnenszene von Lascaux, die vor etwa 17 000 Jahren entstand gilt als älteste Darstellung einer Erektion in der Menschheitsgeschichte. [Brenot PH (1995) Männliche Impotenz. Eine historische Perspektive. l'Esprit du Temps]

Erektile Funktion in der Antike

Die erste wirkliche Beschreibung der erektilen Impotenz läßt sich der ältesten medizinischen Abhandlung überhaupt, den ägyptischen Kahun-Papyri entnehmen, die etwa im 2. Jahrtausend v. Chr. entstanden. Hier wird die Impotenz in die natürliche und übernatürliche, magische Form unterteilt.

Später lassen sich erste schriftliche Aufzeichnungen in Form der sumerischen Tafeln von Summa Alu finden, die aus der altbabylonischen Zeit stammen (1900 bis 1600 v. Chr.). In ihnen wird nicht nur die Impotenz als Phänomen geschildert, sondern es werden auch erste therapeutische Ansätze in Form von Beschwörungsriten dargestellt. Gleichzeitig weisen die Tafeln bereits auf die Bedeutung der Impotenz in diesem Kulturkreis hin [1].

Auch in der griechischen Mythologie spielt die Impotenz eine Rolle. Der Göttervater Zeus bedurfte der Sekundanz von Aphrodite und ihrem Zaubergürtel, um wiederholt auftretende Impotenz bei sich zu kurieren [2].

Die zahlreichen phallischen Mythen unterschiedlichster Kulturkreise wie die sumerische Legende von Tammuz und Innini, die Geschichte des Adonis aus Phönizien, Osiris in Ägypten und Priapos in der griechischen Mythologie und die zahlreichen inhaltlichen Parallelen dieser Schilderungen zeigen, daß die Potenz und Fruchtbarkeit die Menschheitsgeschichte stets begleitet haben.

Geschichte der Erektionsphysiologie

Die ersten objektiven Beobachtungen zur Erektion und deren Störungen sind spärlich dokumentiert, da die Fertilität und die Abhandlungen über Geschlechtserkrankungen einen wesentlich breiteren Raum im historischen Schrifttum einnehmen.

Im 5. Jahrhundert v. Chr. wird die Impotenz und deren Behandlung durch Hippokrates thematisiert. Er unternimmt erste Versuche zur Beschreibung, Systematisierung und Theoretisierung der erektilen Impotenz in Teilen seines 72 Kapitel umfassenden Werks „Corpus".

So finden sich im 1. Kapitel, „Der Samen", folgende Beschreibungen über die Erektion und Ejakulation:

Vom gesamten Körper verlaufen Blutgefäße und Nerven nach dem Geschlechtsteil. Wenn letzteres gerieben, erhitzt und voll wird, befällt ihn eine Art Kitzel und von da aus teilt sich Lustgefühl und Hitze dem ganzen Körper mit.
So wird beim Menschen aus der schäumenden Flüssigkeit das Stärkste und Fetteste abgesondert und gelangt nach dem Rückenmark. Ist der Samen in dieses Rückenmark gelangt, so nimmt er seinen Weg an den Nieren vorbei. Von den Nieren gelangt er durch die Mitte der Hoden in den Geschlechtsteil. Er geht nicht auf den Weg des Urins ab, sondern er hat einen anderen Weg in dessen Nähe (Der Samen, Kap. 1, XVI/19; [3]).

Im 4. Jahrhundert v. Chr. greift Aristoteles das Thema wieder auf. Er entwickelt das „pneumatische" Konzept der Erektion, indem er dem Wind (= Pneuma) eine entscheidende Bedeutung in der Erektionsentstehung zuordnet. Er glaubt, daß der Wind für die schnelle Vergrößerung des Penis verantwortlich ist (Problemata XXX).

Diese aristotelische Theorie wird später von Claudius Galen (um 131–201) wieder aufgenommen und fast kritiklos bis in die Renaissance übernommen.

Dieses Konzept wurde erst im 15. Jahrhundert von Leonardo da Vinci (1452–1519) in den ersten bekannten anatomischen Zeichnungen der männlichen und weiblichen Geschlechtsorgane in den „Quaderni d'anatomia" wieder aufgenommen, in denen er eine Verbindung zwischen dem erigierten Penis und der Lunge darstellt und die den Penis versorgenden Nervenstränge mit Gas gefüllt skizziert.

Gleichzeitig kamen aber da Vinci erste Zweifel an dem pneumatischen Konzept der Erektion, und er wirft die Frage über den Verbleib der Luft am Ende der Erektion auf (Quaderni d'anatomia).

Da Vinci scheint als erster die mögliche vaskuläre Genese der Erektion erkannt zu haben, da er durch Sektionen an Gehängten die gesteigerte Blutfülle in den erigierten Corpora cavernosa feststellte. Eine Notiz von da Vinci, die zwischen 1504–1506 entstanden sein muß und von Eissler kolportiert wird, belegt das vaskuläre Konzept der Erektion, welches da Vinci zweifellos vertrat:

Das männliche Glied, wenn es hart ist, ist dick und lang, dicht und schwer, und wenn es schlaff ist, ist es dünn, kurz und weich, i.e., schlaff und schwach. Dies soll nicht derart verstanden werden, als sei es so aufgrund eines Zusatzes von Fleisch oder von Luft, sondern aufgrund des Arterienblutes. Ich habe dies bei Toten beobachtet, deren Glied steif war.

Denn viele sterben so, besonders die Gehenkten, von denen ich eine anatomische Untersuchung gesehen habe, wobei das Glied von großer Dichte und Härte war und gefüllt von einer großen Menge Blutes, die das Fleisch innen sehr rot gemacht hatte, bei anderen sowohl innen wie aussen. ...

Und weiter beobachtet man, daß der steife Penis eine rote Eichel hat, was auf eine Blutfülle hinweist, und wenn er nicht steif ist, erscheint sie eher als weißlich [4].

Dieses erste vaskuläre Erektionskonzept blieb unbeachtet, bedingt durch die Tatsache, daß da Vinci sein anatomisches Werk nie veröffentlicht hat und die Originalblätter erst im 18. Jahrhundert wiederentdeckt wurden.

Die Basis für das empirische Wissen zum Erektionsvorgang legte aber Ambroise Paré (1510–1590), der in einem seiner 1585 veröffentlichten 10 Bücher zur Chirurgie („Dix livres de Chirurgie"), dem Buch „Über die Zeugung", eine klare Vorstellung zur vaskulären Genese der Erektion und zum Aufbau des Corpus cavernosum beschrieb:

Das männliche Glied besteht aus ligamentösem Gewebe: es ist rund ... es setzt sich zusammen aus einer zweifachen Tunika, Nerven, Venen und Arterien, Bändern, der Harnröhre und vier Muskeln ... Außerdem ist anzumerken, daß die Bänder spongiös sind, recht ähnlich wie das Gewebe der Milz; hier befinden sich mehrere kleine Äste und Verflechtungen kleiner Venen, Arterien und Nervenfasern, die große Mengen dunklen Blutes enthalten, welches durch die Lust herbeigeführt und durch das Feuer der Liebe in Wallung gebracht wird; dieses Blut bewirkt die Anschwellung und Aufrichtung des männlichen Gliedes (Buch III, Kap. XXXII, De la verge virile – Vom männlichen Glied, zit. nach Philippe Brenot: Männliche Impotenz – eine historische Perspektive, 1995; [5]).

Paré war es auch, der im 24. Buch „Über die Zeugung" die erektile Impotenz beschrieb:

Unfruchtbarkeit kann auch durch eine eigenartige Lähmung des Gliedes verursacht werden, die man erkennt, wenn man die Geschlechtsteile in kaltes Wasser taucht; wenn sie sich nicht zusammenziehen, ist dies ein Zeichen, daß eine Lähmung des Gliedes vorliegt: denn bei derartigen Krankheiten ziehen sich die Genitalien nicht zusammen, sondern bleiben schlaff, weich, und manchmal sind Gefühle nur kaum zu verspüren, wenn Samen austritt, ohne daß sich das Glied aufrichtet, ohne jegliche Lust zu empfinden, und die Hoden sind bei Berührung kalt.
Kurz gesagt, die Ursachen der Impotenz sind entweder auf ungenügende und schlechte Ernährung, wie man es bei Hektischen, Ausgezehrten und Ausgemergelten sieht, oder auf die Unbilden des Wetters, etwa zu heiß oder zu kalt, oder auf Mißbildungen zurückzuführen [5].

Den experimentellen Beweis für die vaskuläre Genese der Erektion erbrachte Regnier de Graaf (1641–1673) durch die Induktion einer Erektion an der Leiche mittels Arterienperfusion im Jahr 1668. In seinem „Tractus de usa Siphonis in Anatomica" beschreibt er zum Gebrauch der von ihm entwickelten Spritze (s. auch Abb. 12.2):

Für die Erzeugung einer Erektion des Penis an einem Leichenkadaver ist dieses Instrument sehr geeignet: Wenn Flüssigkeit in die hypogastrische Arterie eingefüllt wird, die zu den Corpora nervosa führt, wird der Penis sofort erigiert, und dieses mehr oder weniger proportional entsprechend der stärkeren oder schwächeren Kraft, mit der man die Flüssigkeit in die Corpora nervosa drückt [6].

Unabhängig von da Vincis Erkenntnissen und basierend auf eigenen anatomischen Untersuchungen kamen im Verlauf des 16. und 17. Jahrhunderts Pierre Dionis (1650–1718) und John Hunter (1728–1793) ebenfalls zu einem vaskulären Konzept der Erektion.

Abb. 12.2. Anatomische Studie des Penis nach de Graaf. [Aus: Jocelyn HD, Setchell BP (1668) Regnier de Graaf on the human reproductive organs; an annotated translation of tractatus de viroram organis generationi inservientibus. J Reprod Fertil 12:72]

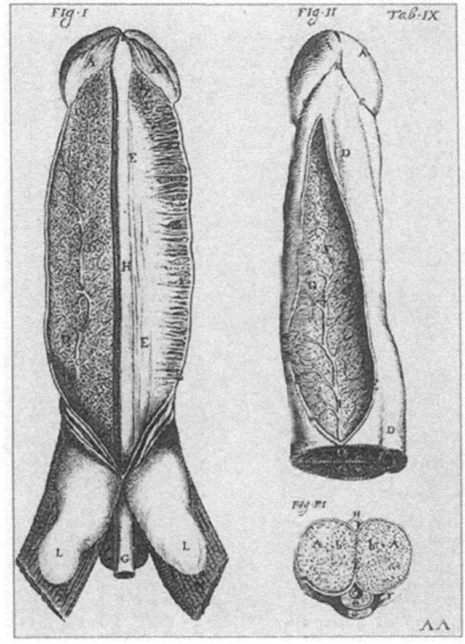

Kurz vor seinem Tod publizierte Pierre Dionis, Leibarzt von Ludwig XIV, in seinem „Tractat von Erzeugung und Geburth der Menschen" im Jahr 1718 die Beobachtung einer erhöhten Blutzufuhr zum Penis bei der Erektion, womit er erstmalig ein dynamisches Konzept der Erektion entwickelte [5].

Es war aber John Hunter, ein Schotte, der seit seinem 20. Lebensjahr in London gewirkt hat, der die Physiologie der Erektion im 18. Jahrhundert richtungsweisend beschrieb. Aber auch bei ihm findet sich das Konzept der aktiven Behinderung des venösen Abstroms des Blutes durch „Spasmen" in den venösen Gefäßen [7, 8].

Diese Konzept entsprach noch immer den Vorstellungen von Paré, de Graaf und Dionis, die ein Hindernis im venösen Abfluß aus dem Schwellkörpergewebe als Ursprung für den Erektionsvorgang postulierten. Dabei wurden die Mm. bulbo- und ischiocavernosi, auch Mm. erectores genannt, als Vermittler der Abflußblockade angenommen [9].

Diese Theorie war auch bereits schon von Constanzo Varolio im Jahr 1573 vertreten worden, der die perineale Muskulatur entsprechend die „Muskeln der Erektion" nannte [10].

Wesentliche Arbeiten zur neurogenen Komponente der Erektion wurden von C. Eckhard aus Giessen im Jahr 1863 veröffentlicht. Er induzierte an Hunden eine Erektion durch elektrische Reizung „... der Brücke und der Eintrittsstelle der Hirnschenkel ins Grosshirn."

Er schlußfolgerte, daß „... die Leitungsbahnen für die zur Erection nothwendigen Impulse dem Grosshirn entsprängen und durch dessen Schenkel und die Brücke ihren Weg zum Rückenmark nähmen" ([11]; s. auch Abb. 12.3).

Die Bedeutung des cavernösen Gewebes für die Erektion wurde von Rudolph Albert von Kölliker (1817–1905), dem Mitbegründer der zellulären Embryologie, herausgearbeitet, der annahm, „daß die glatten Muskeln der Cavernenwände unter dem Einfluss der Nn. erigentes erschlaffen und die Maschenräume dadurch weniger widerstandsfähig gegen eine vermehrte Blutaufnahme würden" (zit. nach: H. Curschmann: Die functionellen Störungen der männlichen Genitalien. In: Handbuch der Krankheiten des Harnapparates, 1875 [12]).

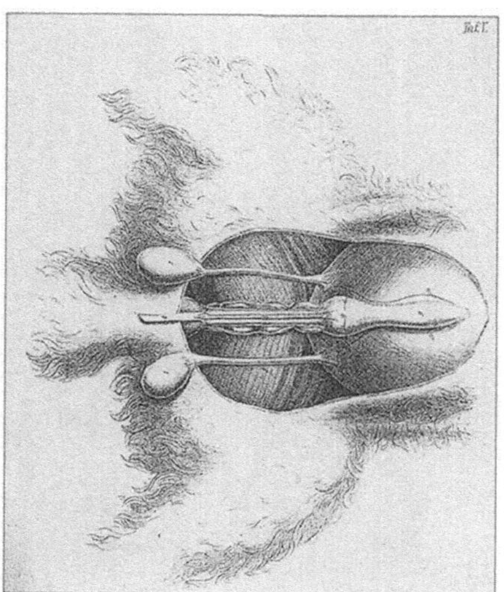

Abb. 12.3. Präparierter Genitalsitus beim Hund; Eckhardt nahm hier auch eine periphere Stimulation der Nn. erigentes vor. [Aus: Eckhard C (1863) Untersuchungen über die Erection des Penis beim Hunde. In: Beiträge zur Anatomie und Physiologie. Bd. 3, Gießen]

Das heutige Konzept des „aktiven Schwammes", welches die Bedeutung des arteriellen Einstroms in das Schwellkörpergewebe und die sekundäre Kompression der subtunical gelegenen Venen beinhaltet, wurde erst Anfang der 80er Jahre dieses Jahrhunderts nach Berichten über die Erektionsinduktion durch intracavernöse Applikation vasoaktiver Substanzen entwickelt.

Geschichte der Impotenz

Auf die Bedeutung der erektilen Dysfunktion in der Antike ist in den vorangegangenen Ausführungen bereits eingegangen worden. Die Bemühungen um die Erweiterung des objektiven Wissens zu den physiologischen und psychologischen Vorgängen hinter dem Symptom der Erektionsstörung nahmen parallel zu den Erkenntnissen zur Erektionsphysiologie zu. So war es wiederum John Hunter, der 1786 in seinem Werk „On the veneral disease" den Versuch zur Abgrenzung einer organogenen von einer eher psychogenen Erektionsstörung versuchte. Er nannte bereits Erkrankungen, die einer organogenen Erektionsstörung zugrunde liegen können, wie die Induratio Penis plastica oder angeborene Anomalien.

Zu Beginn bis zur Mitte des 20. Jahrhunderts überwog die Vorstellung der endokrinen Funktionsstörung als Basis der erektilen Dysfunktion (s. Brown-Sequard, S. Voronoff etc.). Nach dem Erscheinen der Arbeiten von William H. Masters und Virginia E. Johnson über „Human Sexual Response" und „Human Sexual Inadequacy" wurde das Gros der Erektionsstörungen als psychogen induziert gewertet [13].

Nachdem aber der rein psychotherapeutische Therapieansatz der frühen 70er Jahre zu einer hohen Versagensquote führte und die diagnostischen Nachweisverfahren neurologisch (Penisplethysmographie oder Rigi-Scan, Corpus Cavernosum EMG) oder vaskulär bedingter Erektionsstörungen (Pharmakodopplersonographie) zunehmend verbessert wurden und mit der intravakernösen Applikation vasoaktiver Substanzen sowohl ein diagnostisches als auch therapeutisches Konzept eingeführt wurde, setzte sich zunehmend das Konzept der multifaktoriellen Ätiologie der Erektionsstörung durch.

Dieses führte dann auch zur Entwicklung der heutigen Konzepte des „multimodality approache" zur Therapie der Erektionsstörungen.

Geschichte der Therapie der Erektionsstörungen

Ohne Zweifel war der Mensch schon seit frühester Zeit darum bemüht, Gegenmittel für Krankheiten zu suchen. Natürlich bildete die Impotenz hier keine Ausnahme. Die frühesten schriftlichen Zeugnisse über Riten und Naturheilverfahren zur Behandlung von Erektionsstörungen lassen sich den sumerischen Tafeln von Summa Alu entnehmen, die als erste von Menschenhand geschriebene Tafeln aus der Zeit zwischen 1900 und 1600 v. Chr. stammen.

Es handelt sich dabei um eine Mischung aus Beschwörungsriten und Anleitungen zu Ritualen, die am ehesten einer frühen Form der Sexualtherapie entsprachen.

Sei erregt! Sei erregt! Sei erregt! Sei erregt! Sei erregt wie ein Hirsch! Sei erregt wie ein wilder Stier! Schlafe mit mir sechs Mal wie ein Ziegenbock! Schlafe mit mir sieben Mal wie ein Hirsch! Schlafe mit mir zwölf Mal wie ein Rebhuhn! Schlafe mit mir! Schlafe mit mir! Denn ich bin jung. Dein Penis sei wie ein Stock aus hartem Holz (Formel Nr. 8; [1]).

Aus der klassischen indischen Medizin sind uns die ältesten medizinischen Texte in den „Sammlungen" *(samhita)* überliefert. Entsprechend der Autoren dieser Sammlungen, nämlich Caraka und Susruta, unterscheidet man die „Carakasamhita" von der „Susrutasamhita".

Eine der 8 Zweige dieser Sammlungen ist den Aphrodisiaka *(vajikarana)* gewidmet. In einer englischen Übersetzung der „Susrutasamhita" von Bhishagratna aus dem Jahr 1963 werden die teilweise obstrusen Methoden deutlich, die zum Erhalt der Erektionsfähigkeit propagiert wurden.

Clarified butter should be boiled with eggs or testes of alligators, mice, frogs, and sparrows. By lubricating the sole of the feet with this, a man would be able to visit a woman with undiminished vigour as long as he would not touch the ground with his feet ([14] zit. nach [15]).

Hippokrates greift das Thema der Impotenz und deren Therapie in seinem „Corpus" auf.

Er rät unter Hinblick auf die Impotenzproblematik bei den Skythen zur Meidung des Reitens und dazu, keine Beinkleider zu tragen, damit „infolge der Kälte und der Ermüdung das Liebesverlangen nicht aus dem Sinn kommt".

Die Römer entwickelten eine Vielzahl von Aphrodisiaka. Kolportiert sind der Gebrauch von ledernen Phallus, die mit Öl und gestoßenem Pfeffer sowie mit Brennesselsamen bestrichen wurden und anal eingeführt wurden. Ein Gemisch aus Kressensaft und Stabwurz wurde über die Scham gegossen und die Scham mit Brennesseln gepeitscht (Petronius in „Satyricon"). Weiterhin wurde der Verzehr von Vogelzungen (Tiberius) und der maßvolle Genuß von Wein (Ovid) empfohlen. Der Glaube an die belebende Wirkung des Genusses von Hodengewebe von Tieren, welche während der Brunftzeit geschlachtet wurden, war weit verbreitet.

Diese Vorstellungen wurden von Ambroise Paré wieder aufgegriffen, der in seinem Werk „Traité de la génération" die Hoden und den Kamm eines Hahnes sowie das Geschlechtsorgan eines Stiers und die Hoden eines Wildschweins als Vermittler großer Kräfte erwähnt. Er ist es auch, der in Kamilleöl gekochte Ameiseneier als lokal zu applizierendes Aphrodisiakum in Verbindung mit Honig, Pyrethrum und Pfeffer in seinem 21. Buch „Des Venins" (Von den Giften) empfiehlt.

Aus seinen Aufzeichnungen stammt auch der Hinweis auf die erektile Wirkung des Kantharidin, des Wirkstoffs der Spanischen Fliege.

In der zweiten Hälfte des 19. Jahrhunderts berichtete Brown-Sequard über die erigierende Wirkung der subkutanen Gabe von einem testikulären Extrakt von Hunden in einem Selbstversuch [16].

Die Transplantation von testikulärem Gewebe sowohl von Tieren als auch von Menschen zur Therapie von Erektionsstörungen und v.a. zum Zwecke der Verjüngung ist zu Beginn des 20. Jahrhunderts mit den Namen S. Voronoff, V. D. Lespinasse und L. L. Stanley verbunden (s. Kap. 14).

Obwohl die gesehenen Erfolge dürftig waren, erlangten diese Therapeuten ein nicht unerhebliches Maß an Popularität [17].

Ab 1935 wurde die durch Androgenmangel bedingte Erektionsstörung durch die Synthese von Testosteron therapierbar.

Zurückblickend läßt sich somit der lange historische Weg auf der Suche nach einer oralen Medikation zur Therapie der erektilen Dysfunktion verfolgen, der heutzutage vorerst in der Entwicklung und der Anwendung des selektiven Phosphodieesterase-V-Inhibitors Sildenafil (Viagra) endet.

Penile Venenchirurgie

Die ersten Versuche zum Gebrauch der operativen venösen Okklusion in der Therapie der Impotenz datieren aus dem Jahr 1873 und sind damit die ersten operativen Verfahren, die zur Anwendung kamen. Francesco Parona führte in diesem Jahr die erste berichtete Verödung von dorsalen Venen bei einem 30jährigen mit hypertoner Kochsalzlösung durch [18].

Im Jahr 1895 berichteten Henry Raymond und James Duncan in Kasuistiken über den Gebrauch der dorsalen Penisvenenligatur [19, 20].

Das Konzept der dorsalen Penisvenenligatur wurde im Jahr 1902 von Joe Wooten wieder aufgegriffen und durch die Arbeiten von Frank Lydston über 100 Resektionen der dorsalen Penisvene als Behandlungsform der venösen Erektionsstörung im Jahr 1908 etabliert [21, 22].

Systematisiert wurde das operative Verfahren durch Oswald Lowsley, der eine Plikatur des M. ischiocavernosus und M. bulbocavernosus über einen perinealen Zugang mit einer separaten Obstruktion des tiefen dorsalen Penisvenensystems verband und im Jahr 1953 nach 1.000 Operationen über eine Erfolgsrate von knapp 60% berichtete [23, 24].

Damit lag die Erfolgsrate deutlich über den heute berichteten Ergebnissen, die aufgrund der hohen Rezidivwahrscheinlichkeit die venösen Sperroperationen zunehmend nur noch in seltenen Fällen indiziert erscheinen lassen.

Geschichte der Penisprothetik

Die Suche nach Methoden zur Stabilisierung des nicht rigiden Penis läßt sich bis in die Antike zurückverfolgen. Anknüpfend an die Legende des künstlichen Phallus des Osiris entwickelte man in Milet den aus Holz, Leder oder Glas bestehenden Olisbos, der von den Männern zur sexuellen Befriedigung ihrer Frauen genutzt wurden. Damit könnte man diesen Olisbos als den, zwar noch nicht implantierten, Prototyp der Penisprothese betrachten. Zur Blütezeit Roms existierte ein Stützfutteral aus Holz oder Leder, welches besonders von Schauspielern des antiken Theaters zur Simulation eines überdimensionalen Gliedes verwandt wurde.

Weitere Vorstellungen zur Penisprothese wurden dann im Rahmen der Kriegschirurgie angestellt, wobei aber eher die plastische Rekonstruktion traumatisch veränderter äußerer Genitalien und nicht die fehlende Rigidität im Vordergrund standen.

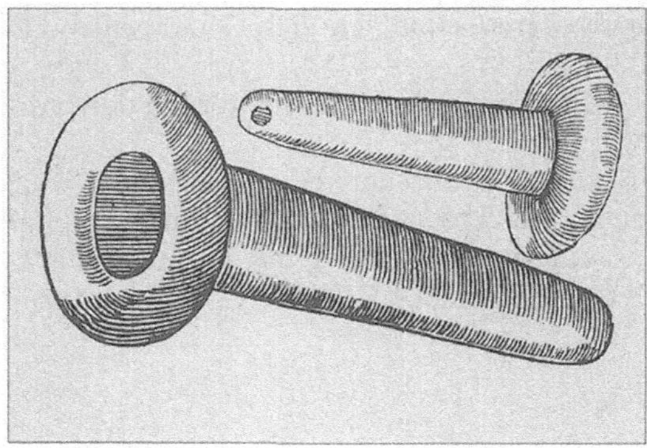

Abb. 12.4. Von Ambroise Paré entwickeltes Röhrchen aus Holz oder Blech, das bei Penisverlust als Urinal verwendet wurde und deshalb als erste „Penisprothese" gilt. [Aus: Ambroise Paré (1585): Les dix Livres de chirurgie, 23. Buch: D'ajouter ce qui defaut, Paris]

Im 16. Jahrhundert entwickelte Ambroise Paré ein aus Holz, Blech oder anderen Materialien bestehendes Röhrchen, das hauptsächlich zur Ermöglichung des Urinierens im Stehen nach Anlegen an das Schambein diente. Zum Geschlechtsverkehr waren diese Röhrchen nicht geeignet (Abb. 12.4; [25]).

Die Idee der eigentlichen Prothesenimplantation wurde in Anlehnung an den bei zahlreichen Säugetierarten (Wolf, Bär, Wal) nachweisbaren Penisknochen (Baculum) geboren.

1936 berichtet Bogoras über die erste erfolgreiche Implantation von Rippenknorpel in einen aus Hautlappen aufgebauten Neopenis, womit er einen kohabitationsfähigen Penis konstruierte [26].

Auch Frumpkin sowie Bergman, Howard und Barnes kolportieren den Gebrauch eines Rippentransplantats bzw. Rippenknorpels zur Rekonstruktion eines amputierten Penis im Jahr 1948.

Dabei wurden in ihrem Bericht aber auch die Nachteile dieses Verfahrens evident, da das Transplantat eine deutliche Verkrümmung und eine fast vollständige Resorption nach etwa 18 Monaten zeigte [27, 28].

Die Implantation synthetischen Materials sollte diese Probleme lösen. Man muß davon ausgehen, daß Scardino im Jahr 1950 der erste Operateur gewesen sein muß, der synthetisches Material verwendete, da Goodwin und Scott in ihrem Bericht über 5 Akrylimplantate im Jahr 1952 auf Scardino verweisen [29].

Die Entwicklung der Penisprothetik wurde 1960 durch zwei fast gleichzeitig publizierte Artikel von Beheri sowie von Loeffler und Sayegh vorangetrieben. Beheri nutzte Polyethylenprothesen intrakavernös und Loeffler perforierte Acrylprothesen, die er zwischen beide Corpora cavernosa implantierte [30, 31].

Beheri war es auch, der 1966 über exzellente Ergebnisse bei 700 Patienten berichtete, die ein Penisimplantat erhielten [32].

Die Einführung von Silikonprothesen für die Implantation in die Corpora cavernosa war ein weiterer Meilenstein. Small und Carrion führten die ersten perinealen Implantationen von Silikonprothesen Anfang der 70er Jahre durch und berichteten über gute Erfolge im Jahr 1973 [33].

Finney führte 1977 die Flexi-Rod-Prothese ein. Vorteil dieser Prothese war die Kombination aus einem flexiblen proximalen und einem versteiften distalen Ende, womit eine penile Flexion im pubischen Bereich möglich war [34].

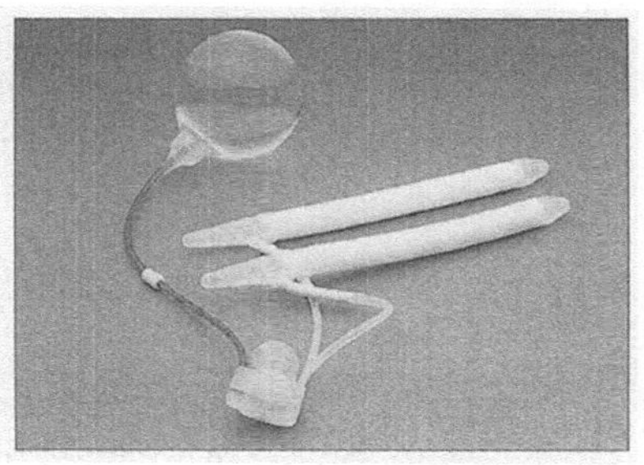

Abb. 12.5. Dreiteiliges, hydraulisches Penisimplantat. (Mit freundlicher Genehmigung der Fa. AMS Deutschland, München)

Als Weiterentwicklung entstand die Jonas-Prothese, der Prototyp der semirigiden Prothese, die aus einem Silikonschlauch mit eingearbeitetem Silberdraht besteht und eine Beweglichkeit der Prothese in alle Richtungen erlaubt [35].

Im Jahr 1973 führten Scott et al. die hydraulischen Penisimplantate in die Klinik ein. Dabei handelte es sich um zwei zylindrische Prothesen aus dacronverstärktem Silikon und einem extern zu kontrollierenden, in das Skrotum implantierten Reservoir [36].

Nach 25jähriger Weiterentwicklung stehen heutzutage technisch zuverlässige Systeme zur Verfügung, wobei die 3teiligen Implantate die weiteste Verbreitung finden (Abb. 12.5.).

Tendenziell muß man feststellen, daß der therapeutische Trend von der Implantation einer Penisprothese hin zu jetzt alternativ zur Verfügung stehenden Therapiemodalitäten (Vakuumpumpe, SKAT, orale Medikamente) steigt.

Vakuumerektionshilfen

Die ersten Berichte über Vakuumerektionshilfen stammen aus der Zeit des frühen 20. Jahrhunderts. Das erste Patent für eine externe Vakuumpumpe wurde in den USA im Jahr 1917 angemeldet (Abb. 12.6; [37]).

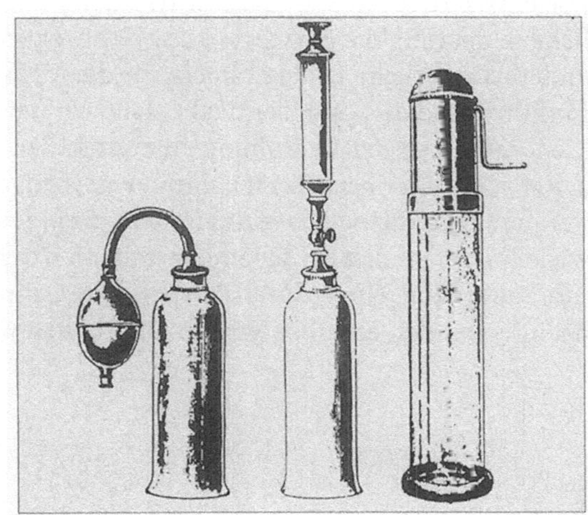

Abb. 12.6. Mehrere Prototypen der ersten Vakuumerektionshilfen. (München, Patentschrift über Vakuumerektionshilfen)

Das erste kommerziell hergestellte System wurde von der Fa. Osbon im Jahr 1974 auf den amerikanischen Markt gebracht. Seit dieser Zeit sind mehrere hunderttausend Patienten mit den Vakuumsaugpumpen erfolgreich therapiert worden.

Geschichte der intrakavernösen Gabe vasoaktiver Substanzen

Der ungewünschte Priapismus eines Patienten, dem im Rahmen einer Revaskularisationsoperation 80 mg Papaverin in die A. epigastrica gespritzt worden waren, eröffnete am 25. Juni 1980 ein neues Kapitel in der Diagnostik und Therapie der erektilen Dysfunktion.

Diese Beobachtung, die von Ronald Virag berichtet wurde, führte zur Suche nach weiteren Substanzen, die bei intrakavernöser Applikation eine Erektion induzierten [38].

1983 wies Brindley in einem aufsehenerregenden Selbstversuch die Wirksamkeit von Phenoxybenzamin nach [39].

Prostaglandin E1 wurde von Ishii et al. im Jahr 1986 in die Gruppe der erektil wirkenden Substanzen eingeführt [40].

Die Kombinationstherapie als mögliche Option wurde mit der Mischung von Papaverin und Phentolamin durch Zorgniotti und Lefleur erstmalig propagiert [41].

Die intrakavernöse Gabe vasoaktiver Substanzen hat sich seither in der Diagnostik und Therapie erektiler Fehlfunktionen etabliert.

Schlußwort

Die Therapie der erektilen Dysfunktion hat gerade in den letzten Monaten durch die Einführung des Phosphodieesterase-V-Inhibitors Sildenafil einen womöglich ganz entscheidenden Schritt hin zum seit Jahrtausenden gesuchten oralen Medikament für die Behandlung von Erektionsstörungen gemacht. Die Euphorie, die diese Neueinführung begleitet, ist wahrscheinlich nach dem Studium dieser Retrospektive besser zu verstehen. Es sollte deutlich geworden sein, welche überdurchschnittliche Bedeutung die Einschränkung der Erektionsfähigkeit, weit über vergleichbare andere körperliche Leiden hinaus, für die Menschheit seit Jahrtausenden hatte. Die Einführung dieses Medikaments steht vorerst am Ende unzähliger Versuche des Menschen, sich der Bedrohung einer erektilen Fehlfunktion zu entledigen. Gleichzeitig sollte aber kein Zweifel daran bestehen, daß es auch in der Zukunft nicht an Bemühungen mangeln wird, weitere wenig invasive Therapieoptionen zu entwickeln, um an diesem scheinbar unbegrenzten Markt zu partizipieren, der durch die Suggestion einer durch körperliche Gebrechen oder Alter nicht negativ zu beeinflussenden erektilen Potenz unterhalten wird.

Literatur

1. Biggs RD (1967) Ancient Mesopotamian potency incantations. Locust Valley, New York
2. Johnson J (1968) Literary and historical aspects of disorders of sexual potency. In: Johnson J (ed) Disorders of sexual impotence in the male. Pergamon Press, London, pp 1–9
3. Hippokrates (1934–1939) Die Werke des Hippokrates, Hippokrates Verlag, Stuttgart Leipzig
4. Eissler KR (1992) Leonardo da Vinci – Psychoanalytische Studien zu einem Rätsel
5. Brenot PH (1995) Männliche Impotenz. Eine historische Perspektive. L'Esprit du Temps
6. Jocelyn HD, Setchell BP (1668) Regnier de Graaf on the human reproductive organs; an annotated translation of tractatus de virorum organis generationi inservientibus. J Reprod Fertil 12:1972
7. Androutsos G: John Hunter (1993) Un pionnier de la sexologie au XVIIIe siécle. Poster au 23e Séminaire A.O.H.U.S., Paris
8. Hunter J (1786) On the veneral disease, London
9. Bondil P, Wespes E (1992) Anatomie et physiologie de l'érection. Progrés en Urologie, Paris, pp 721–857
10. Gee WF (1975): A history of surgical treatment of impotence. Urol 5:401–405
11. Eckhard C (1863) Untersuchungen über die Erection des Penis beim Hunde. In: Eckhard C (Hrsg) Beiträge zur Anatomie und Physiologie. Bd. 3, Gießen
12. Curschmann H (1875) Die functionellen Störungen der männlichen Genitalien. In: Handbuch der Krankheiten des Harnapparates. Zweite Hälfte. Vogel, Leipzig S. 419–437
13. Masters WH, Johnson VE (1970) Human sexual inadequacy. Little & Brown, Boston
14. Bhishagratna KL (1963) An english translation of the Sushruta Samhita, Varanasi, India; Chowkhamba Sanskrit Series Office
15. Herman JR (1973) Aphrodisiacs. In: Urol. A view through the retrospectroscope. Harper & Row, Hagerstown Maryland New York Evanston San Francisco London. pp 130–137
16. Brown-Sequard C (1889) Des effets produits chez l'homme par des injection souscoutanees d'un liquide retire des testicules frais de cobaye et de chien. Compt rend Soc de biol 41:415
17. Stanley LL (1922): An analysis of one thousand testicular substances implantations. Endocrinology 6:787
18. Parona F (1873) Imperfetta erezione del pene per varicosita' della vena dorsale: osservazione. Giornale Italiano delle Malattie Veneree e della Pelle 14:71–76
19. Raymond HI (1895) Treatment of loss of sexual power by ligation of veins. Med News 66:580
20. Duncan JA (1895) Old age a myth. Toledo Med Surg Reporter 3:163–164
21. Wooten JS (1902) Ligation of the dorsal vein of the penis as a cure for atonic impotence. Tex Med J 16:325–328
22. Lydston GF (1908) The surgical treatment of impotency: further observations on the resection of the vena dorsalis penis in appropriate cases of impotence in the male, with a record of experiences. Am J Clin Med 15:1571–1573
23. Lowsley OS, Bray JL (1936) The surgical relief of impotence: further experiences with a new operative procedure. J Am Med Assoc 107:2029–2035
24. Lowsley OS, Rueda EA (1953) Further experience with an operation for the cure of certain types of impotence. J Int Coll Surg 19:69–77
25. Rogers BO (1973) History of external genital surgery. In: Horton CE (ed) Plastic and reconstructive surgery of the genital area. Little & Brown, Boston, pp 23–24
26. Bogoras NA (1936) Über die volle plastische Wiederherstellung eines zum Koitus fähigen Penis (Peniplastica totalis). Zentralbl Chir 63:1271
27. Frumpkin AP (1944) Reconstruction of the male genitalia. Am Rev Soviet Med 2:14
28. Bergman RT, Howard AH, Barnes R (1948) Plastic reconstruction of the penis. J Urol 59: 1174
29. Goodwin WE and Scott WW (1952) Phalloplasty. J Urol 68:903
30. Beheri GE (1960): The problem of impotence solved by a new surgical operation. Kasr. el Aini J Surg 1:50
31. Loeffler RA, Sayegh ES (1960) Perforated acrylic implants in management of organic impotence. J Urol 84:559
32. Beheri GE (1966) Surgical treatment of impotence. Plast Reconst Surg 38:92

33. Small MP, Carrion HM, Gordon JA (1975) Small-Carrion penile prosthesis: new implant for management of impotence. Urol 5:479
34. Finney RP (1977) New hinged silicone implant. J Urol 118:585
35. Jonas U, Jacobi GH (1980) Silver-silicone penile prosthesis. J Urol 123:865
36. Scott FB, Bradley WE, Timm GW (1973) Management of erectile impotence: use of implantable inflatable prosthesis. Urol 2:80
37 Nadig PW, Ware JC, Blumoff R (1986) Noninvasive device to produce and maintain an erection-like state. Urol 27:126–131
38. Virag R (1982) Intracavernous injection of papaverine for erectile failure. Lancet 2:938
39. Brindley GS (1983) Cavernosal alpha – blockade: a new technique for investigating and creating erectile impotence. Br J Psychiatry 143:332
40. Ishii N, Watanabe H, Irisawa C et al. (1986) Studies on male sexual impotence. Report 18. Therapeutic trial with prostaglandin E1 for organic impotence. Nippon Hinyokika Gakkai Zasshi 77:954
41. Zorgniotti AW, Lefleur RS (1985) Autoinjection of the corpus cavernosum with a vasoactive drug combination for vasculogenic impotence. J Urol 133:39–41

Die Varikozele aus historischer Sicht

13

H.-D. NÖSKE, W. WEIDNER

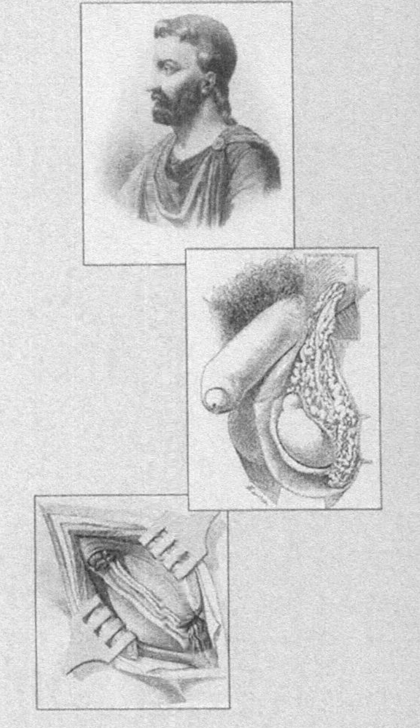

Angesichts der Häufigkeit und der Problematik von Krampfaderbrüchen findet die ärztliche Kunst, den Veränderungen und ihren Folgen mit heilender Hand zu begegnen, schon in der frühen Medizingeschichte ihren Niederschlag. Aber auch heute bleibt noch hinsichtlich der Ätiopathologie und der Therapie des Krankheitsbildes manche Frage offen (Abb. 13.1 u. 13.2).

Wer sich der Varikozele aus historischer Sicht nähert, wird zwangsläufig mit einer aufsehenerregenden Tragödie in Montpellier konfrontiert, wo am 28. Oktober 1832 der bekannte Professor für Chirurgie J. Delpech (1772–1832) von einem Mann ermordet wird, den er ein Jahr zuvor simultan an einem doppelseitigen Krampfaderbruch operiert hatte. Unter dem Eindruck einer konsekutiven Atrophie beider Hoden tötete der erbitterte Patient seinen Arzt, der wegen seiner herausragenden

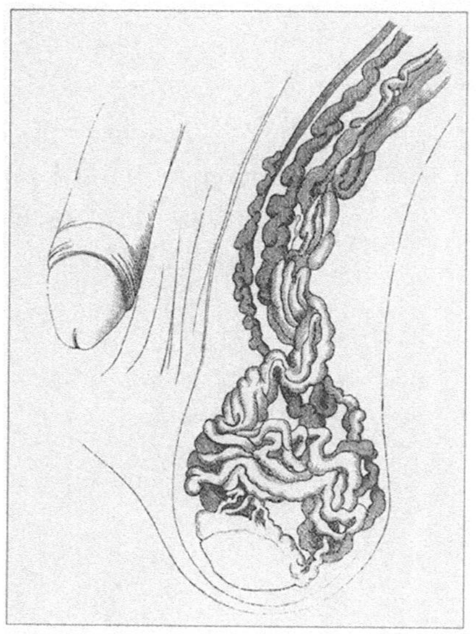

Abb. 13.1. Varikozelenpräparat aus der „Giessener Sammlung". [Illustration von T. Kocher (1887)]

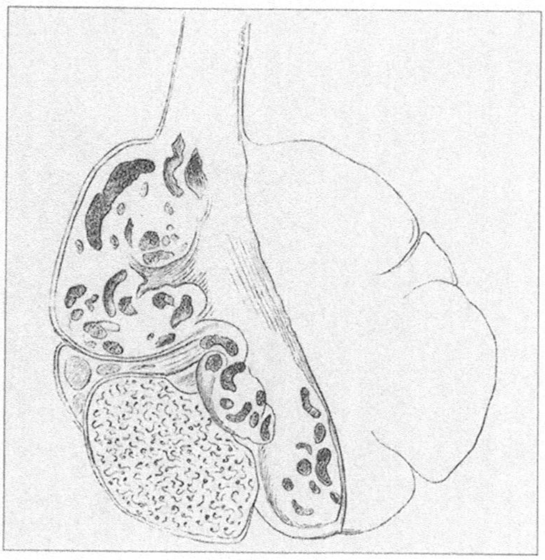

Abb. 13.2. Sagittalschnitt einer Varikozele aus der „Giessener Sammlung". [Illustration von T. Kocher (1887)]

allgemeinchirurgischen und literarischen Leistungen in Frankreich unumstritten war.

Der unglückselige Zwischenfall taucht immer wieder im Schrifttum auf – wie ein Menetekel, die Indikation zur operativen Korrektur einer Varikozele zurückhaltend zu stellen und besonders die Gefahr eines Hodenschwundes nicht hoch genug zu veranschlagen.

Viele namhafte Chirurgen in Europa mahnen zur Vorsicht, wie der Marburger Universitätslehrer W. Roser (1817–1888) mit seinem Hinweis (1872): „Es ist gewiß nicht zu billigen, wenn man bei der Varikozele gleich ans Operieren denkt." So sucht man überall, die Leiden von Varikozelenträgern primär auf konservative Weise zu lindern, sei es mittels Suspensorien, kalten Skrotalduschen und anderen Behelfsmitteln, sei es durch eine Umstellung von Lebensgewohnheiten wie Stuhlgangsregulierung und moderatem Geschlechtsverkehr.

Ähnlich äußert sich schon 1790 der berühmte Göttinger Chirurg A. G. Richter (1742–1812) aus seinem „Leine-Athen" zur Therapie des Krampfaderbruches, den er „gemeiniglich bloß als Zufall (Symptom) einer andern Krankheit" betrachtet: „Die horizontale Lage und der Tragbeutel mindern ihn, er entstehe wo er wolle."

Es ist interessant, daß trotz der großen Fortschritte der Chirurgie um 1900 weiterhin vorsichtige Zurückhaltung als Leitlinie der Varikozelentherapie gilt. Vorsicht heißt konservatives Vorgehen, so oft und so lange wie möglich. P. Fürbringer (1849–1930) weist daraufhin, daß die zahlreichen operativen Varianten keineswegs überzeugen (1900), und L. Casper (1859–1959), seit 1904 Professor für Urologie in Berlin, meint 1910: „Man kommt meist vollständig mit dem Tragen eines gutsitzenden Suspensoriums aus" (Abb. 13.3).

Klosterhalfen stellt 1968 fest, daß die operative Therapie der idiopathischen Varikozele bis weit in unser Jahrhundert hinein zu den chirurgischen Maßnahmen zählte, deren Resultate direkt als schlecht zu bezeichnen waren. Besonders die üblichen Standardverfahren vom Skrotum aus in Form von Ligatur und Resektion der

Abb. 13.3. Varikozele. [Illustration von H. Hartmann, Paris 1904]

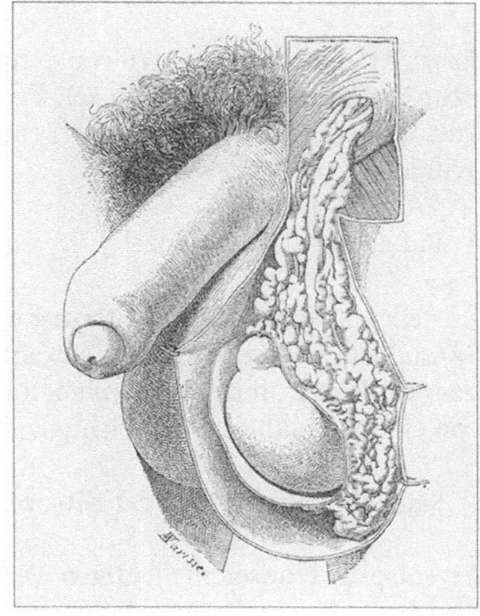

dilatierten Venengeflechte waren oft ebenso unbefriedigend wie die schon von A. Cooper (1768–1841) um 1830 propagierte skrotale „Stückexzision" oder die von H. Hartmann (1860–1952) im Hotel Dieu zu Paris noch um 1900 als „Vorgehen der Wahl" empfohlene Resektion des gesamten distalen Hodensackes mit Suspension der Parenchymorgane. Trotz zeitgemäßer Hygiene leiden die Eingriffe häufig unter Wundheilungsstörungen bis hin zur Gangrän und Sepsis, unter intra- und postoperativen Blutungen sowie dem Auftreten von Rezidiven, ganz abgesehen von der gefürchteten Hodenatrophie infolge einer geschädigten Gefäß- und Nervenversorgung. Die Verhältnisse ändern sich erst entscheidend mit den sog. hohen, d.h. inguinalen und retroperitonealen Ligaturmethoden um die Mitte dieses Jahrhunderts. Das ist auch der Zeitpunkt, an dem mit den Untersuchungen von W. S. Tulloch 1952 ein eindeutiger Zusammenhang zwischen einer Varikozele und Fertilitätsstörungen offenbar wird und damit die vornehmste Indikation für eine sinnvolle chirurgische Therapie gegeben ist.

Wenn damit heute die Beurteilung der Varikozelenerkrankung und notwendige therapeutische Konsequenzen nicht mehr von gravierenden Unsicherheiten belastet sind, sollte man das selbstkritische Motto „errare humanum est" nicht außer Acht lassen, wenn etwa jüngst (1998) aus biostatistischer Sicht erklärt wird, daß die Varikozelektomie zur Behebung einer Infertilität immer noch nur eine experimentelle Methode darstellt.

Im Einklang mit der traditionellen Betrachtungsweise seitens der Wundärzte ordnet P. Pott (1713–1788) die Varikozele und/oder Kirsozele den Eingeweidebrüchen zu. In der ersten deutschen Ausgabe seiner bekannten Abhandlung über den Wasserbruch (1770) trennt der geniale Londoner Chirurg, der den Schornsteinfegerkrebs beschrieben hat (Pott-Krankheit), die echten von den unechten Brüchen ab. Zu den letzteren zählen die folgenden Veränderungen im Skrotalbereich:

- Wasserbruch (Hydrozele)
- Windbruch (Pneumatozele)

Er wird beim Neugeborenen von den „Wärterinnen" beobachtet und entspricht der akut-intermittierenden Hydrozele beim offenen processus vaginalis peritonei. Nach Pott ist der Begriff „Windbruch" ein Irrtum („kein Bruch entstehet von bloßem Winde").

- Blutaderbruch (Varikozele)

Er stellt eine harmlose Erweiterung und Schlängelung superfizieller Blutgefäße der Skrotalhaut dar. Schon Celsus (1. Jahrhundert n. Chr.) läßt diese Krampfadern auf dem Hodensack mit ganz dünnen und spitzen Glüheisen kauterisieren. Pott spricht von einer Krankheit ohne Wichtigkeit.

- Samenblutaderbruch oder Kirsozele (Blutaderknoten)

Er entspricht unserem heutigen Verständnis von einer Varikozele. Nach Celsus besitzt die Kirsozele Krankheitswert, wenn Schmerzen oder eine körperliche Entstellung auftreten oder eine Orchidoptose zur Atrophie führt („..., wenn der Hoden stärker herabsinkt und infolge mangelnder Ernährung kleiner wird als der andere.") Er schildert, wie die tiefer gelegenen Venenkonvolute schon in der Antike freigelegt, isoliert, ligiert und reseziert werden; im schlimmsten Fall wird eine Semikastration durchgeführt.

– Fleischbruch (Sarkozele)

Er ist dem Lymphödem des äußeren Genitale gleichzusetzen, wie man es früher häufig bei der Filarien-Lymphangitis oder der Elephantiasis beobachtet hat.

– Feuchtigkeitsbruch (Hernia humoralis)

Er findet sich als symptomatische Hydrozele bei entzündlichen Affektionen der Genitalorgane wie z.B. bei der Epididymitis.

Die strikte Unterscheidung von Varikozele (varicocele scroti) und Kirsozele (cirsocele venae spermaticae) wird spätestens im 19.Jahrhundert fallengelassen. Analoge Bezeichnungen wie Hernia varicosa, Phlebektasia venae spermaticae oder Ramex (lat. ramus = Ast) seien nur am Rande erwähnt. Der englische Chirurg T. B. Curling (1811–1888) nimmt in seinem grundlegenden Werk über die Hodenerkrankungen (1843) ganz klar Stellung, wenn er den Begriff „Kirsozele" eliminiert und statt dessen die krankhafte Dilatation der spermatischen Venen mit dem Namen „Varikozele" belegt; eine Vereinfachung der pathologisch-anatomischen Nomenklatur, die die variköse Erweiterung oberflächlicher Skrotalvenen nicht mehr berücksichtigt (Abb. 13.3).

Damit ist die Varikozele bis heute durch eine sicht- und tastbare, regenwurmartige (lat. vermiformis) Erweiterung, Verlängerung und Schlängelung der Venen des plexus pampiniformis virilis charakterisiert, Veränderungen, die besonders in aufrechter Körperstellung und im Bereich der linken Skrotalhälfte imponieren. Das Venengeflecht trägt seinen Namen, weil es den Samenstrang rankenförmig umschlingt (lat. pampinus = Weinranke).

Die idiopathische oder spontane, in der Regel linksseitige Varikozele tritt nach Ribas Berechnung (1947) bei 8% aller jungen Männer auf. Darüber hinaus macht Kocher (1841–1917) darauf aufmerksam, daß bei Leuten, die viel stehen, das Leiden einen progressiven Verlauf nehmen kann und zitiert Curlings Hinweis auf Polizeidiener und Schankwirte.

Einen frühen Beitrag zur Erfassung großer Patientenkollektive leisten die Militärärzte anläßlich von Rekrutenaushebungen. Die Varikozele bildet zu allen Zeiten ein wichtiges Kriterium für die Wehrtauglichkeit, sei es im Hinblick auf diejenigen, die den Waffendienst ablehnen, sei es auf diejenigen, welche trotz des Leidens unbedingt Soldat werden wollen. Kocher führt über 2 Mio. französische Rekruten an, von denen über 10% wegen Varikozele zurückgewiesen werden mußten. Curling berichtet von 3911 abgelehnten englischen und irischen Soldaten, bei denen die Veränderung in 3360 Fällen auf der linken Seite, 282mal auf der rechten und 269mal beidseits diagnostiziert wurde. Man wußte, daß diese Männer weder für die Infantrie mit ihren langen Märschen noch für die Kavallerie mit ihren bekannten Risiken für die Skrotalorgane zu gebrauchen waren. 1858 sah A. Nelaton (1807–1873), der

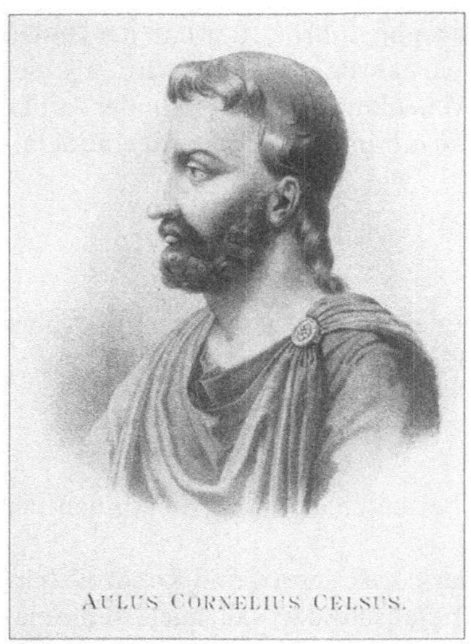

Abb. 13.4. Aulus Cornelius Celsus (1. Jahrhundert n. Chr.)

Erfinder des nach ihm benannten Gummikatheters, bei Zöglingen der Militärschulen unter 50 Individuen 1–2 Varikozelen; dagegen fand er in einem Kollektiv von 5000 Greisen kaum einen Fall. Unter den für den Dienst in der Bundeswehr gemusterten Wehrpflichtigen der Jahrgänge 1937–1945 fanden sich angesichts von 3 Mio. jungen Männern in 17% Varikozelenträger.

Die sekundäre oder symptomatische Varikozele als Ausdruck einer Obstruktion der V. spermatica durch einen Tumor im Bereich der Niere oder Nebenniere wird schon 1737 von J. L. Petit (1674–1760) beschrieben. 1881 berichtet F. Guyon (1831–1920), der Altmeister der französischen Urologie, über 6 Fälle konsekutiver Varikozelen bei voluminösen Nierentumoren (je 3mal rechts und links). H. Morris (1844–1926) entdeckt in London 1884 das gleiche Phänomen bei einem linksseitigen Nebennierentumor und bei einer rechtsseitigen renalen Geschwulst; bei letzterer bildete sich die Varikozele am 2. Tag nach Nephrektomie völlig zurück. Für die alten Chirurgen war die symptomatische Varikozele durch ein relativ plötzliches Auftreten und eine rapide Verschlimmerung gekennzeichnet.

Der römische Enzyklopädist A. C. Celsus (Abb. 13.4) (1. Jahrhundert n. Chr.) gibt in den Jahren 25–35 n. Chr. unter dem Regime von Kaiser Tiberius den ersten anschaulichen Bericht über den Krampfaderbruch und seine operative Therapie. Als „Hippokrates latinus" schöpft er aus dem ihm überlieferten und später weitgehend verloren gegangenen Schatz des Corpus hippocraticum und dem Wissen der Ärzteschulen von Alexandria. Griechische Mediziner, oft als Sklaven gehalten, befruchten die primitive römische Medizin, und so heißt es auch am Ende des 18. Kapitels im 7. sog. chirurgischen Buch: „ein Hodensackbruch, welchen die Griechen Kirsokele (η κιρσοκηλη) nennen". Dieser besteht darin, daß die Blutadern angeschwollen, vielfach geschlängelt, nach oben zu in Knäueln angehäuft sind und entweder dem Skrotum selbst aufsitzen oder sich an der mittleren und innersten Haut (Hodenhülle) befinden, bisweilen auch unterhalb der letzteren rings um den Hoden und Samenstrang.

Wie schon ausgeführt, unterteilt man bis in die Neuzeit hinein den Blutaderbruch in die Varikozele mit ihren eher zarten, superfiziellen, auf dem Skrotum sichtbaren Krampfadern und die Kirsozele, bei der es sich um die eigentlichen tieferlie-
genden und meist voluminösen Veränderungen im plexus pampiniformis handelt.

Dementsprechend differenziert Celsus auch seine operativen Techniken, wobei
er erstmalig in der Literatur die doppelte Ligatur angeschnittener blutender Gefäße
mit entsprechendem Nahtmaterial erwähnt und ganz klar zwischen arteriellen und
daneben verlaufenden venösen Vasa unterscheidet. So müssen bei der Kastration
„venae et arteriae" des Samenstranges vor der Durchschneidung unterbunden werden.

Die oberflächlichen skrotalen Venenkonvolute werden nach Celsus mit dem dünnen und spitzen cauterium actuale (Glüheisen) verödet. Nach dem Brennen behandelt man die Haut mit einer Mischung aus Mehl und kaltem Wasser, am dritten Tag
mit Linsenbrei und Honig. Nach Abfall des Wundschorfes (crusta) bestreicht man
die Geschwüre (ulcera) mit Rosenöl und heilt sie bis zur Vernarbung (cicatrix)
durch trockene Scharpie.

Einzelne Krampfadern auf der mittleren und innersten Haut werden von einer
skrotal-inguinalen Inzision aus freigelegt, mit den Fingern oder dem Messerstiel
(Doppelinstrument!) isoliert und mit Fäden vor der Durchschneidung ligiert, ein
Vorgehen, daß dem heutigen Urologen durchaus vertraut ist. Im Falle multipler Ple-
xusvenen werden von den Wundrändern aus tiefgreifende Durchstechungsligatu-
ren angewandt, wobei wegen der gefürchteten (Nach-)Blutung keine Eröffnung der
Gefäße eintreten darf. Die sog. Knopfnähte, die auch eine gewisse Suspension des
betroffenen Hodens bewirken, werden später bei offener Wundbehandlung und
sekundärer Vernarbung gelöst (Abb. 13.5).

Alle anderen schwerwiegenden Fälle mit Venenknäueln zwischen innerster Haut
und Hoden bzw. Funiculus werden semikastriert: „Da gibt es nur eine Operations-

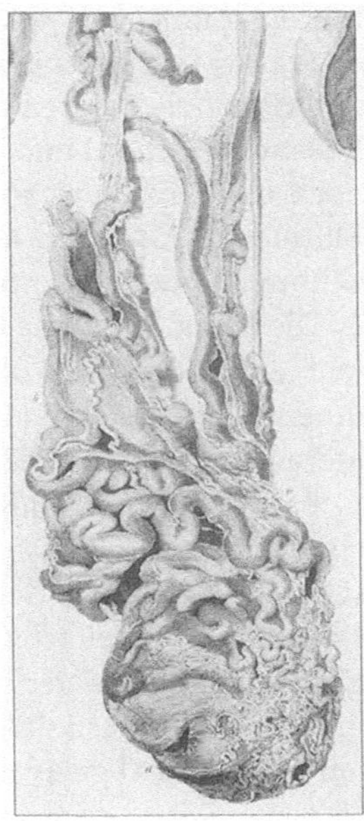

Abb. 13.5. Varikozelenpräparat aus dem Museum des St. Thomas-
Hospitals in London 1784. [Illustration von A. Cooper (1841)]

methode, nämlich das Wegschneiden des ganzen Hodens." Denn er ist „für die Zeugung unbrauchbar", er entstellt den Menschen durch das Tiefhängen und bereitet Schmerzen.

Die abendländische, aber auch die arabische Chirurgie fußen weitgehend auf antiken Vorstellungen, wie sie Celsus dargestellt hat. Als nächster Schriftsteller benutzt Galen (131–210 n. Chr.) unter den ihm bekannten sieben Schwellungen des Hodens wiederum den Begriff Kirsokele. Er gibt dabei eine kümmerliche Beschreibung der Operationstechnik an, wobei nur oberflächliche Varixknoten mit einem Haken angehoben, herausgeschält und reseziert werden.

In der mittelalterlichen Medizin ragt zunächst der Byzantiner Paulus von Aegina (7. Jahrhundert n. Chr.) hervor. Auch er unterscheidet die Varizen des Skrotums von der Kirsokele; letztere erscheint ihm traubenartig und erschlafft den Hodensack. Nach sorgfältiger Lagerung des Patienten wird als erstes das „dünne, fest bis harte" vas deferens mit den Fingern im Funiculus isoliert und dann schräg über dem angezogenen Gefäßbündel eine Inzision gemacht. Die Vasa werden mit doppelt gelegten Fäden proximal und distal ligiert und dazwischen längs eröffnet, damit sich das koagulierte Blut entleeren kann. Die Ligaturen fallen später von selbst ab.

Albukasim (10. Jahrhundert), der als bedeutendster arabischer Chirurg in Cordoba geboren und ein Alter von 101 Jahren erreicht haben soll, hält sich ziemlich genau an Paulus. Wie in der islamischen Medizin üblich, favorisiert er allerdings auch bei den skrotalen Operationen die Kauterisation.

Im 14. Jahrhundert hält sich Guy de Chauliac, der Leibarzt der Päpste in Avignon, an die Vorgaben von Paulus und Albukasim; desgleichen finden wir bei dem Oberitaliener Arcolano (15. Jahrhundert) die übliche Doppelligatur der Venen mit Resektion des dazwischenliegenden Gefäßstückes. Im 16. Jahrhundert begegnen wir einem der tüchtigsten Wundärzte überhaupt: Pierre Franco (1500–1561), ein Mann aus der Provence, der als Erfinder der Herniotomie gilt und u. a. auch als erster eine sectio suprapubica (franconia) beim Blasenstein erfolgreich durchführen konnte.

Franco legt nach Purgieren und Aderlaß vom Skrotum aus den Funiculus frei, unterfährt die Varizen mit einer fadenarmierten silbernen Nadel (starke Fäden mit Rosenöl versehen) und unterbindet sie. Vor dem Zuziehen der Knoten wird die Vene noch quer inzidiert, so daß sie sich völlig entleeren und dazu eine beträchtliche Blutmenge von oben ausfließen kann. Daneben werden Venengeflechte mit dem Glüheisen oder siedendem Öl kauterisiert.

Die abendländische Chirurgie wird im 16. bis zum 18. Jahrhundert vornehmlich in Frankreich von Wund-, Feld- und Leibärzten des hohen Adels entwickelt. Zu ihnen zählen A. Paré (1510–1590) und P. Dionis (gest. 1718). Sie haben ihr Wirken literarisch untermauert und auch die Varikozele berücksichtigt.

Paré dient vier Königen und entgeht als Chirurg Colignys nur knapp den Greueln der Bartholomäusnacht (1572). Er sieht in der Varikozele „ein mit melancholischem Blut gefülltes Gefäßbündel". Der Fluß des eingedickten dunklen Venenblutes stagniert in erweiterten, elongierten Gefäßknäueln. Sie werden vom „Meister der Ligatur auf dem Gefechtsfeld" über einen zwei Zoll langen Skrotalschnitt freigelegt und doppelt unterbunden, nachdem er wie beim Aderlaß zunächst aus der eröffneten Mitte Blut abgelassen hatte. Sein Vorgehen entspricht dem von Franco.

Abb. 13.6. Pierre Dionis (gest. 1718)

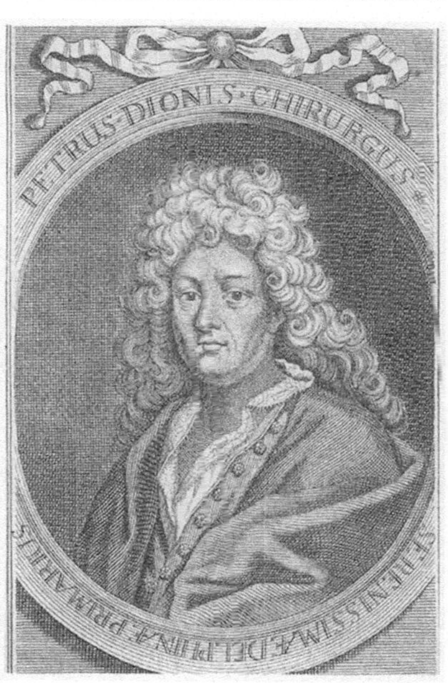

Dionis (Abb. 13.6) hat seit 1663 den doppelten Lehrstuhl für Anatomie und operative Medizin am Jardin du Roi in Paris inne und ist später Leibarzt am Hofe des Sonnenkönigs. Er sieht in der Varikozele und der Kirsozele zwei separate Krankheiten unter dem Leitbegriff Kirsozele. Die erstere beschreibt er als weinrankenförmige Veränderungen am Skrotum bzw. der tunica dartos, die sich allein schon inspektorisch diagnostizieren lassen; die letztere spielt sich an den spermatischen Vasa ab; sie haben Regenwurmcharakter und bedürfen einer genauen Palpation.

Dionis hält die „Kur" für nicht leicht, nimmt eine konservative Haltung ein. Der Chirurg dürfe hinsichtlich der Heilung keine leichtfertigen Versprechungen machen. Nur die Varikozele biete Chancen unter Suspension, Kompression, Aderlaß und Adstringentien. Die antike Kauterisation wird als zu grausam abgelehnt. Bei der ausgeprägten Kirsozele suchen wagemutige Chirurgen das Heil in der Semikastration; die lehnt Dionis kategorisch ab, weil sie ihm schlimmer erscheint als das Leiden selbst.

Eine neue Operationsmethode zur Linderung des Leidens kommt aus dem Schoß der neueren englischen Chirurgie, von A. Cooper, der sich gerade um die Erkrankungen der Skrotalorgane verdient gemacht hat. Er empfiehlt die partielle Exzision des Skrotums, welche über eine Verkleinerung desselben auch zu einer Anhebung des betroffenen Hodens führt („inneres Suspensorium"). Sie entspringt der Beobachtung, daß die Varikozele häufig mit einer ausgeprägten Orchidoptose und einem weiten, schlaffen Skrotum koinzidiert. Cooper kann in der Zeit von 1831–1837 sechs Männer im Alter von 18–32 Jahren erfolgreich behandeln. Der erste Patient, ein passionierter Reiter, schildert begeistert, daß er wieder Überlandritte von 50 Meilen machen könne, während er sich präoperativ nur mühsam 2–3 Meilen auf dem Pferderücken habe halten können. Später werden die Operationsergebnisse von Curling etwas relativiert, nachdem er unter den von Cooper angegebenen Fällen Rezidive beobachtet hatte. Letzterer scheut die traditionelle subkutane Venenligatur, weil er

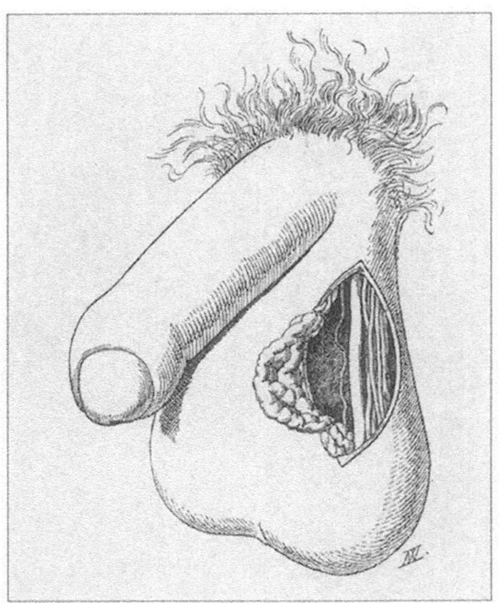

Abb. 13.7. H. Hartmann (Paris 1904): Résection à ciel ouvert du paquet veineux antérieur variqueux

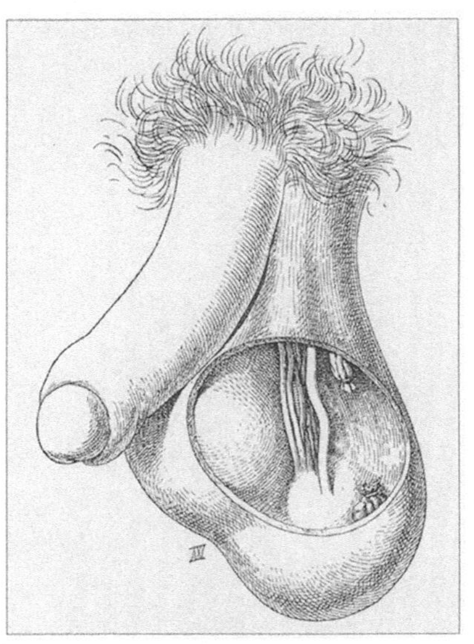

Abb. 13.8. Résection simultanée de la peau et des veines variqueuses. [Illustration von H. Hartmann (Paris 1904)]

sie für ineffizient und wegen des Risikos fulminanter Thrombophlebitiden für lebensgefährlich hält („great hazard to the life of the patient"). Im übrigen bevorzugt auch er die Fülle konservativer Therapiemöglichkeiten (seidene, netzartige Tragbeutel, kalte Waschungen morgens und abends, Zugpflaster, Puder und achtet auf eine unterstützende Lebensführung wie die Vermeidung von Korpulenz (mit Fettakkumulation im Mesenterium und Omentum), Überwärmung und Schwitzen in den heißen Ländern, das Tragen lockerer Kleidung mit nicht zu engen Gürteln, Stuhlregulierung etc. Daneben soll man dem Patienten die Sorgen um seine Gesundheit und eine Potenzschwäche nehmen. Im Hinblick auf letztere führt Cooper seinen ersten Patienten mit einer linksseitigen Varikozele an, der später glücklich verheiratet und Vater zahlreicher Kinder geworden war.

Die radikale Variante zur Cooperschen „Stückexzision" bildet die breite, quere Resektion des Skrotums in Vollnarkose durch H. Hartmann 1904 in Paris, wobei auch Venenkonvolute („paquet veineux") des plexus pampiniformis mitentfernt werden können (Abb. 13.7–13.10). Hartmanns Ziel besteht darin, eine dauerhafte Elevation der Testikel zu gewährleisten („une sorte de suspensoir naturel"). Unabhängig von der Skrotumreduktion pocht Hartmann bei der Venenresektion auf ein offen-chirurgisches Vorgehen („toujours à ciel ouvert") und verdammt die beliebte subkutane Ligatur. Die von A. Narath (1864–1924) in Utrecht erstmals 1898 ausgeführte „Radicaloperation der Varikozele" vom Leistenschnitt aus wird zwar von Hartmann erwähnt – als „resection intra-inguinale" – jedoch nicht in ihrer ganzen Tragweite für eine erfolgreiche und risikoarme Varikozelentherapie erkannt (Abb. 13.11 u. 13.12).

Der zunächst in Utrecht, später in Heidelberg tätige Universitätschirurg Narath erkennt die Mängel aller skrotalen Operationsmethoden. Dabei kommen ihm seine Erfahrungen mit der Bassinischen „Radikaloperation der Leistenhernie" zugute:

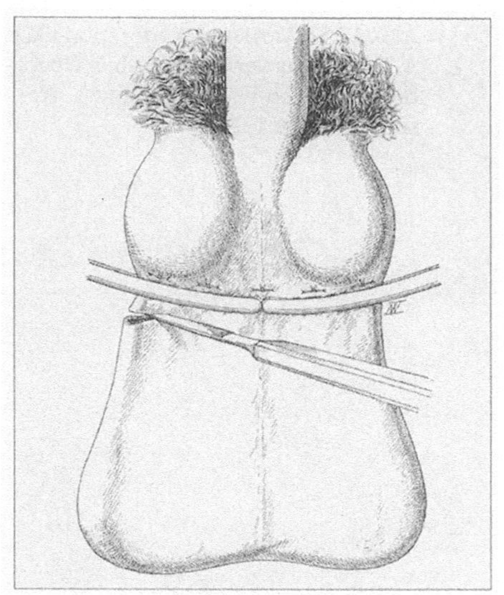

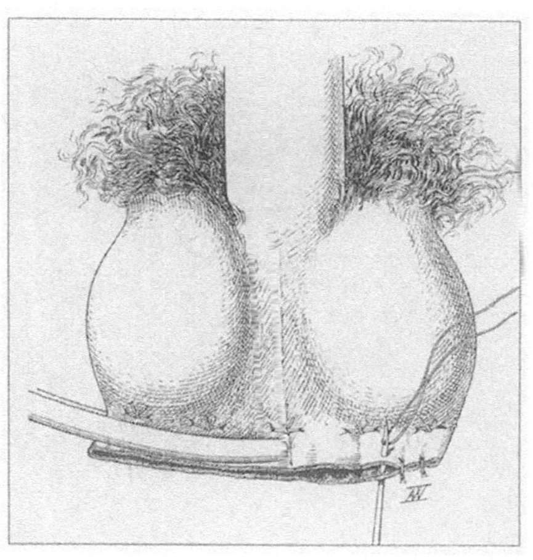

Abb. 13.10. Zustand nach querer Resektion des Skrotums. [Illustration von H. Hartmann (1904)]

Abb. 13.9. Radikale Resektion des Skrotums nach H. Hartmann (1904)

„Durch die bei mehreren Fällen hochgradiger Varikozele gefundene Koinzidenz von Venektasie mit weitem Leistenkanal kam ich auf die Idee, die Hauptstämme oder den Hauptstamm der vena spermatica interna im Leistenkanal selbst zu resezieren und dann diesen nach dem Typus der Bassini-Operation zu verschließen". Die Hoffnung auf wirkliche Heilung der Varikozele begründete sich auf die Unterbrechung der Blutsäule in der langen spermatischen Vene, auf den Wegfall der Bauchpresse auf die Fluktuation des Venenblutes und auf die Öffnung anderer Zirkulationswege für das Blut der Geschlechtsdrüse. Narath publiziert um die Jahrhundertwende 21 Operationsfälle im Alter von 15–35 Jahren darunter 14 für die holländische Armee und Marine als dienstuntauglich befundene Rekruten. Von letzteren melden sich 13

Abb. 13.11. Varikozelenoperation nach A. Narath (Utrecht 1898). [Illustration von F. Voelcker und E. Wossidlo (Leipzig 1924)]

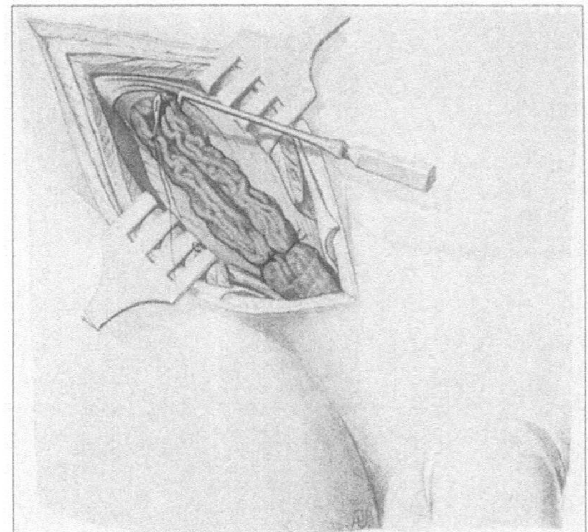

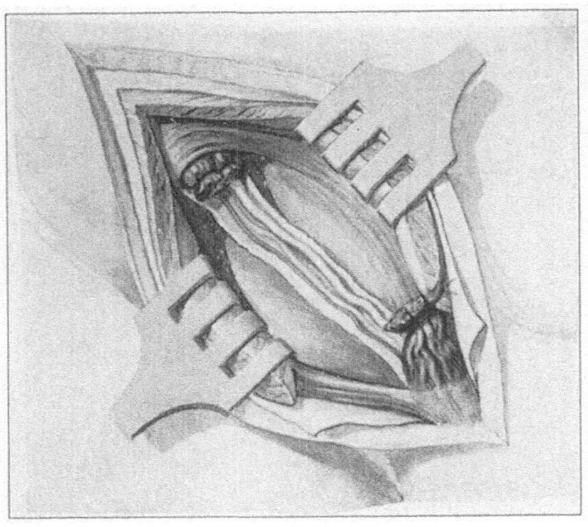

Abb. 13.12. Varikozelenoperation nach A. Narath aus der Urologischen Operationslehre von F. Voelcker und E. Wossidlo (Leipzig 1924)

spontan zur Operation, um eingezogen zu werden; die übrigen 8 werden wegen ihres Beschwerdebildes operiert. Abgesehen von 4 Sekundärheilungen fallen die Ergebnisse so befriedigend aus, daß Narath zu der Überzeugung gelangt: „ Ohne Zweifel sind diese Leistenschnitte dem alten Skrotalschnitt vorzuziehen".

Da die alte Varikozelentherapie via operationem in scroto vom Ansatz her falsch war und nicht kurativ sein konnte, erübrigt es sich, auf die vielen anderen z.T. gefährlichen und barbarisch anmutenden, palliativen Methoden näher einzugehen: Stichelung, Injektion (Abb. 13.13), Massage, Anlegen von Metall- und Kautschukringen und äußere Kompression mit dem Bruchband von Curling oder gar dem

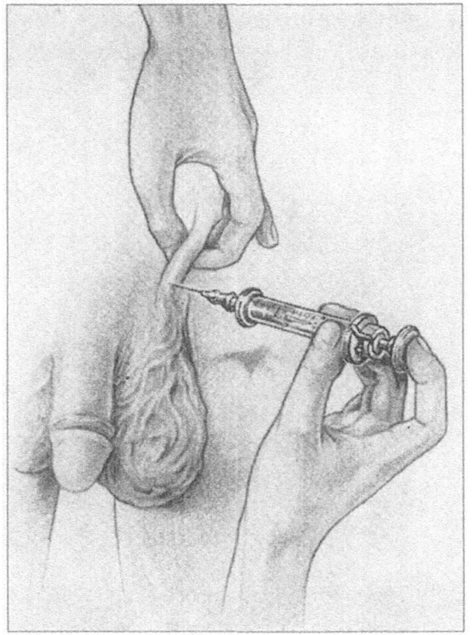

Abb. 13.13. Injektionstherapie einer Varikozele nach H. Bailey (London 1936)

Abb. 13.14. Schnittführung bei der hohen, retroperitonealen Ligatur von A. Palomo (Guatemala
City 1949)

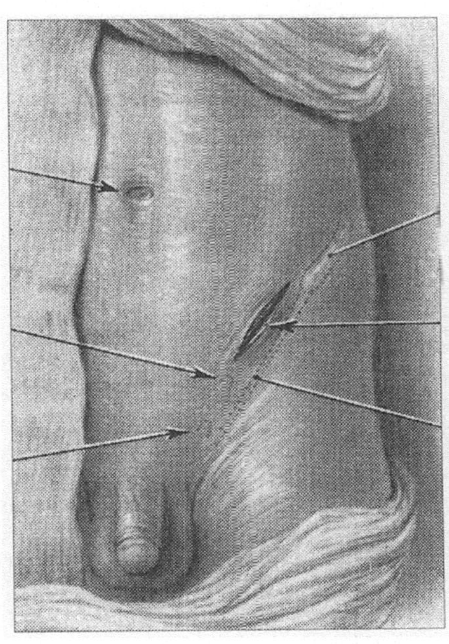

Klemmapparat eines G. Breschet (1784–1845) bzw. die glühende Frisierzange des L.
D. Richet (1816–1891). Auch die operativen Verfahren ohne jede Resektion zu
Beginn des 20. Jahrhundert haben sich nicht durchsetzen können. Sie sollten den
Druck der Blutsäule in den Venen durch Knick- und Schlingenbildung des Funicu-
lus selbst oder durch Umschlingen der Gefäße mit Muskulatur vermindern.

Die Überlegungen Naraths zum Prinzip der hohen Ligatur werden in Südame-
rika zu bewährten operativen Standardverfahren entwickelt. So empfehlen 1918 O.
Ivanissevich mit H. Gregorini ihre inguinale und R. Bernardi 1942 seine supravagi-
nale Methode – alle drei wirken in Buenos Aires. 1949 folgt in Guatemala City von
A. Palomo der Vorschlag, hoch retroperitoneal nicht nur die spermatische Vene,
sondern auch die Arterie zu ligieren und zu resezieren (Abb. 13.14).

An die Stelle dieser weltweit anerkannten Operationen treten neuerdings eine
Reihe minimalinvasiver Methoden, vor allem die antegrade Sklerosierung nach R.
Tauber (1993). Daneben bilden die mikrochirurgische Venendissektion und die
laparaskopische Varikozelektomie („Clippling") etablierte Verfahren. Radiologi-
scherseits stehen überdies als sog. interventionelle, perkutane Möglichkeiten die
Verödung, Embolisation und Spiralokklusion zur Verfügung.

Unabhängig von den Fortschritten der operativen Fertigkeiten beim Varikoze-
lenleiden hat sich natürlich auch das Spektrum diagnostischer Möglichkeiten
erweitert und verfeinert. Neben der althergebrachten Inspektion (Grad III) und Palpation (Grad II) unter Valsalva-Bedingungen (Grad I) mit und ohne dem Zeichen
von Ivanissevich nutzt man heute die skrotale Thermographie, Farbdoppler-Sono-
graphie und vor allem auch das Spermiogramm (OAT-Syndrom). Letzteres bildet
eine conditio sine qua non, nachdem W. S. Tulloch 1952 die Koinzidenz einer Vari-
kozelenbildung mit einer Sub- und Infertilität beobachtet hatte und damit die Therapie weniger von der Schmerzsymptomatik und kosmetischen Problemen gefor-

dert ist, als vielmehr – auch schon bei subklinischer Ausprägung – von der Notwendigkeit, einem Menschen seine Fertilität zu gewährleisten. So stehen wir heute den Problemen der Varikozele wesentlich besser gerüstet gegenüber als die Ärzte vergangener Zeiten. Der Kausalzusammenhang vieler Erscheinungen ist geklärt und damit wirkliche Hilfe möglich: „Felix qui potuit rerum cognoscere causas."

Literatur

1. Abulkasim (1964) In: Gurlt E (Hrsg) Geschichte der Chirurgie Bd. 1, Hildesheim
2. Arcolano G (1964) In: Gurlt E (Hrsg) Geschichte der Chirurgie Bd. 1, Hildesheim
3. Bailey H (1836) Diseases of the testicle. London
4. Bernardi R. (1942) New incision for therapy of varicocele. Semana Méd 2:165–192
5. Casper L (1910) Lehrbuch der Urologie. 2. Aufl., Berlin Wien
6. Celsus AC (1906) Über die Arzneiwissenschaft. 2. Aufl. Braunschweig
7. Chauliac G de (1964) In: Gurlt E (Hrsg) Geschichte der Chirugie Bd. 2. Hildesheim
8. Cooper A (1841) Observations on the structure and diseases of the testis. 2. Aufl., London
9. Curling TB (1843) Practical treatise on diseases of the testis. London
10. Delpech J (1962) In: Biographisches Lexikon hervorragender Ärzte vor 1880. 3. Aufl., München Berlin
11. Demel, R (1926) Chirurgie des Hodens und des Samenstranges. Stuttgart
12. Dionis P (1746) Cours d'Operations de Chirurgie. 4. Aufl., Paris
13. Franco P (1964) In: Gurlt E: Geschichte der Chirurgie Bd 2. Hildesheim
14. Franke F (1922) Zur Operation der Varikozele. Zbl Chir 49:45–46
15. Fürbringer P (1900) Die Krankheiten der Harnorgane und des männlichen Geschlechtsapparates. Stuttgart
16. Galenus C (1964) In: Gurlt E: Geschichte der Chirurgie Bd. 1. Hildesheim
17. Guyon F (1881) Lecons cliniques sur les maladies des voies urinaires. Paris
18. Hartmann H (1904) Organes génito-urinaires de l'homme. Paris
19. Isnardi L (1921) Zur operativen Behandlung der Varikozele, ohne weder den Samenstrang noch das Skrotum zu verletzen. Zbl Chir 48, 1382–1384
20. Ivanissevich O, Gregorini H (1918) Semana Méd 25:575
21. Klosterhalfen H, Schirren C (1968) Die operative Behandlung der Varikozele. Chir Prax 12:425–428
22. Kocher T (1887) Die Krankheiten der männlichen Geschlechtsorgane. Stuttgart
23. Moore CR, Quick WJ (1923) The scrotum as a temperature regulator for the testes. Am J Physiol 68:70–79
24. Morris H (1885) Surgical diseases of the kidney. London
25. Müller HH (1998) Eine kritische Analyse von Studien zur Varikozelentherapie aus biostatistischer Sicht. Urol A 37:270–276
26. Narath A (1900) Zur Radicaloperation der Varikocele. Wien Klin Wschr 13:73–79
27. Nelaton A (1858) In: Kocher T(Hrsg) Die Krankheiten der männlichen Geschlechtsorgane. Stuttgart 1887
28. Palomo A (1949) Radical cure of varicocele by a new technique. J Urol 61:604–607
29. Paré A (1964) In: Gurlt E (Hrsg) Geschichte der Chirurgie Bd 2. Hildesheim
30. Paulus von Aegina (1964) In: Gurlt E (Hrsg) Geschichte der Chirurgie Bd 1. Hildesheim
31. Petit JL (1774) Traité des maladies chirurgicales. Paris
32. Pott P (1770) Abhandlung von dem Wasserbruch und andern Krankheiten des Hodens, seiner Häute und seiner Gefäße. 2. Aufl. Kopenhagen
33. Riba LW (1947) Excision of the internal spermatic vein for varicocele. J Urol 57:889–893
34. Richter AG (1790) Chirurgische Bibliothek Bd 6. Frankenthal
35. Roser W (1872) Handbuch der anatomischen Chirurgie. 6. Aufl. Tübingen

36. Rothmann CM (1980) The varicocele – 1800. Urol 15:99–100
37. Tauber R, Johnsen N (1993) Die antegrade skrotale Verödung zur Behandlung der Testesvarikozele. Urol A 32:320–326
38. Tulloch WS (1952) A consideration of sterility factors in the light of subsequent pregnancies. II. Subfertility in the male. Edinb Med J 59:29–34
39. Voelker, Voelokev F, Wossidlo E (1924) Urologische Operationslehre 2. Aufl. Leipzig
40. Vögeli TA (1985) Hodenhistologie bei einseitiger Varikozele. Diss. Giessen
41. Weidner W (1998) Therapie der Varikozele. Versuch einer Standortbestimmung. Urol A 37:277–281
42. Zoege von Manteuffel W (1922) Operation der Varikokele. Zbl Chir 49:1210–1211

Androgentherapie und Verjüngungsoperationen vor 1935

D. Schultheiss, J. Denil

> *„Ein Mann ist so alt wie seine endokrinen Drüsen."*
>
> (Eugen Stein

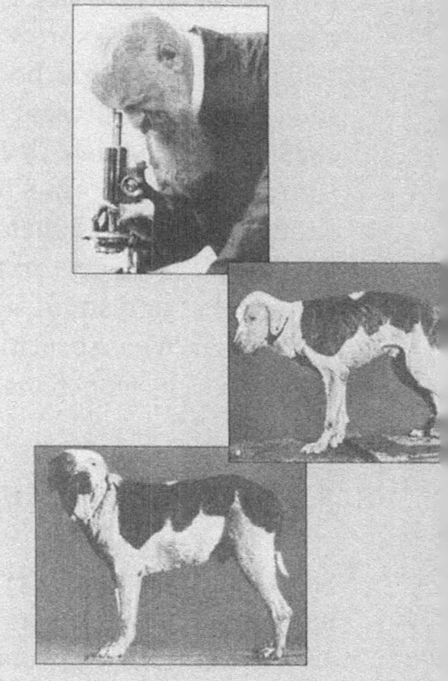

Einleitung

Der Zusammenhang zwischen männlicher Sexualität und einer intakten Hodenfunktion ist bereits seit der Antike bekannt, und in allen Kulturkreisen finden sich beispielsweise Angaben über die Anwendung von Hodenextrakten als Aphrodisiaka.

Erst seit 1935 ist jedoch mit der Isolierung von Testosteron aus Stierhoden durch David et al. [7] sowie der chemischen Synthese verschiedener Androgenderivate durch Butenandt u. Hanisch [6] und durch Ruzicka u. Wettstein [20] erstmals eine zuverlässige Hormonsubstitution bei Androgenmangel möglich gewesen.

Die eigentliche Geburtsstunde der modernen Androgentherapie ist jedoch schon ein halbes Jahrhundert zuvor mit den Selbstversuchen von Brown-Séquard im Jahre 1889 anzusetzen, der durch Androgensubstitution einen Verjüngungseffekt erzielen wollte.

Charles Edouard Brown-Séquard

Der französische Neurologe Charles Edouard Brown-Séquard (1817–1894) ist uns heute v.a. durch die nach ihm benannteHalbseitenlähmung bei Rückenmarkschädigung ein Begriff [3]. Weniger bekannt ist die Tatsache, daß er auch ein bedeutender Physiologe war. So hat er schon früh elementare Untersuchungen zur Funktion der Nebenniere durchgeführt und darf als einer der Gründer der modernen Endokrinologie gelten [4].

Bereits 1869 hatte er sich theoretisch mit der Idee beschäftigt, Samenflüssigkeit in die Blutbahn alternder Patienten zu injizieren, um deren geistige und körperliche Fähigkeiten zu steigern und somit einen Verjüngungseffekt zu erreichen. Erste Tierversuche hierzu unternahm er ab 1875, ohne diese auf den Menschen zu übertragen [5]. Erst 14 Jahre später, als er im Alter von 72 Jahren an sich selbst die ersten Anzeichen des Alterungsprozesses bemerkte, wagte er das erste Experiment am Menschen. Mit einem Tierhodenextrakt führte er subkutane Injektionen im Selbstversuch durch und präsentierte die am eigenen Leibe erfahrenen Erfolge am 1. Juni 1889 vor der „Société de Biologie" in Paris [5]. Bereits nach den ersten 10 Selbstinjektionen glaubte er, eine deutliche Zunahme seiner geistigen und körperlichen Kräfte verspürt zu haben. Vom heutigen Kenntnisstand aus wissen wir, daß er sich mit diesem Hodenextrakt nur einen Bruchteil des Tagesbedarfs an Testosteron verabreicht hat und somit sicherlich einem reinen Placeboeffekt unterlegen war.

Bei aller Widersprüchlichkeit aus heutiger Sicht hat Brown-Séquard durch seine Selbstversuche jedoch die Grundlagen für die moderne Androgenbehandlung gelegt.

Eugen Steinach und die „autoplastische Methode der Altersbekämpfung"

Seit 1894 befaßte sich der Wiener Physiologe Eugen Steinach (1861–1944; Abb. 14.1) mit der geschlechtlichen Entwicklung bei Säugetieren und dem Hormonstoffwechsel der Keimdrüsen, wobei er unzählige Gonadentransplantationen im Tierexperiment durchführte [23].

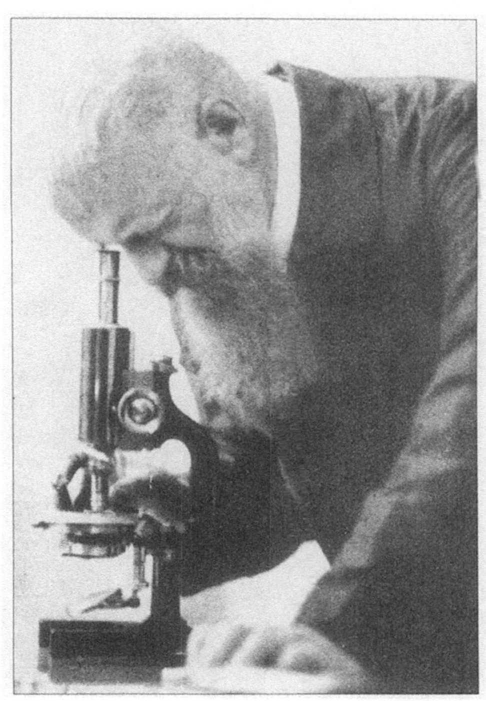

Abb. 14.1. Eugen Steinach. [Aus: Herrmann JR (1982) Rejuvenation: Brown-Sequard to Brinkley. NY State J Med 82:1731–1739]

Einen Verjüngungseffekt bemerkte er erstmals bei älteren Tieren, nachdem ihnen die Hoden junger Tiere eingepflanzt worden waren. Den gleichen äußeren Effekt glaubte er nach Durchführung einer Vasektomie zu beobachten (Abb. 14.2a und b) und postulierte entsprechende histologische Veränderungen mit Proliferation der Interstitialzellen in den Keimdrüsen der so behandelten Tiere. Er schloß daraus, daß nach Ligatur des Vas deferens der versiegende sekretorische Ausschuß der Drüse durch eine zunehmende inkretorische Leistung ersetzt würde [23]. Mit dieser Theorie der „autoplastischen Altersbekämpfung" erlangte er schließlich weltweite Bekanntheit. Durch den Wiener Urologen Robert Lichtenstern ließ er den Eingriff 1918 erstmals gezielt bei einem Patienten vornehmen und löste damit in den folgenden zwei Dekaden einen wahren Vasektomie-Boom aus. Es wird vermutet, daß sich allein in Wien über 100 Mitglieder der akademischen Gesellschaft in den 20er Jahren dieser Behandlung unterzogen haben [2].

Obwohl sich viele der Hypothesen Steinachs später als unhaltbar erwiesen, gilt er doch als ein wesentlicher Pionier auf dem Gebiet der Endokrinologie der Geschlechtshormone. Sein wohl berühmtestes Zitat lautet wie folgt:

Es ist oft behauptet worden, daß ein Mann so alt ist wie seine Blutgefäße. Allerdings gibt es wohl mehr Anlaß anzunehmen, daß ein Mann so alt ist wie seine endokrinen Drüsen [24].

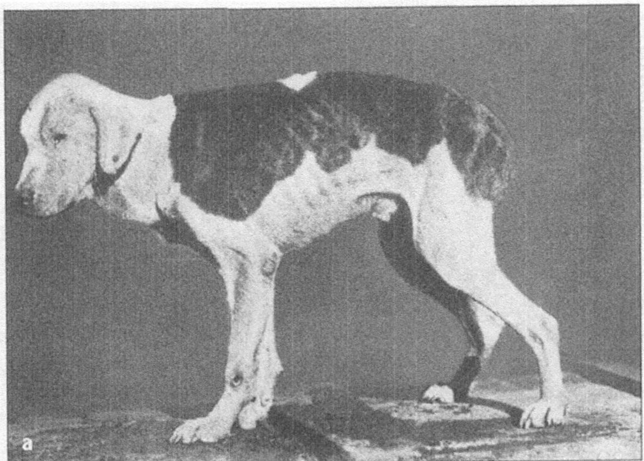

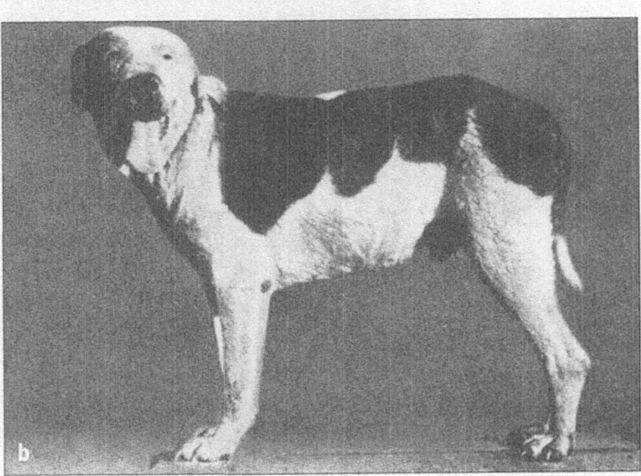

Abb. 14.2a,b. Achtzehn Jahre alter Hund **a** vor und **b** nach Vasoligatur. [Steinach E (1940) Sex and Life: Forty years of biological and medical experiments. Faber & Faber, London]

Hodentransplantationen durch den „Affen-Doktor" Serge Voronoff

Eine weitere schillernde Persönlichkeit der Verjüngungsbewegung war der in Paris lebenden Russe Serge Voronoff (1866–1951), der als einer der ersten 1920 Hodengewebe von Affen in menschliche Reproduktionsdrüsen transplantierte.

Schon früh hatte er während seiner Tätigkeit in Ägypten (Abb. 14.3), wo er bis 1910 als Leibarzt des Herrschers Khedif Abbas II tätig war, den verfrühten Alterungsprozeß bei Eunuchen wahrgenommen und daraus gefolgert, daß die endokrine Funktion der Hoden dem Altern entgegenwirken müßte [9, 27]. In den darauf folgenden 20 Jahren führte er unzählige Versuche zur Hodentransplantation bei Widdern durch. 1920 veröffentlichte er dann seine ersten Erfahrungen mit Transplantationen vom Affen auf den Menschen, wobei er sich eine bessere Gewebeverträglichkeit erhoffte, indem er nur kleine Segmente des Spenderorgans in den Empfängerhoden einsetzte (Abb. 14.4), anstatt den gesamten Hoden zu transplantieren [11, 25]. Nach seine Angaben hielt die erwünschte gesteigerte Hormonproduktion

Abb. 14.3. Serge Voronoff in der Karikatur eines Pariser Gesellschaftsmagazins, welche auf seine frühere ärztliche Tätigkeit in Ägypten anspielt. [Chanteclair, 1910]

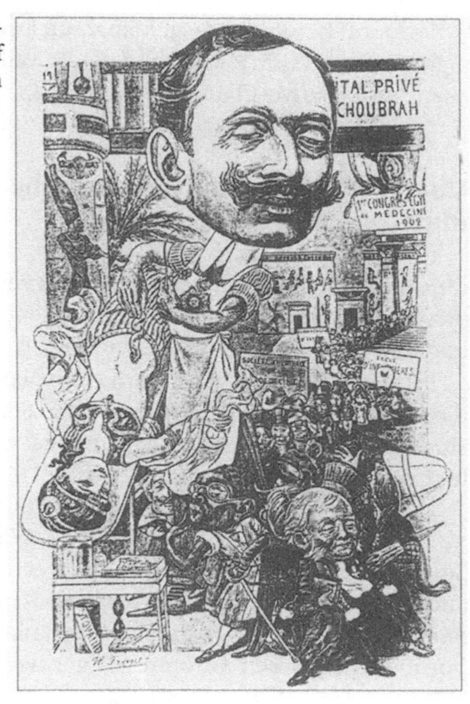

Abb. 14.4. Voronoffs Technik der Hodentransplantation, bei der Segmente des Spenderhodens auf den Empfängerhoden gesetzt werden. [Voronoff S (1925) Rejuvenation by grafting. George Allen & Unwin, London]

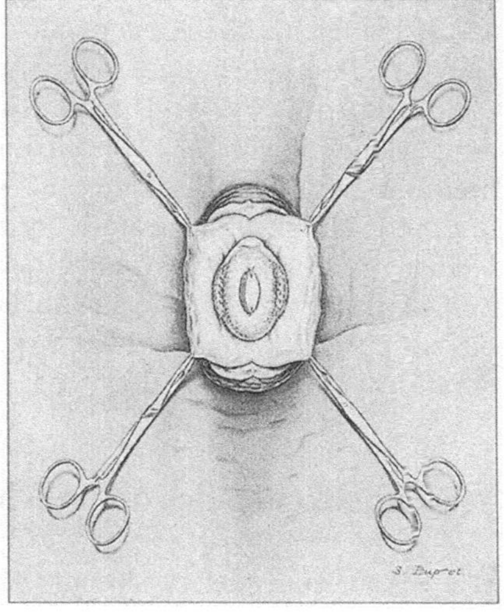

für 1–2 Jahre an, um dann wieder langsam durch Fibrosierung des Gewebes zu versiegen.

Fünf Jahre nach seinem ersten Bericht hatte er bereits 300 Eingriffe durchgeführt und Patienten aus allen Teilen der Welt angezogen. Die ungeheure Popularität seiner Methode veranlaßte die französische Regierung schließlich sogar, wegen der ausufernden Zustände die Affenjagd in ihren Kolonien zu verbieten [19].

Voronoff beschäftigte sich aber auch mit anderen Problemen der Gewebetransplantation und führte während des 2. Weltkrieges beispielsweise Versuche zur Knochen- und Hautverpflanzung durch [9].

Übersicht der operativen Versuche zur Androgentherapie in Europa und Amerika

Eine Literaturübersicht des Jahres 1922 zeigt, daß sich in Europa und Amerika bis zu diesem Zeitpunkt 13 Autoren mit Hodentransplantationen bei Tieren beschäftigten und 8 weitere Operateure diesen Eingriff auch beim Menschen durchführten [21].

Im deutschsprachigen Raum transplantierte z.B. Robert Lichtenstern, der 1918 die erste Verjüngungsvasektomie für Steinach ausführte, seit 1915 menschliches Hodengewebe, um den Hormonmangel nach traumatisch oder tuberkulös bedingtem Verlust der Hoden auszugleichen [14].

In Amerika wurden zu dieser Zeit ähnliche Eingriffe von Frank Lydston [16] und V. D. Lespinasse [13] durchgeführt. Während Lespinasse „Spenderhoden" von Suizidopfern oder exekutierten Verbrechern gewann, verwendete Lichtenstern u.a. auch kryptorche Hoden anderer Patienten seiner Klinik. Die Schwierigkeiten in der Rekrutierung von menschlichem Spendergewebe erklärt, warum im Gegensatz zu Voronoff von diesen Autoren nur geringe Fallzahlen beschrieben wurden.

In keinem Fall wurde jedoch versucht, eine anatomisch exakte Transplantation der Hoden mit orthotoper Gefäßanastomose durchzuführen. Das Spendergewebe wurde lediglich in Keile oder Halbkugeln zerlegt und z.B. auf angefrischte Muskulatur des Unterbauches gesetzt.

1922 lagen bereits Ergebnisse von 11 Autoren über die Vasoligatur zum Zwecke der Verjüngung vor [21]. Vor allem auch in Amerika hatte die Methode weite Verbreitung gefunden. Der führende Vertreter der Steinach-Methode war dort der bekannte Endokrinologe und Geriater Harry Benjamin aus New York. Er hatte Steinach bereits 1920 in Wien besucht, sich seine Theorien angeeignet und sie dann in Amerika verbreitet. Die ausführliche Korrespondenz der beiden seit dieser Zeit bis zum Tode Steinachs zeugt von einem regen freundschaftlichen und wissenschaftlichen Austausch [10].

Persönlichkeiten des öffentlichen Lebens als Patienten

Wir wissen von zwei berühmten Persönlichkeiten, die sich der Steinach-Verjüngungsmethode unterzogen haben:

Im November 1923 erhoffte sich Sigmund Freud (1856–1939) von diesem Eingriff erneute Kraft im Kampf gegen das bei ihm aufgetretene Tumorleiden [19]. Ihm waren Steinachs wissenschaftliche Arbeiten v.a. durch dessen Behandlungsversuche bei Homosexualität bekannt [22], und Freud nahm sogar an, daß die in diesen Fällen von Steinach vorgeschlagenen Eingriffe an den Keimdrüsen erfolgreicher seien als die Behandlungen durch Psychotherapie. Ob Sigmund Freud durch die Verjüngungsvasektomie einen positiven Effekt erfahren hat oder nicht, wird widersprüchlich überliefert [1, 12].

Im Gegensatz dazu hatte der Eingriff bei dem irischen Dichter und Nobelpreisträger William Butler Yeats (1865–1939) im Alter von 69 Jahren anscheinend einen durchschlagenden Erfolg [15, 18]. Nach einer mehrjährigen Phase der Depression und Inaktivität erlang er nach dem Eingriff im Frühjahr 1934 wieder so viel Schaffenskraft, daß er 4 weitere Schauspiele und einige seiner besten Gedichte verfaßte. Auch seine Gefühle gegenüber dem anderen Geschlecht sollen wieder aufgeblüht sein.

Die Verjüngungsoperationen in den Medien

Zwei Karikaturen aus der satirischen Wochenschrift „Simplicissimus" von 1927 veranschaulichen, daß die Verjüngungsoperationen immer im Interesse der öffentlichen Meinung standen und dort durchaus kritisch aufgenommen wurden.

Das erste Beispiel (Abb. 14.5) zeigt den Erfolg der Steinach-Vasoligatur, nachdem sie am Weihnachtsmann ausgeführt wurde. Die Karikatur imitiert das „Davor-und-danach-Schema", wie es Steinach oft in seinen wissenschaftlichen Arbeiten vorgeführt hat (s. Abb. 14.2).

Die kinderreiche Familie in Abb. 14.6 hingegen drängt Voronoff, die reproduktive Kapazität des Familienvaters lieber zu verringern als sie noch zu steigern. Man ist geradezu geneigt, diesen Patienten der Methode von Steinach zuzuführen. Der Affe im Mittelpunkt der Szene verfolgt das Geschehen mit entsprechend skeptischem Gesichtsausdruck.

Der Übergang zur wissenschaftlich modernen Androgentherapie

Mit der Einführung der künstlichen Androgensynthese nach 1935 verloren die Verjüngungsoperationen zunehmend ihre Rechtfertigung, da nun eine suffiziente Hormonsubstitution möglich wurde.

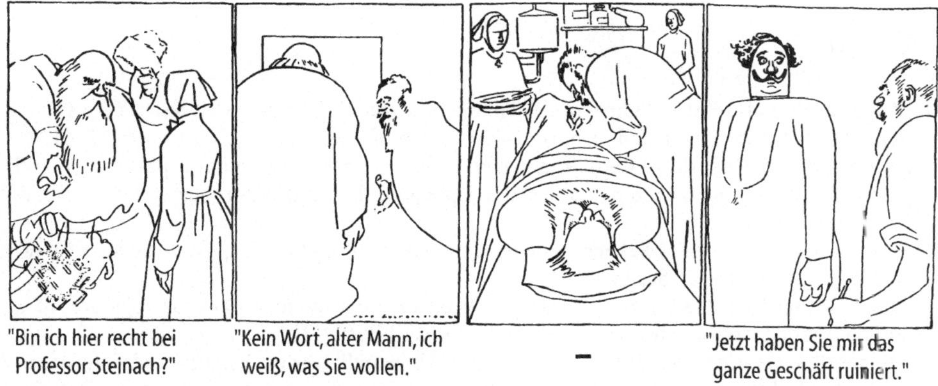

Abb. 14.5. „Der Weihnachtsmann bei Steinach" von Olaf Gulbransson. [Simplicissimus, 1927]

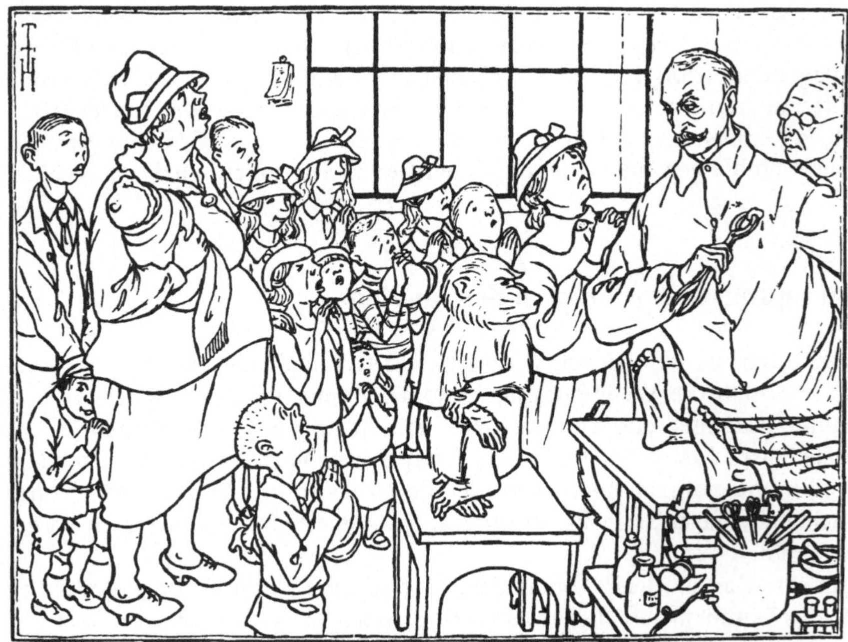

Abb. 14.6. „Bei Voronoff" von Thomas Theodor Heine [Simplicissimus, 1927]

Auch hielten die verschiedenen Methoden einer ernsten wissenschaftlichen
Überprüfung nicht stand. So wurden z.B. die Forschungsergebnisse Voronoffs 1927
durch eine internationale Untersuchungskommission in Frage gestellt, die seine
damaligen Untersuchungen an Schafen vor Ort in Algier untersucht hatte [17].

Allerdings hatten die operativen Verfahren der Verjüngung eine solche Popularität erlangt, daß sie noch z.T. bis in die 50er Jahre hinein in den Standardwerken
der Chirurgie aufgeführt wurden [8].

Literatur

1. Benjamin H (1944) Eugen Steinach – A tribute. Proc Rudolf Virchow Med Soc NY 3:88
2. Benjamin H (1945) Eugen Steinach, 1861–1944: a life of research. Sci Monthly 61:427–442
3. Brown-Séquard CE (1855) Experimental and clinical researches on the physiology and
   pathology of the spinal cord and some other parts of the central nervous system. Colin &
   Nowlan, Richmond
4. Brown-Séquard CE (1856) Recherches experimentales sur la physiologie des capsules surre-
   nales. Compt Rend Acad Sci 43:422
5. Brown-Séquard CE (1889) The effects produced on man by subcutaneous injection of a
   liquid obtained from the testicles of animals. Lancet 137:105–107
6. Butenandt A, Hanisch G (1935) Über Testosteron. Umwandlung des Dehydro-androsterons in
   Androstendiol und Testosteron; ein Weg zur Darstellung des Testosterons aus Cholesterin.
   Hoppe-Seyler´s Z Physiol Chem 237:89–98

7. David K, Dingemanse E, Freud J, Laquer E (1935) Über krystallinisches männliches Hormon aus Hoden (Testosteron), wirksamer als aus Harn oder Cholesterin bereitetes Androsteron. Hoppe-Seyler's Z Physiol Chem 233:281–282

8. Fischer AW, Gohrbrandt E, Sauerbruch, F (1957) Chirurgische Operationslehre. Barth, Leipzig

9. Hamilton D (1986) The monkey gland affair. Chatto & Windus, London

10. Harms E (1969) Forty-four years of correspondence between Eugen Steinach and Harry Benjamin. Bull N Y Acad Med 45:761–766

11. Herrmann JR (1982) Rejuvenation: Brown-Sequard to Brinkley. N Y State J Med 82:1731–1739

12. Jones E (1957) The Life and Work of Sigmund Freud. Vol. 3. Basic Books, New York

13. Lespinasse VD (1914) Transplantation of the testicle. Chic Med Rec 36:402

14. Lichtenstern R (1924) Die Überpflanzung der männlichen Keimdrüse. Springer, Wien

15. Lock S (1983) „O that I were young again": Yeats and the Steinach operation. Br Med J 287:1964–1968

16. Lydston G F (1915) Sex gland implantation; some further experimental observations. N Y Med J 51:601–608, 665–669

17. Parkes AS (1966) The rise of reproductive endocrinology, 1926–1940. J Endocrinol 34:XX–XXXII

18. Pruitt V (1977) Yeats and the Steinach operation. Am Imago 34:287

19. Romm S (1983) Rejuvenation Revisited. Aesth. Plast Surg 7:241–248

20. Ruzicka L, Wettstein A (1935) Synthetische Darstellung des Testishormons, Testosteron (Androsten 3-on 17-ol). Helv Chim Acta 18:1264–1275

21. Schmidt P (1922) Theorie und Praxis der Steinachschen Operation. Rikola, Wien

22. Steinach E, Lichtenstern R (1918) Umstimmung der Homosexualität durch Austausch der Pubertätsdrüsen. Münch Med Wschr 6:145–147

23. Steinach E (1920) Verjüngung durch experimentelle Neubelebung der alternden Pubertätsdrüse. Springer, Berlin

24. Steinach E (1940) Sex an Life: Forty years of biological and medical experiments. Faber & Faber, London

25. Voronoff S (1920) Testicular grafting from Ape to Man. Brentanos Ltd., London

26. Voronoff S (1925) Rejuvenation by grafting. George Allen & Unwin, London

27. Voronoff S (1941) Current biography. H. W. Wilson, New York

Rotwein und Quecksilbersalbe – wie die kindliche Hydrozele im 18. und 19. Jahrhundert behandelt wurde

A. Ahlbrecht, A. J. Gross

15

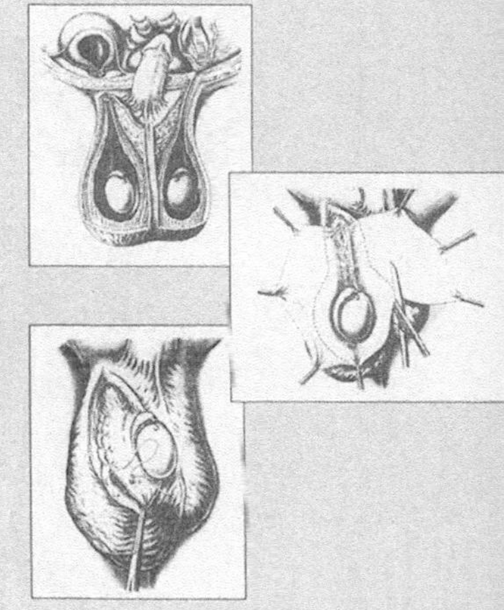

Im Zeitalter der industriellen Revolution wurden auf dem Gebiet der Medizin einschneidende Entdeckungen gemacht. Neben vielen weiteren Errungenschaften, führten v.a. Asepsis, Antisepsis und die Narkose zu großen Erleichterungen in allen chirurgischen Disziplinen. Die Operation der Hydrozele, welche heute kein großes Problem mehr darstellt, war daher bis zum Ende des 19. Jahrhunderts ein recht schwerwiegender Eingriff. Da die Hydrozele beispielhaft für eine Reihe von Krankheiten steht, deren Behandlungsweisen sich grundlegend im 19. Jahrhundert änderten, ist es interessant, sich zu vergegenwärtigen mit welchen alternativen Methoden die damaligen Ärzte diesen Eingriff zu umgehen suchten (Abb. 15.1).

Gerade die kindliche Hydrozele wurde auf die unterschiedlichste Art und Weise therapiert, da bei ihr noch Methoden greifen, die bei Erwachsenen schon nicht mehr wirksam sind. Bis zum Ende des 19. Jahrhunderts wurden die manuelle Reposition und anschließende Bandage, die Anwendung innerlich wirkender Medikamente, v.a. aber lokal aufzutragende Salben und Verbände, sowie die Punktion und die Injektion als maßgebliche Methoden ausgeübt. Daneben gab es noch eine Vielzahl weiterer erprobter Methoden, wie die Akupunktur, das Einbringen von Haarseilen und die Anwendung von Elektrizität, die aber wegen zu geringer Erfolge keine Rolle spielten.

Das mildeste Behandlungsverfahren bestand bei Kindern darin, sie einfach in eine permanente Rückenlage zu versetzen, um die Flüssigkeit durch den offenen Processus vaginalis wieder zurück in die Bauchhöhle fließen zu lassen. Da sich der offene Processus vaginalis in den meisten Fällen von alleine schließt, wenn man nur lange genug abwartet, ist diese simple Technik theoretisch möglich, praktisch kam sie wegen mangelnder Mitarbeit der Kinder wahrscheinlich kaum zur Anwendung.

Als praktischer erwies sich die manuelle Reposition des Wasserbruchs und die anschließende Kompression durch ein Bruchband, welches ein Wiederauffüllen der Hydrozele verhindern und eine Verschließung des Processus vaginalis fördern sollte.

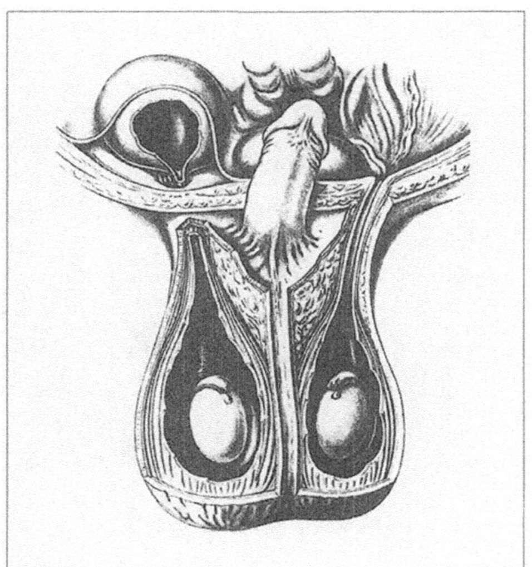

Abb. 15.1. Rechts: Hydrozele bilocularis. Links: Hydrozele communicans. [Aus: Lurz L, Lurz H (1961) Die Eingriffe an den Harnorganen, Nebennieren und männlichen Geschlechtsorganen. In: Guelke N, Zenker R (Hrsg) Allgemeine und spezielle Operationslehre; 8. Band. Berlin; S 510]

Als weitere Therapiemöglichkeit ist die Empfehlung zur Einnahme von kräftiger Nahrung genannt worden. Ein Mittel, das zwar den Gesundheitszustand eines jeden Kranken fördert, dessen spezielle Wirkung auf die Hydrozele aber eher zweifelhaft erscheint. Ebenso ist der Gebrauch der Chinarinde zu bewerten; ein Mittel das von Johann Bókai, einem damals sehr angesehenen Autor, vorgeschlagen wurde. Die Chinarinde, auch als „wundertätiges Mittel" bezeichnet, wirkt mit ihrem Wirkstoff, dem Chinin, als Zell- und Protoplasmagift auf verschiedene Enzymsysteme und so auch auf unterschiedliche funktionelle Systeme des Körpers, wie auch gegen einige Erreger (Malaria). Es wurde daher unter mehrfachen Zielstellungen verwendet, wovon allerdings viele eher auf überlieferten Vorstellungen, als auf wissenschaftlich begründeten Wirkungen beruhten, so wahrscheinlich auch bei der Hydrozele.

Die weitaus am häufigsten ausgeübte Behandlungweise war die lokale Applikation von Salben und in spezielle Flüssigkeiten getränkte Kompressen. Gemeinsames Wirkprinzip der unterschiedlichsten Mittel war die lokal adstringierende Wirkung, welche durch eine Eiweißfällung im Gewebe hervorgerufen wird. Dies geschah in der Annahme, daß der noch offene Processus vaginalis so zur Verwachsung gebracht und durch eine anregende und durchblutende Wirkung der Mittel der Lymphabfluß, also auch die Resorption aus der Scheidenhauthöhle, gefördert würde. Beliebt war v.a. das Goulard-Wasser, auch bekannt unter dem Namen Bleiwasser oder Bleizucker. Hergestellt wurde dieses Medikament aus Bleioxid, Essigsäure und Alkohol. Die Liste der weiteren Adstringentien ist lang. Es gehörten hierzu Kampfer und andere ätherische Öle aus der Arnicapflanze und dem Rosmarin, die Digitalistinktur, Kümmelsalbe, Rotwein mit seinen Gerbstoffen wie dem Tannin, Branntwein, Salmiak, Jodtinktur, Quecksilbersalbe, Thedens-Wasser, welches eine Mischung aus Schwefelsäure und Ethylalkohol ist, und viele weitere schillernde Pharmazeutika.

Das nächst invasivere Verfahren war seinerzeit die Punktion. Hierbei wurde durch ein Loch im Hodensack die Flüssigkeit nach draußen entlassen. Sie wurde bereits im zweiten Jahrhundert n.Chr. von Leonides von Alexandrien angewandt. Dieser ätzte mit einer Salbe aus der Asche von verbranntem Kohl und Schweineschmalz ein Loch in den Hodensack. Den Troikar als Werkzeug der Wahl für die Punktion verwendete schon Abul Kasem, ein Araber, im 10. Jahrhundert n. Chr. Eine Errungenschaft des 18. Jahrhunderts ist Percival Potts (1713–1788) anatomische Erkenntnis, daß die Wassergeschwulst immer vor dem Hoden liegen müsse, da die Scheidenhaut hinten mit der Skrotalhaut verwachsen sei. Scheinbar eine Banalität, die aber bedeutende Wichtigkeit erlangte, da man von nun an wußte, daß die Hydrozele stets von vorne zu punktieren sei, damit man nicht aus Versehen den Hoden verletzte. Was sich in bezug auf die Punktion änderte, war nicht so sehr die Technik, als vielmehr die Stellung ihrer Indikation, welche sich durch die Kenntnis der Ätiologie, die teilweise im 19. Jahrhundert gewonnen wurde, änderte. Heutzutage werden Hydrozelen bei Kindern nicht mehr punktiert. In einer Übergangszeit wurde dies höchstens zur akuten Linderung der Beschwerden getan, und auch nur, wenn eine angeborene Hydrozele ausgeschlossen werden konnte, da bei dieser die Flüssigkeit aus der Bauchhöhle sofort nachfließen würde und das Risiko einer Peritonitis gegeben wäre.

Eine noch intensivere Maßnahme als die Punktion war die Injektion. Dabei wurde nach einer Punktion eine Flüssigkeit durch den Troikar in die Skrotalhöhle gespritzt. Durch Kneten wurde diese auf der Oberfläche der serösen Häute verteilt, um dort eine Reizung und Entzündung zu bewirken, die daraufhin zu einer Resorption und am besten noch zu einer Verwachsung der beiden Blätter der Scheidenhaut führen sollte. Im Prinzip handelte es sich also um eine Steigerung der Wirkung der äußerlich aufgebrachten Adstringentien, da die einwirkende Substanz jetzt noch näher an den Sitz der Ursache gebracht wurde. Als Flüssigkeiten kamen v.a. Carbolsäurelösung, Rotwein, Chloroform sowie Jodlösung zur Anwendung, wobei die Jodlösung die wirksamste war. Bókai warnte auch hier vor der Möglichkeit einer Peritonitis, falls eine Kommunikation der Skrotalhöhle mit der Bauchhöhle, wie bei der angeborenen Hydrozele, bestehen sollte.

Das Einbringen von Haarseilen und anderen Fremdkörpern in die Skrotalhöhle wirkte über den Mechanismus der Entzündung und hatte den gleichen Effekt wie die Injektion, wurde aber wegen des Auftretens von zu starken Schmerzen und nicht kontrollierbaren Eiterungen schon früher verlassen.

Eine sehr elegante Methode war die sogenannte Akupunktur. Dabei wurde mit einer Nähnadel die Haut des Skrotums und die Vaginalhaut an etwa zehn Stellen durchstochen. Der „Trick" hierbei bestand darin, daß sich die Löcher in der Skrotalhaut schneller schlossen als die Löcher in der Vaginalhaut des Skrotums, und dadurch die seröse Flüssigkeit ins Unterhautzellgewebe sickerte und dort nach einiger Zeit resorbiert wurde. Als zusätzlich positiver Effekt bildete sich ein Ödem in der Skrotalhaut, welches nun Druck auf die Scheidenhaut ausübte und hierdurch zur Heilung beitrug. Eine Nachbehandlung war überflüssig, evtl. mußte der Eingriff wiederholt werden.

Die überwiegende Ausübung all dieser konservativen Methoden hatte ihren Grund darin, daß die wirksamste Behandlungsweise, nämlich die Operation, auch Radikalschnitt genannt, wegen der gefürchteten Wundinfektion vermieden wurde. Dies änderte sich durch die Einführung der Asepsis im Jahre 1847 und v.a. auch durch das neue Lister-Verfahren, die Antisepsis. Jetzt wurde das komplikationsarme Operieren möglich. Dies hatte zur Folge, daß eine ganze Reihe von Operationsverfahren erfunden und erprobt wurden. Die 3 gängisten Operationsmethoden waren die nach Volkmann, nach v. Bergmann und nach Winkelmann, von denen die letzten beiden auch heute noch gebräuchlich sind, jedoch nicht bei der kindlichen Hydrozele. Volkmann operierte in folgender Weise: Er eröffnete die Scheidenhauthöhle mit einem Längsschnitt, entleerte die Flüssigkeit und spülte die Höhle mit Carbolsäurelösung aus. Danach vernähte er die Wundränder der Scheidenhaut mit den Rändern der Skrotalhaut und legte einen antiseptischen Verband darüber, der die Scheidenhautränder aneinanderdrücken und miteinander verkleben lassen sollte. Bei der nach v. Bergmann durchgeführten Operation wird die Tunica vaginalis propria, nach Eröffnung der Hydrozele, bis auf einen schmalen Saum am Rand der Umschlagsfalte zur Tunica vaginalis communis hin exzidiert (Abb. 15.2).

Bei der Operation nach Winkelmann wird die Tunica propria auf ihrer Vorderseite auf etwa 4 cm Länge inzidiert. Durch diesen Schlitz wird der Hoden, nach Entleerung der Hydrozelenflüssigkeit, nach vorne hervorgezogen und die Tunica propria nach hinten umgekrempelt. Der Schlitz, welcher nun auf der Rückseite der Insertion des Samenstrangs am Testikel liegt, wird hier wieder zusammengenäht, so daß eine Rückwärtskrämpelung nicht mehr möglich ist (Abb. 15.3).

Abb. 15.2. Hydrozelenoperation nach v. Bergmann. [Aus: Lurz L, Lurz H (1961) Die Eingriffe an den Harnorganen, Nebennieren und männlichen Geschlechtsorganen. In: Guelke N, Zenker R (Hrsg) Allgemeine und spezielle Operationslehre; 8. Band. Berlin; S 511]

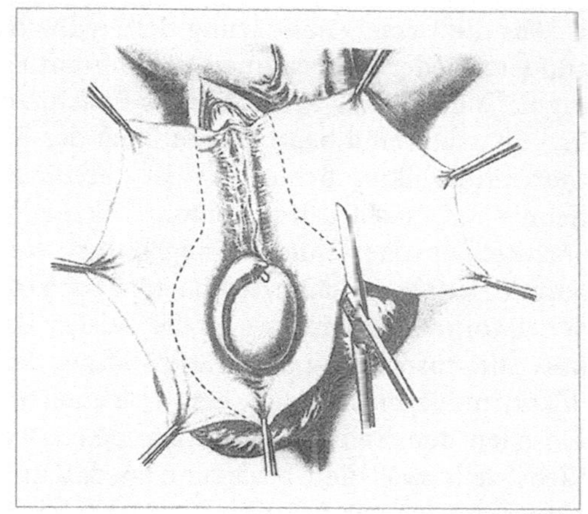

Abb. 15.3. Hydrozelenoperation nach Jaboulay-Doyen-Winkelmann. [Aus: Lurz L, Lurz H (1961) Die Eingriffe an den Harnorganen, Nebennieren und männlichen Geschlechtsorganen. In: Guelke N, Zenker R (Hrsg) Allgemeine und spezielle Operationslehre; 8. Band. Berlin; S 512]

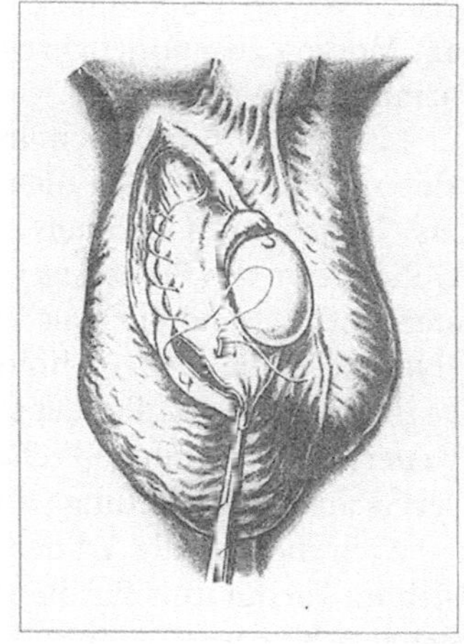

Während die Therapie im 19. Jahrhundert von verbesserten anatomischen Kenntnissen und handwerklichen Fortschritten profitierte, wurde die Diagnostik v.a. von Fortschritten in der Physik und der Chemie geprägt. Es wurden viele grundlegende Geräte wie das Stethoskop und das Zystoskop sowie neue chemische Nachweisverfahren erfunden, die heute noch gebräuchlich sind. Bezüglich der Hydrozele hat sich, auf diesem Gebiet, allerdings nichts grundlegendes getan. Bekannt war bereits die Diaphanoskopie, bei der ein hinter das Skrotum gehaltenes Licht dieses, im Falle der Hydrozele, transparent erscheinen läßt. Darüber hinaus beruht die Diagnostik der Hydrozele ganz auf den klassischen Pfeilern der körperlichen Untersuchung: Inspektion, Palpation und Perkussion (sic!). Ihre wichtigste Differentialdiagnose ist der Hydrops scroti, eine ödematöse Aufquellung der Skrotalhaut. Inspektorisch imponiert die Hydrozele durch eine natürliche Hautfarbe und Runzeln im Gegensatz zum Hydrops scroti, bei welchem die Haut glatt, weiß und glänzend erscheint. Bei der Palpation hinterlassen Eindrücke mit dem Finger auf dem Hydrops scroti Gruben, bei der Hydrozele tun sie dies nicht. Wenn ein noch offener Processus vaginalis besteht, läßt sich sogar manchmal das Wasser wieder zurückdrängen. Perkutiert man die Hydrozele, so hört man einen dumpfen Schall.

Was die Ursachenerklärung der Hydrozele angeht, so erweist sich das 19. Jahrhundert wieder interessanter. 1839 nimmt Billard den offen gebliebenen Processus vaginalis bereits als Grund für die Hydrozele an. 1838 schreibt Fränkel in dem von ihm übersetzt und bearbeiteten Buch des R. T. Evanson und M. Maunsell, welches eher naturheilkundlich geprägt ist, daß die Hydrozele durch Traumata während der Geburt verursacht würde. Johann Bókai kommt 1877 der heutigen Auffassung am nächsten. Er unterschied die angeborene von der erworbenen Hydrozele. Die angeborene Hydrozele, käme durch einen noch offenen Procesuss vaginalis zustande, bei der erworbenen schieden sich die Geister: Die einen (Kocher u. König) glaubten, sie wäre die Ausprägung einer Entzündung der Scheidenhaut; die anderen (Klebs u. Bókai) hingegen meinten, eine erleichterte Transsudation durch größere Lücken zwischen den Endothelzellen aus den arteriellen Blutgefäßen wäre die Ursache. Klebs stellt zwar die Überlegung an, daß die Hydrozele auch Folge einer Abflußbehinderung aus der Scheidenhauthöhle sein könnte, verwirft aber diese These aufgrund von Beobachtungen durch Curling und Gosselin, nach denen das Skrotum am Morgen zusammengezogen und faltig sei. Daraus folgerten sie, daß ein Abfluß prinzipiell möglich sei.

Tatsächlich stehen sich heutzutage immer noch zwei Meinungen gegenüber: Die einen glauben, daß ein offen gebliebener Processus vaginalis Peritonealflüssigkeit ins Cavum scroti strömen ließe. Die anderen sehen demgegenüber eine verfrühte Obliteration des Processus vaginalis vor Ausbildung eines ausreichenden Lymphsystems der Hodenhüllen als Ursache für die Hydrozele. Kurz gefaßt: Füllt sich erst die Hydrozele von der Peritonealhöhle aus und schließt sich dann der Processus vaginalis – oder schließt er sich zuerst und füllt sich dann die Hydrozele von innen? Neuere Untersuchungen scheinen die 2. Theorie zu bestätigen. Sicher geklärt ist dieser Sachverhalt allerdings noch nicht.

Während sich die Art der Diagnosestellung im 19. Jahrhundert nicht änderte, hat sich im Verständnis für die Entstehung und in der Art und Weise wie die Hydrozele behandelt wurde, einiges getan. Das Ziel einer jeden Therapie ist dabei gleich geblieben: Es besteht darin, die angesammelte Flüssigkeit aus dem Hodensack zu entfernen und eine erneute Ansammlung zu vermeiden. So einfach sich dieses Behandlungsziel anhört, so vielfältig waren die Methoden, die zu seiner Erreichung erprobt wurden.

Literatur

1. Abt AF, Abt IA, Garrison FH (1965) History of Pediatrics. Reprinted from Pediatrics, by various Authors, Volume I, Edited by Isaac A. Abt, with new chapters on the History of Pediatrics in Recent Times, by Arthur F. Abt, W. B. Saunders Company, Philadelphia
2. Billard CM (1839) Krankheiten der Neugeborenen und Säuglinge. Aus dem französischen frei bearbeitet von Fr. Ludwig Meissner; Verlag der Lehnhold'schen Buchhandlung, Leipzig
3. Bókai J (1878) Die Krankheiten der Urogenitalorgane. In: Gehrhardt C (Hrsg) Handbuch der Kinderkrankheiten; 4. Band; dritte Abteilung. Verlag der H. Laupp'schen Buchhandlung, Tübingen
4. Bókay J v (1922) Die Geschichte der Kinderheilkunde. Springer, Berlin 1922
5. Fränkel L (1838) Handbuch für die Erkenntnis und Heilung der Kinderkrankheiten. Übersetzt und bearbeitet nach dem Englischen des Richard T. Evanson und Henry Maunsell; Albert Förstner, Berlin

6. Geldsetzer L (1995) Die Philosophenwelt In Versen Vorgestellt. Reclam, Stuttgart
7. Girtanner DC (1794) Abhandlungen über die Krankheiten der Kinder und über die physische Erziehung derselben. Rottman, Berlin
8. Greive J (1756) A. Cornelius Celsus: Of Medicine. In eight books; Printed for D. Wilson und T. Durham, at Plato's Head in the Strand, London
9. Heister L (1767) Kleine Chirurgie oder Handbuch der Wundarzney. Kaspische Buchhandlung, Nürnberg
10. Lurz L, Lurz H (1961) Die Eingriffe an der Harnorganen, Nebennieren und männlichen Geschlechtsorganen. In: Guelke N, Zenker R (Hrsg) Allgemeine und Spezielle Operationslehre; 8. Band; Springer, Berlin
11. Meinel A, Nemtschek-Gansler H, Hocevar V (1979) Ätiologie und Pathogenese der primären Hydrocele des Kindes. Z Lymphol 3
12. Pyrah LN (1967) Various Organic Diseases. In: Alken CE, Dix VW, Weyrauch HM, Wildbolz E (Hrsg) Handbuch der Urologie; Band XI/1. Springer, Berlin
13. Underwood M (1784) Treatise on the Diseases of Children. 1st Edition; London
14. Wachhausen GA (1910) Zur Behandlung der Hydrocele. Med. Diss. Königsberg

Urologie in der Philatelie

16

E. W. RUGENDORFF

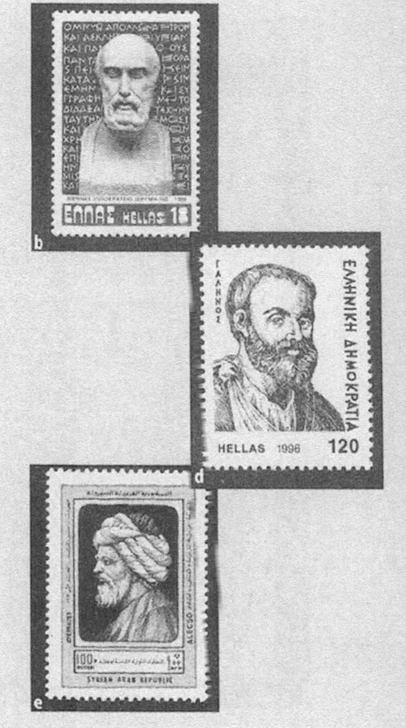

Viele bedeutende Namen werden in der Geschichte erwähnt, aber noch mehr werden vergessen. Das gilt besonders für die Philatelie, da nur wenige der Persönlichkeiten und Ereignisse, die die Entwicklung der Urologie entscheidend beeinflußt haben, auf Briefmarken, Sonderstempeln oder Ganzsachen zu finden sind. Deshalb können im Folgenden nur einzelne Höhepunkte dieser Entwicklung erwähnt werden, ohne Anspruch auf Kontinuität oder Vollständigkeit. Die Abbildungen beschränken sich auf eine enge Selektion aus zahlreichen philatelistischen Belegen zu den im Text kursiv hervorgehobenen Daten.

Die *Harnbeschau* (Uroskopie) zum Zwecke der Krankheitserkennung aufgrund der Vielfalt von Harnveränderungen ist die älteste Untersuchungsmethode in der Medizin. Von Beginn an bis in das 18. Jahrhundert war die Uroskopie ein seltsames Gemisch aus Erfahrung und Aberglauben, aus Wahrheit und Betrug. Trotzdem gab es auch damals kundige, erfahrene Ärzte, die ihre aus reiner Empirie gewonnenen Erkenntnisse zum Wohl der Kranken nutzten. Das Bild des Arztes, der prüfend das Harnglas in erhobener Hand betrachtet, ist sowohl auf Briefmarken als auch auf Sonderstempeln anläßlich urologischer Kongresse (Abb. 16.1) zu finden.

Im *Papyrus Ebers,* der teilweise eine Abschrift von medizinischen Schriften des altägyptischen Reiches ist und dessen Niederschrift um 1500 v. Chr. erfolgte, ist das Blutharnen bereits erwähnt (Abb. 16.2a). Einer der Autoren dieser Schriften könnte *Imhotep (um 2700 v. Chr.),* Arzt am Hofe des Pharao Djoser, gewesen sein.

Hippokrates (460–377 v. Chr.) beschreibt verschiedene Erkrankungen des Harnapparates und legt großes Gewicht auf eine genaue Untersuchung des Harns in Bezug auf Geruch, Farbe und Bodensatz (Abb. 16.2b). Seine geistige Haltung zum Steinschnitt geht aus dem Hippokratischen Eid hervor, der ethische Richtlinien für Ärzte enthält. Darin heißt es: „Auch werde ich bei Gott keinen Steinschnitt machen, sondern das den Männern überlassen, die dieses Handwerk ausüben". *Aristoteles*

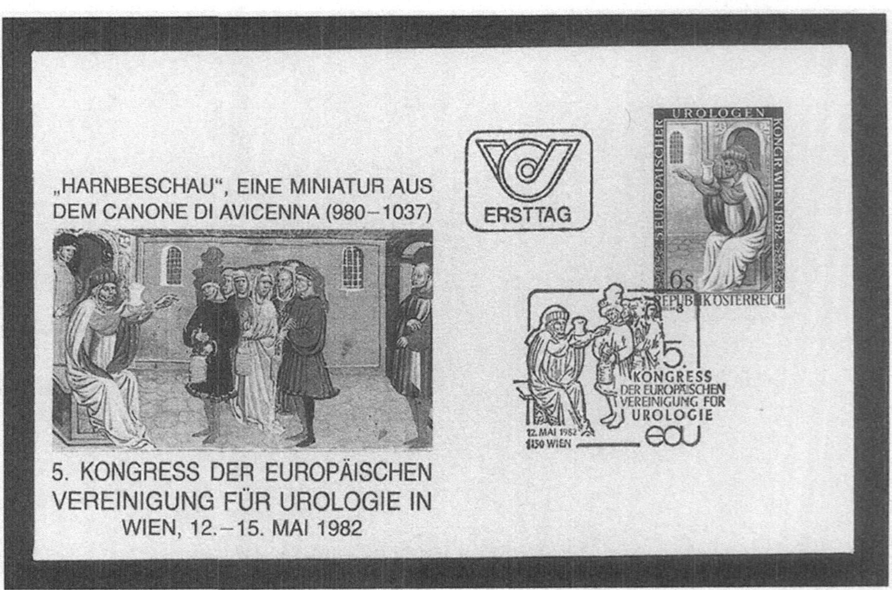

Abb. 16.1. Uroskopie

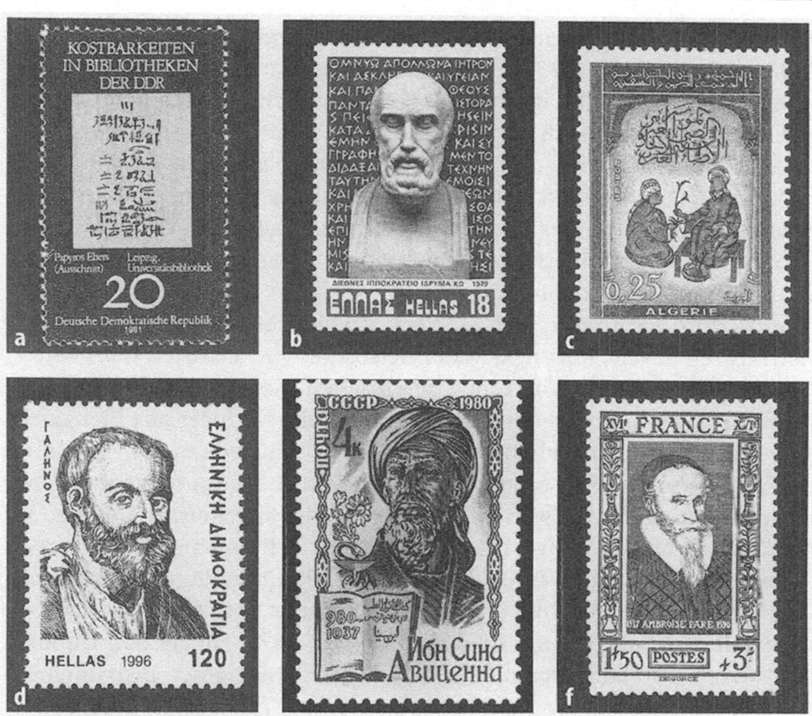

Abb. 16.2a–f. **a** Papyrus Ebers, **b** Hippokrates, **c** Dioskurides und Schüler, **d** Galen, **e** Avicenna, **f** Ambroise Paré

(384–322 v. Chr.) vertrat die Auffassung, daß die Nieren zur Verankerung der großen Blutgefäße und zur Bildung eines „Residuums" durch Filtern überschüssiger Körperflüssigkeiten dienen. Er glaubte, daß ein Teil der vom Körper aufgenommenen Flüssigkeiten durch Poren des Darms direkt in die Harnblase gelangt. In den Schriften von *Pedanios Dioskurides (um 85–15 v. Chr.)* findet man Beschreibungen von Heilpflanzen zur Behandlung von Nierenkrankheiten und Harnsteinen. Er glaubte an die Wirkung von Talismanen und empfahl die Verwendung eines in Judäa gefundenen eichelförmigen Steines als zauberkräftiges Mittel zur Auflösung von Blasensteinen (Abb. 16.2c). *Aretaeus (81–138)* beschreibt akute und chronische Erkrankungen der Nieren und Harnblase, die Harnverhaltung und Rückstauung in den oberen Harnwegen. Für den Fall, daß warme Bäder, pflanzliche Heilmittel, rütteln des Steinkranken und gegrillte Heuschrecken als Gesäßpolster nicht zur Beseitigung der Harnverhaltung führen sollten, empfiehlt er den Katheterismus und – falls auch dieser nicht zum gewünschten Erfolg führen sollte – einen Steinschnitt durch den Damm. Harnröhrensteine, die er instrumentell nicht verlagern konnte, entfernte Aretaeus durch Harnröhrenschnitt. *Claudius Galen (131–201)* hat durch Unterbindung beider Harnleiter beim Tier bewiesen, daß der Harn ausschließlich von den Nieren in die Harnblase gelangt. Er hat den Ausdruck Hypospadias geprägt und die Verwendung eines gekrümmten Katheters zur Katheterisierung der Harnblase empfohlen (Abb. 16.2d).

Rhazes (865–925) wird die Verwendung von Kathetern mit seitlichen Öffnungen zugeschrieben. *Abulcasis (936–1013)* bevorzugte die Anwendung eines Silberkatheters, durch den er auch Heilmittel in die Harnblase einbrachte. Er scheint der Erste zu sein, der eine Steinanbohrung in der Harnröhre geübt hat. In seinem „Kanon der Medizin" schenkte *Avicenna (980–1037)* der Harnschau besondere Beachtung. Er beschrieb als erster einen flexiblen Katheter. Die besten Katheter seien diejenigen, meinte er, die aus weichen und flexiblen Materialien, z. B. gegerbte Tierhaut, gefertigt sind. Er benutzte auch rigide Katheter aus Gold, Silber und Blei und spritzte Heilmittel in die Harnröhre (Abb. 16.2e).

Der Barbierchirurg *Ambroise Paré (1510–1590)* vertrat die Auffassung, daß Harnröhrenstrikturen durch „Karunkel" oder fleischige Wucherungen (carnosités) verursacht werden, die erstmalig von Galen beschrieben worden sind. Zur Behandlung von Harnröhrenverengungen entwickelte er spezielle Katheter aus Blei, durch die ein dünner Stab mit einem rauhen, feilenden Knopf am Ende in die Harnröhre eingeführt wurde. Pulver und Salben konnten durch seitliche Öffnungen der Katheter in die Harnröhre eingebracht werden (Abb. 16.2f). *Lorenz Heister (1683–1758)* setzte bei Harnverhaltung für einige Tage oder längere Zeit einen suprapubischen Trokar ein. *Benjamin Franklin (1706–1790)* entwarf 1752 für seinen an Blasensteinen leidenden Bruder einen flexiblen Silberkatheter, der von einem Meister in Deutschland angefertigt wurde. *Auguste Nélaton (1807–1873)* führte den Gummikatheter ein, wodurch dem Patienten die „tour de maître" mit rigiden Instrumenten erspart blieb.

Indische Ärzte entwickelten bereits in alten Zeiten besondere Fähigkeiten, Blasensteine durch Schnitt zu entfernen. Sie durften nur mit Erlaubnis ihrer Fürsten operieren, galten als besonders geschickt und verfügten über ein vielseitiges Instrumentarium. *Avenzoar (1092–1161),* berühmter moslemischer Arzt aus dem westlichen Kalifat, hat den Steinschnitt ausführlich beschrieben, jedoch selbst nicht durchgeführt. In Europa verdanken wir *Aulus Cornelius Celsus,* aus der Zeit der Cäsaren Augustus und Tiberius, die erste ausführliche Beschreibung der klassischen Steinschnittmethode. Blasensteine waren bis zum Ende des 19. Jahrhunderts weit verbreitet. Die Steinschneider oder Lithotomisten waren jahrhundertelang von einem Hauch des Geheimnisvollen, Unseriösen und Abenteuerlichen umgeben. Häufig wurde der Steinschnitt von wandernden Barbierchirurgen, Bruch- und Steinschneidern praktiziert, wobei sich einige unter ihnen durch besondere Fähigkeiten und gute Ergebnisse auszeichneten. Leider mangelte es auch nicht an Scharlatanen und Betrügern, die sich als Steinschneider zum Schaden der unglücklichen Opfer ausgaben. Von bedeutenden Ärzten, wie *Dr. Johannes Andreas Eisenbarth (1663–1727),* erwartete das Volk auch schauspielerische Eigenschaften mit marktschreierischem Aufwand, glänzende Einzüge in die Städte mit Vorläufern, Fanfaren und Gauklern (Abb. 16.3a). Johannes Jacobus Rau, Professor für Anatomie an der Universität von Leyden, behauptete, 150 Steinschnitte ohne einen einzigen tödlichen Ausgang durchgeführt zu haben. Ephraim McDowell (1781–1830) aus Virginia führte den Steinschnitt an 22 Patienten ohne tödliche Folge durch. Ein Steinschnittmesser aus dem 18. Jahrhundert aus der medizinhistorischen Sammlung des Karl-Sudhoff-Instituts in Leipzig ist auf einer Briefmarke der ehemaligen DDR dargestellt (Abb. 16.3b). *Guillome Dupuytren (1777–1835),* ein erbitterter Gegner der Lithotripsie, entwickelte für den Steinschnitt ein Lithotom mit 2 verdeckten, entge-

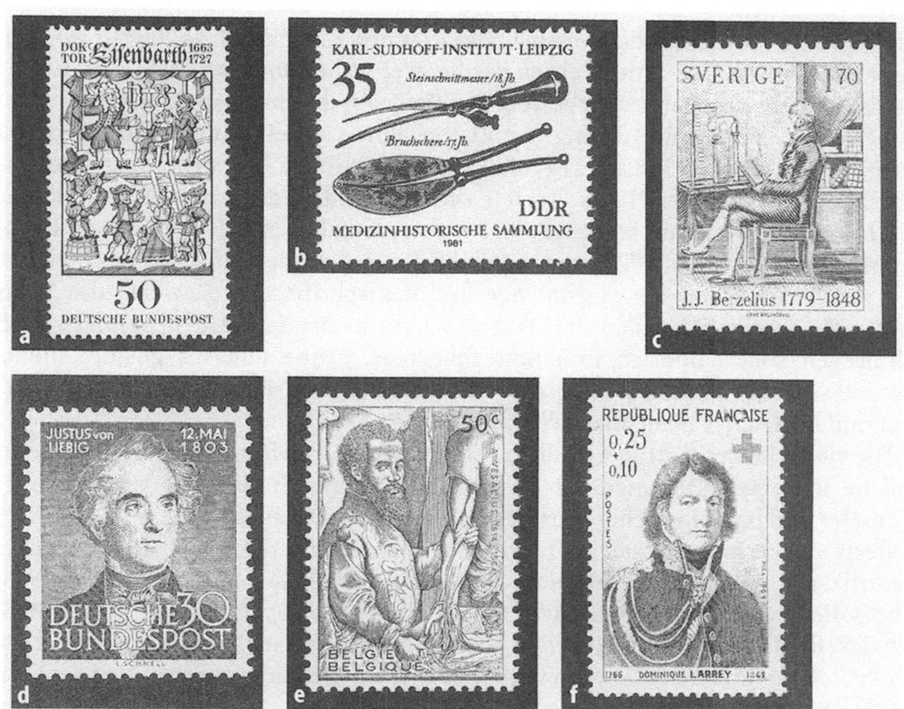

Abb. 16.3a–f. a Dr. Eisenbarth, **b** Steinschnittmesser und Bruchschere, **c** Jöns Jacob von Berzelius, **d** Justus von Liebig, **e** Andreas Vesalius, **f** Jean Dominique Larrey

gengesetzt schneidenden Klingen. Gelegentlich wurde versucht, den schmerzvollen Kampf des festgebundenen und festgehaltenen Patienten beim Steinschnitt durch Extrakte von *Mandragora* oder *Opium* zu lindern. Erst die Einführung der Äthernarkose durch *Crawford W. Long (1815–1878)* und *Willliam T. G. Morton (1819–1868)* setzte den qualvollen Schmerzen beim Steinschnitt ein Ende. Wenn 1850 in Paris noch heftig um den Vorrang von transurethraler Lithotripsie und perinealer Lithotomie gerungen wird, ist das Schicksal des Seitensteinschnitts am Ende des 19. Jahrhunderts bereits besiegelt. Litholapaxie (Lithotripsie und Lithokenose) – der Begriff stammt von *Henry Bigelow (1818–1890)* – und hoher Steinschnitt treten die Nachfolge an und werden zur Methode der Wahl.

In seinen Schriften „De urinis" und „Thesaurus pauperi" befaßte sich *Petrus Hispanus (1226–1277)* in Portugal als erster mit Erkrankungen des Harnapparates. *Nikolaus Cusanus (1401–1464)* schlug vor, das spezifische Gewicht des Urins im Gesundheitszustand und bei verschiedenen Erkrankungen zu vergleichen. Seine Idee wurde zu seiner Zeit jedoch nicht in die Praxis umgesetzt. *Paracelsus (1493–1541)* sah die Krankheiten als Ausdruck von Störungen alchemistisch-chemischer Prozesse im Organismus an. Deshalb empfiehlt er, auch den Harn mit den Methoden der Alchemie zu untersuchen, eine Aufforderung, die von einigen seiner Anhänger aufgegriffen und in die Praxis umgesetzt wurde. Obwohl die dabei angewendete Wägung und Destillation des Urins im Grunde naturwissenschaftliche Methoden waren, wurden sie jedoch völlig in ein magisches Analogiedenken integriert. Im 16. Jahrhundert versucht der Arzt und Chemiker *Jean Baptist van Helmont (1577–1644)*, die in den Lehren des Paracelsus begründeten Methoden für die Medizin nutzbar zu machen. Er zerlegt den Harn durch Gärung und Destillation um zu beweisen, daß die Entstehung von Blasensteinen auf einer natürlicherweise im Harn vorkommenden Substanz beruhe. Er sammelte auch Beobachtungen über das spezifische Gewicht des Harns, wertete seine Befunde jedoch nicht für die Praxis aus. *Hermann Boerhaave (1668–1738)*, der den medizinischen Unterricht am Krankenbett förderte und die Thermometrie in die Heilkunde einführte, machte auch von der Bestimmung der Harnmenge und des spezifischen Gewichts des Urins Gebrauch. Er empfiehlt, daß der Arzt den Urin nicht nur riechen, sondern auch schmecken solle: „odorem lotii non abhorreas, neque tenerior gustum lingua respuat, si certior adhuc esse cupis", ein Brauch, den die „Harnbeschauer" im Altertum und Mittelalter nicht allzu selten praktiziert hatten.

Die vielfache Beschäftigung mit der Chemie des Harns führte im 18. Jahrhundert und in den ersten Dezenien des 19. Jahrhunderts zur Entdeckung verschiedener normaler und pathologischer Harnbestandteile. *Louis Jacques Thénard (1777–1857)* isolierte Zuckerkristalle aus dem Urin von Diabetikern, die er als Traubenzucker identifizierte und als Glukose bezeichnete. *Jöns Jakob von Berzelius (1779–1848)* führte die quantitative Harnanalyse ein (Abb. 16.3c). *Leopold Gmelin (1788–1853)* entwickelte einen Test zur Feststellung von Bilirubin im Harn. Der Harnstoff, bereits 1773 von Rouelle le Cadet – wenn auch nicht in reiner Form – aus dem Urin isoliert, wurde 1828 von *Friedrich Wöhler (1800–1882)* synthetisch hergestellt. Justus von Liebig (1803–1873) beschrieb um 1831 eine Methode der Harnanalyse, die bis zur Einführung der Mikroanalyse im 20. Jahrhundert als Standard galt (Abb. 16.3d). *Johann Florian von Heller (1813–1871)*, der im allgemeinen Krankenhaus in Wien eine rege Tätigkeit auf dem Gebiet der physiologischen und pathologischen Chemie sowie der klinischen Uroskopie entfaltete, entdeckte den Salpetersäure-Ringtest zum Nachweis von Eiweiß im Harn. Er führte 1844 die chemische Harnuntersuchung auf Zucker und Eiweiß ein. Dies gab den Anstoß für die Einführung der Harnanalyse als diagnostisches Hilfsmittel. Die Bestimmung der molekularen Konzentration des Urins und des Blutes als Funktionsprobe der Nieren wurde Anfang des 20. Jahrhunderts vom Physiologen und Kliniker *Baron Alexander von Koranyi (1866–1944)* eingeführt. Der Chemienobelpreisträger 1923 *Fritz Pregl (1869–1930)* begründet die quantitative Mikroanalyse organischer Substanzen, den größten Fortschritt seit Justus von Liebigs organischer Elementaranalyse. Er hat auch den Einsatz von Kollodiumdialysatoren empfohlen, die später bei der künstlichen Niere Anwendung fanden. *George N. P. Papanicolaou (1883–1962)* führte die nach ihm benannte Färbung ein, die in der Urinzytologie zur Tumordiagnostik benutzt wird. *Arne W. K. Tiselius (1902–1971)*, Nobelpreisträger für Chemie 1948, entwickelte das Analyseverfahren der Elektrophorese, das u. a. zum Nachweis von Tumorprodukten beim multiplen Myelom dient.

Leonardo da Vinci (1452–1519) hat – obwohl er kein Arzt war – aufgrund seines besonderen Interesses für Anatomie, durch Sezieren von menschlichen Leichen und künstlerischen anatomischen Darstellungen, entscheidend zum besseren Verständnis des Harnapparates beigetragen. Er widersprach der mittelalterlichen Vorstellung, daß Luft unter erhöhtem Druck zur Erektion führt und vertrat die Auffassung, daß die Erektion durch erhöhte Blutzufuhr in den Schwellkörpern ausgelöst wird.

Unter seinen Zeichnungen findet sich auch der Entwurf für ein „Erektiometer" zur Bestimmung des Erektionswinkels. *Andreas Vesalius (1514-1564)* brachte in seinem Werk „De humani corporis fabrica" eine genauere Beschreibung der Struktur und Funktion der Nieren. Er widerlegte die bis ins Altertum zurückreichende Vorstellung über die „Filterniere", demzufolge das Nierenbecken durch einen Filter in 2 Abschnitte unterteilt sei: in den oberen mündeten Arterie und Vene, im unteren Abschnitt sammelte sich der aus dem Blut filtrierte Harn (Abb. 16.3e).

Bartolomeo E. Eustachi (um 1510-1574) entdeckte die Nebennieren und beschrieb die Nierentubuli. *Caspar Bauhin (1560-1624)* berichtete über eine im Becken gelegene ektopische Niere. *William Harvey (1578-1657)* hat eine Methode zur Behandlung des Hodenkrebses durch Unterbindung des Samenstrangs beschrieben. Dadurch war er zu seiner Zeit wahrscheinlich besser bekannt als durch die Entdeckung des Kreislaufs. *Nicolaus Peterson Tulp (1593-1674)* beschrieb 1641 die Hypospadie als „coles sine urethra" (Penis ohne Harnröhre) und 1652, die heute unter Induratio penis plastica bekannte Erkrankung als „coles incurvatus". *Marcello Malpighi (1628-1694)*, Gründer der mikroskopischen Anatomie, entdeckte 1666 die Glomerula durch Injektion eines Farbstoffes in die Nierenarterie. *François de La Peyronie (1678-1747)* veröffentlichte 1743 eine Arbeit über „Gewisse Hindernisse, die den normalen Samenerguß verhindern", worin die heute unter seinem Eponym bekannte Erkrankung beschrieben wird. *Giovanni Battista Morgagni (1682-1771)* beschrieb als erster die Appendix testis und Appendix epididymis, und wies auf die Bedeutung der Prostatahyperplasie hin. Im Alter von 80 Jahren, veröffentlichte er sein berühmtes Werk „De sedibus et causis morborum", das als Grundstein der pathologischen Anatomie gilt. *Albrecht von Haller (1708-1777)* beschrieb die Rete testis und berichtete über Mißbildungen der Harnblase (Doppelblase). *Karl Freiherr von Rokitansky (1804-1878)* hat die hydronephrotische Dilatation der Niere als „Hydrops renalis" beschrieben. *Jósef Dietl (1804-1878)* beschreibt 1864 den akuten Schmerz bei der Wanderniere, verbunden mit Übelkeit und Erbrechen, nach Abklingen manchmal gefolgt von Polyurie (Dietlsche Krise). *Joseph Hyrtl (1810-1894)* fand die gefäßarme Zone der Niere, an der man sich bei der anatrophen Nephrolithotomie orientieren kann. *Rudolf Virchow (1821-1902)* erkennt 1863 zwei Gewebearten in der hyperplastischen Prostata, die er als Adenom und Myom bezeichnet.

Jean Dominique Larrey (1766-1842) hat als Militärchirurg von 1792 bis 1815 an zahlreichen Feldzügen Napoleons teilgenommen und wurde dabei mit unterschiedlichsten Verletzungen des Urogenitalapparates konfrontiert. Er führte alle zu jener Zeit üblichen Eingriffe (Steinschnitt, einschließlich Sectio alta, Kastration, Behandlung von Harnröhrenstrikturen) durch und entwickelte eigene Operationstechniken zur Behandlung der Hydrozele, Sarkozele und Blasentamponade. Machtlos stand er jedoch den Nierenverletzungen gegenüber. Larrey verwirklichte den Grundsatz einer aktiven Versorgung der Verwundeten am Schlachtfeld und deren schnellen Transport zu Feldlazaretten durch „fliegende Ambulanzen". In seinen Aufzeichnungen über den Ägyptenfeldzug berichtet er über zahlreiche Fälle von Hämaturie unter den französischen Soldaten, zweifellos oft folge einer Schistosomiasis (Abb. 16.3f). Der kleine Saugwurm, der das „ägyptische Blutharnen" verursacht, wurde von Theodor *Maximilian Bilharz (1825-1862)* in Kairo bei einer Autopsie in den Gefäßen des kleinen Beckens entdeckt (Abb. 16.4a). Die Krankheit

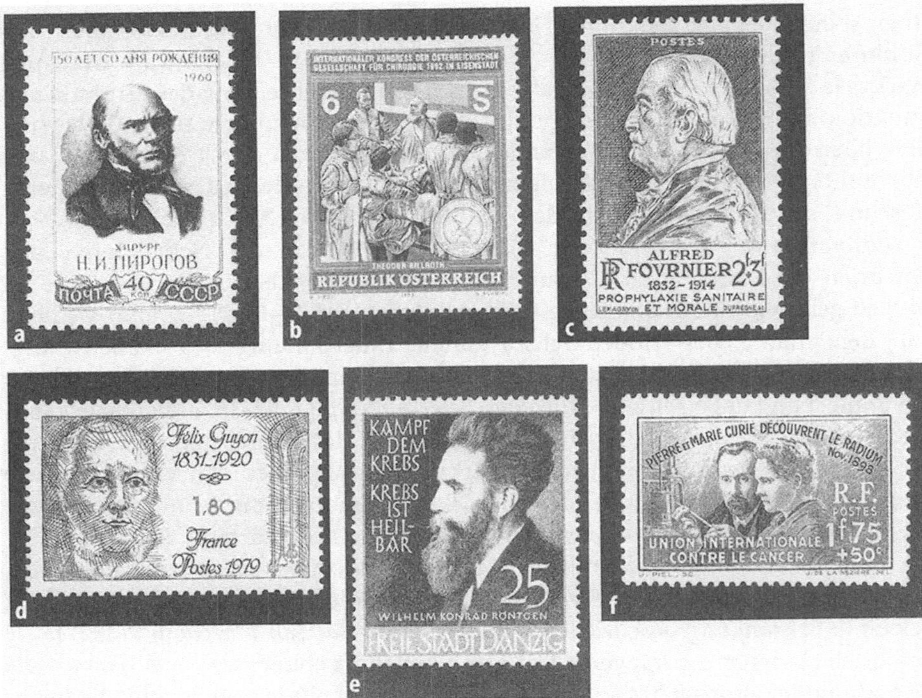

Abb. 16.4a–f. a Nikolai I. Pirogoff, **b** Theodor Billroth bei einer Operation während einer Vorlesung (Gemälde von A. F. Seligmann), **c** Alfred Fournier, **d** Félix Guyon; **e** Wilhelm Conrad Röntgen, **f** Das Ehepaar Pierre und Maria Sklodowska Curie

(Schistosomiasis) wird heute noch als Bilharziose bezeichnet. Der Parasit Schistosoma mansoni, der hauptsächlich die Niere befällt, wurde von *Piraja da Silva (1873-1961)* entdeckt.

Joseph Lister (1827-1912) machte Versuche mit Urin in Zersetzung und stellte fest, daß der Harn unter normalen Bedingungen keimfrei ist und keimfrei bleibt, wenn man ihn in Gläsern, geschützt vor Luftzutritt und Kontamination, aufbewahrt. Er entwickelte Maßnahmen zur Desinfektion und führte 1867 die antiseptische Wundbehandlung in die Chirurgie ein. Lister vertrat die Auffassung, daß sich auf der Haut, in der Umgebung der Harnröhrenöffnung, pathogene Keime befinden, deren Eindringen in den Organismus durch die intakte Harnröhrenschleimhaut verhindert wird. Daraus folgerte er, daß man durch Katheterisierung nichtkontaminierten Urin erhalten kann, wenn die Haut in der Umgebung der Harnröhrenöffnung mit einem wirksamen Antiseptikum desinfiziert wird.

Entscheidend für die Diagnose der Urogenitaltuberkulose war die Entdeckung des Tuberkelbakteriums (1882) durch *Robert Koch (1843-1910)*. *Victor Babes (1854-1915)* konnte das Bakterium erstmalig im Urin nachweisen. Ein in seiner Virulenz abgeschwächter Stamm des Mycobacterium tuberculosis wurde von *Charles Calmette (1863-1933)* und *Camille Guérin (1872-1961)* nach insgesamt 13jähriger Kulturzeit entwickelt (BCG, 1925) und zur Tuberkuloseprophylaxe eingesetzt. Mittlerweile hat sich BCG zur topischen Behandlung, insbesondere des Carcinoma in situ der Harnblase etabliert.

Nikolai I. Pirogoff (1810–1881), der als Militärchirurg an mehreren Kriegsschauplätzen tätig gewesen ist, wandte sich kategorisch gegen den transurethralen Katheterismus bei frischen Harnröhrenverletzungen mit Harnverhalt und empfahl eine temporäre Ableitung des Urins unter Umgehung der Harnröhre (Abb. 16.4a). *Theodor Chr. A. Billroth (1829–1894)* versuchte 1867 die erste geplante perineale Prostatektomie bei einem Karzinom, die er als partielle Exzision beendete. Zu einer Zeit als andere Chirurgen noch den perinealen Zugang zur Blase wählten, entfernte er 1874 bei einem Kind einen Blasentumor transvesikal auf suprapubischem Wege (Abb. 16.4b). *Alfred Fournier (1832–1914),* unter dessen Eponym die akute Gangrän des männlichen Genitale bekannt ist, führte 1907 erstmalig eine Seit-zu-Seitanastomose bei einer Verletzung des pelvinen Harnleiters durch (Abb. 16.4c). *Ernst von Bergmann (1836–1907)* führte den nach ihm und Israel benannten schrägen Flankenschnitt zur extraperitonealen Nierenfreilegung ein. Er befürwortete die Steinpyelotomie in situ nahm diesen Eingriff erfolgreich bei einem anurischen Patienten vor. *Theodor Kocher (1841–1917)* entfernte bereits 1876 eine Niere auf transperitonealem Wege durch Medianschnitt. *Edoardo Bassini (1844–1924)* führte 1882 die Fixierung der Senkniere durch Kapselnähte ein. *William S. Halsted (1852–1922)* assistierte 1904 Hugh Hampton Young bei dem erstmals durchgeführten, als „extakapsuläre" radikale perineale Prostatektomie bezeichneten Eingriff.

Thoma Ionescu (1860–1926) fixierte die Senkniere durch perforierende Nähte nach Dekapsulation der Nierenkonvexität. *Anton von Eiselsberg (1860–1930)* resezierte 1904 ein Harnblasendivertikel auf extravesikalem Wege. *August Bier (1861–1949)* führte die Rückenmarksanästhesie nach Versuchen am eigenen Körper ein. Durch Unterbindung der arteriellen Blutversorgung erzielte er in einigen Fällen eine Verkleinerung der hyperplastischen Prostata. *H. J. Pfannenstiel (1862–1909)* führte den nach ihm benannten Faszienquerschnitt zur Freilegung der Harnblase ein. *Walter Stoeckel (1871–1961)* entwickelte eine Technik zur Behandlung von tumoralen Infiltrationen und intraoperativen Verletzungen des pelvinen Harnleiters.

Eine gezielte Behandlung bakterieller Infektionen des Urogenitalapparates war erstmalig infolge der Entdeckung der Sulfonamide im Jahre 1936 durch *Gerhard Domagk (1895–1964)* möglich. Im Jahre 1941 folgte die Entwicklung der Antibiotika, beginnend mit Penicillin durch *Sir Howard Florey (1898–1945)* und *Ernest Chain (1906–1979).* Sie teilten 1945 den Nobelpreis mit *Sir Alexander Fleming (1881–1955),* der bereits 1928 die bakterizide Wirkung des Schimmelpilzes Penicillium notatum entdeckt hatte. Streptomycin, das lange Zeit breite Anwendung in der Behandlung der Urogenitaltuberkulose fand, wurde 1944 von *Selman A. Waksman (1888–1972)* entdeckt.

Félix J. C. Guyon (1831–1920), Professor für chirurgische Pathologie an der Pariser Universität und als Chirurg am Hôpital Necker, gilt als Gründer der modernen Urologie. Mit seinem Namen sind das Guyon-Symptom (ballotierende Niere) und die Guyon-Instillation von Silbernitrat in die hintere Harnröhre zur Behandlung der Gonorrhoe verknüpft. Er hat die Drei-Gläserprobe zur Differentialdiagnose der Hämaturie und die Füllungszystometrie in die Routinediagnostik von funktionellen Blasenstörungen eingeführt. Guyon gründete die Internationale Gesellschaft für Urologie und wurde zum Präsidenten des 1. Internationalen Kongresses dieser Gesellschaft gewählt, der 1908 in Paris tagte (Abb. 16.4d). *Georges J. Marion*

(1869–1943) war Professor für Urologie an der Pariser Universität und Ehrendoktor der Universität in Santo Domingo, wo das Militärhospital nach ihm benannt wurde. Er entwickelte eigene Operationsverfahren und beschrieb die im Urogramm erkennbare asymmetrische Rückstauung in den oberen Harnwegen bei Prostatakarzinom (Marion-Zeichen).

Robert C. Coffey (1869–1933) berichtete 1910 über die submuköse Harnleiter-Darmanastomose im Tierversuch. *Charles Mayo (1865–1939)* wandte diese Technik erstmalig in der Klinik an und berichtete 1912 über 3 erfolgreiche Eingriffe dieser Art bei Harnblasenexstrophie (Coffey-Mayo Operation). In Rumänien wurde die Coffey-Technik von *Nicolae Hortolomei (1885–1971)* eingeführt. Das Ileum wurde 1909 erstmalig von Schoemaker als Harnleiterersatz verwendet. Erst 1932 führte *Rudolf Nissen (1896–1981)* diese Art von Eingriff zum zweiten Mal durch, wobei er eine ausgedehnte Harnleiterstenose durch eine Ileumschlinge überbrückte. *Enrique Finochietto (1881–1948)* entwarf mehrere chirurgische Instrumente, darunter einen nach ihm benannten Blasenspreizer.

Im Jahre 1889 kündigte *Charles Edouard Brown-Séquard (1817–1894)* an, daß er eine Kur zur Verjüngung von Körper und Geist entdeckt hatte, nachdem er sich Extrakte aus Hunde- und Meerschweinchenhoden gespritzt hatte. Auch wenn seine Erwartungen wahrscheinlich nicht ganz erfüllt worden sind, wird Brown-Séquard heute als Gründer der Organtherapie und modernen Endokrinologie betrachtet.

Im Jahre 1842 beschrieb *Johann Chr. Doppler (1803–1853)* den nach ihm benannten Ultraschalleffekt. Seit dem ersten klinischen Einsatz dieses Prinzips (Satomura, 1959) hat sich die Doppler-Sonographie laufend entwickelt und findet heute breite Anwendung in der urologischen Diagnostik. Der piezoelektrische Effekt der Kristalle, aus dem sich *Ultraschalldiagnostik* und -therapie entwickelten, wurde 1880 von *Pierre Curie (1859–1906)* und seinem Bruder Jacques entdeckt.

Das *Zystoskop* wurde 1877 von seinem Erfinder *Max Nitze (1848–1906)* erstmalig dem königlichen sächsischen Landes-Medizinalkollegium in Dresden vorgelegt. Erst zwei Jahre später, nach einer Demonstration vor der K. K. Gesellschaft der Ärzte in Wien, fand die neue Untersuchungsmethode breitere Anwendung in der Praxis. Es bestand allerdings die Schwierigkeit der Benutzung eines glühenden Platindrahtes als Lichtquelle. Durch Einsatz der Mignon-Lampe als Lichtquelle – aufgrund der Erfindung der Kohlenfadenlampe von *Thomas Alva Edison (1847–1931)* – „ist das Kystoskop aus einem complicirten, technisch schwierigen, kostbaren Instrument mit einem Schlage ein einfach zu handhabendes, wohlfeiles geworden".

Am 8. November 1895 entdeckte der Physiker *Wilhelm Conrad Röntgen (1845–1923)* in seinem Würzburger Labor bisher noch unbekannte Strahlen, X-Strahlen, wie er sie in seiner vorläufigen Mitteilung „Über eine neue Art von Strahlen" bezeichnete (Abb. 16.4e). In den folgenden Jahren wurden die nach ihrem Entdecker benannten Röntgenstrahlen zu den verschiedensten diagnostischen und therapeutischen Zwecken genutzt. Sie erlaubten neue Einblicke in den menschlichen Körper; Nieren und ableitende Harnwege konnten erstmals ohne Skalpell dargestellt werden. Die Patentierung seiner Entdeckung lehnte Röntgen ab, da er die Nutzung, v.a. in der Medizin nicht behindern wollte. Für seine Entdeckung wurde Röntgen 1901 mit dem ersten Nobelpreis für Physik ausgezeichnet. Zu den ersten, die Röntgenbilder machten, kann man *Nikola Tesla (1856–1943)* zählen. Er kam auch auf die Idee des rotatorischen Magnetfeldes, das Anwendung in der Magnetresonanztomographie fand.

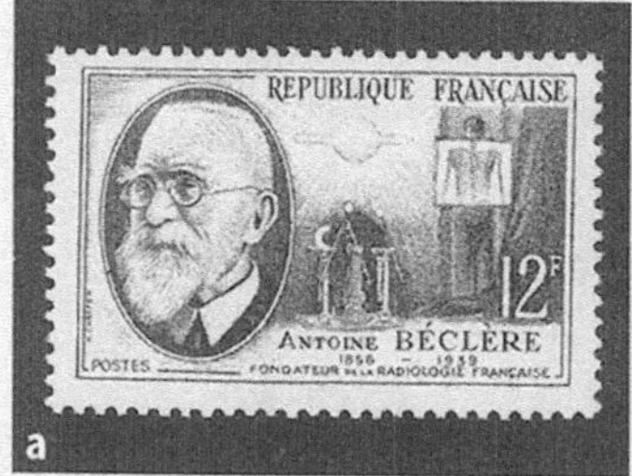
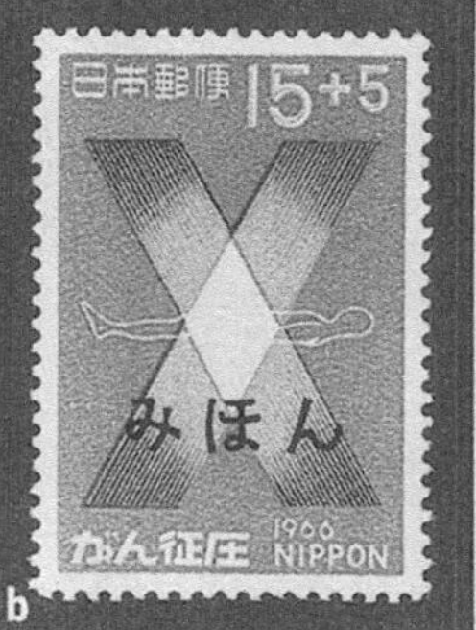
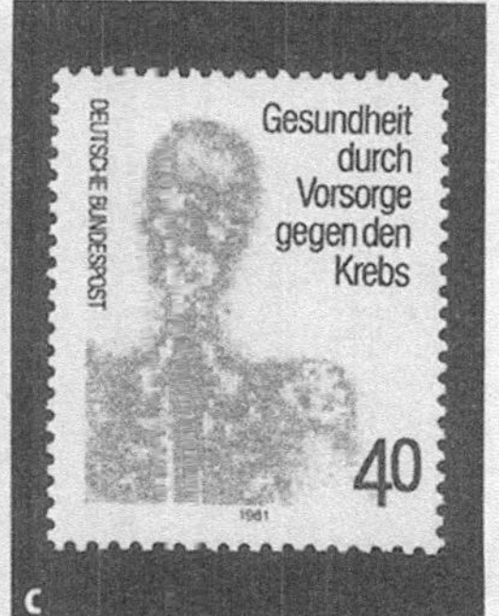
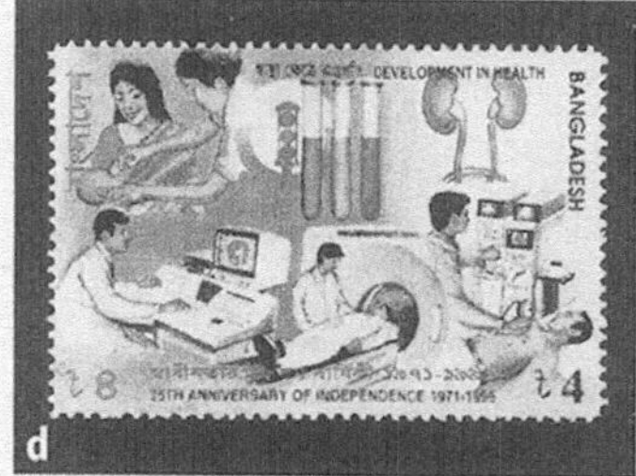
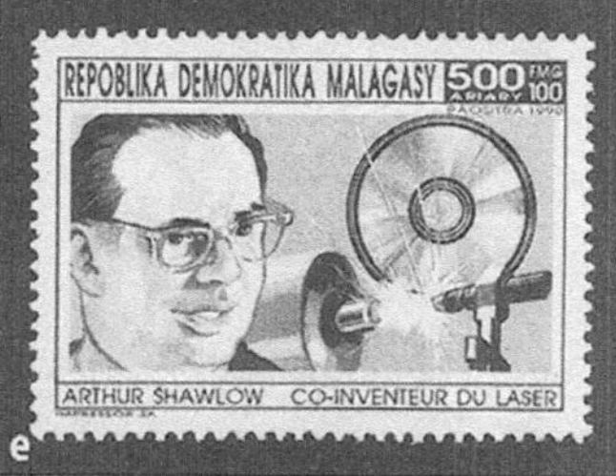

Abb. 16.5a–f. a Antoine Béclère, b Systemische Radiotherapie, c Nuklearmedizinischer Nachweis von Knochenmetastasen, d Computertomographie, e Arthur E. Schawlow, Erzeugung von Laser, f Georg Haas

Antoine Henri Becquerel (1852–1906) stellte 1896 fest, daß von Uransalzen Strahlen bisher unbekannter Art ausgehen. Die Eheleute *Pierre Curie* und *Maria Sklodowska Curie (1867–1934)* versuchten, diesem Phänomen auf die Spur zu kommen und fanden zunächst heraus, daß die Ursache für die Eigenschaft der spontanen Radioaktivität im Uranatom begründet liegt. Nach jahrelanger mühsamster Arbeit entdeckten sie die radioaktiven Elemente Polonium und Radium (Abb. 16.4f). Der Physiknobelpreis 1903 ging zur Hälfte an das Ehepaar Curie, die andere Hälfte erhielt Becquerel. *Antoine Béclère (1856–1939)* gelang es 1916, einen Patienten mit retroperitonealen Lymphknotenmetastasen nach Orchiektomie wegen Seminoms durch Applikation von „paquets de radium" zu heilen (Abb. 16.5a). Es war die erste *systemische Radiotherapie* (Abb. 16.5b) Im Laufe der Jahre wurden natürliche und künstliche *Radionuklide* in zunehmendem Maße für medizinische Zwecke genutzt. Nuklearmedizinische Diagnostik und Behandlung gehören heute zum Armamentarium der modernen Urologie (Abb. 16.5c). Bemerkenswerte Stationen der jüngeren Geschichte sind *Computertomographie* (Abb. 16.5d), *Kernspintomographie* (die mit Magnetfeldern, also „röntgenfrei" arbeitet) und *computergesteuerte Bestrahlungsplanung*.

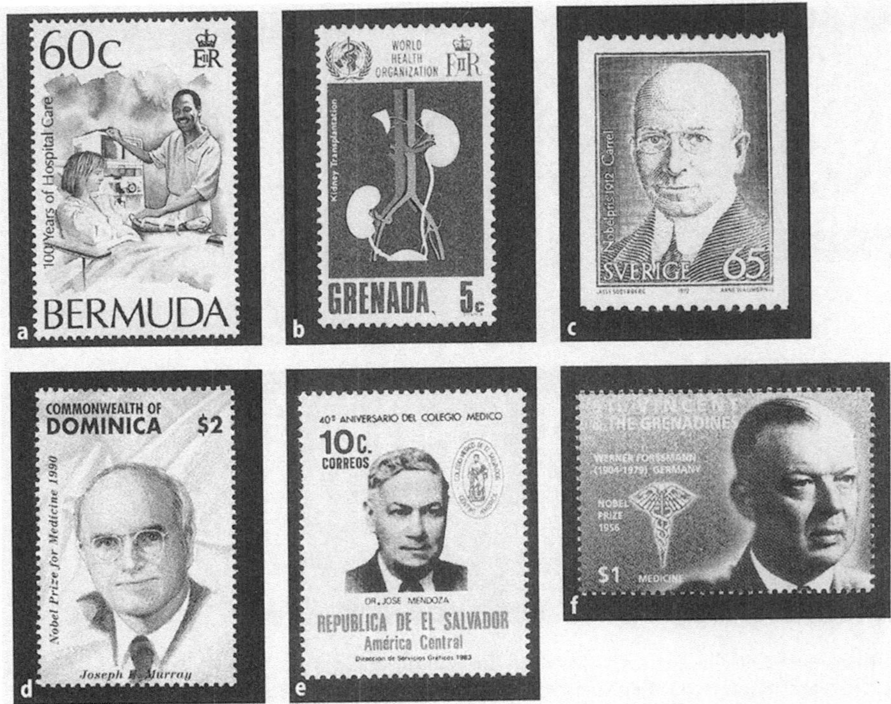

Abb. 16.6a–f. a Patientin an der künstlichen Niere, **b** Situs nach Nierentransplantation, **c** Alexis Carell, **d** Joseph E. Murray, **e** José Mendoza y Logotipo, **f** Werner Forssmann

Der *Laserstrahl,* dessen Entwicklung zur Lasertherapie führte, wurde von *Charles H. Townes (1915)* und *Arthur L. Schawlow (1921)* erfunden (Abb. 16.5e).

Der erste Versuch einer „Blutwäsche" wurde 1924 von *Georg Haas (1886–1971)* in Gießen an einem jugendlichen Patienten im urämischen Stadium durchgeführt. Der Versuch dauerte nur 15 min und verlief komplikationslos. Hämodialysen „größeren Stils" erfolgten zu Beginn des Jahres 1928 und bestätigten die künftige Stellung der Hämodialyse als „entgiftende Methode" (Abb. 16.5f). Daraufhin vergingen noch einige Jahre, bis W. J. Kolff am 11. September 1945 seine erste *Hämodialyse* mit Hilfe einer rotierenden Trommelniere durchführte und das Leben einer Patientin mit akuter Niereninsuffizienz rettete. Obwohl die heute verwendeten künstlichen Nieren hochtechnisierte Verbesserungen der Kolff-Niere sind, ist die Dialyse teuer und für den Patienten belastend (Abb. 16.6a). Eine Alternative ist die *Nierentransplantation* (Abb. 16.6b). Die operativen Voraussetzungen für die Nierentransplantation wurden zu Beginn dieses Jahrhunderts durch die von *Alexis Carell (1863–1974)* und Charles-Claude Guthrie entwickelte Technik der Gefäßnaht geschaffen. Sie ermöglichte ihnen die erfolgreiche Transplantation der Niere und anderer Organe im Tierversuch. Für diese Arbeiten erhielt Carrel 1912 den Nobelpreis für Physiologie und Medizin (Abb. 16.6c). Erst viele Jahre später, 1936, transplantierte der Russe Serge Woronow einer Patientin mit Niereninsuffizienz eine menschliche Leichenniere. Nach der Operation lebte die Patientin nur noch 3 Tage. Ein erster Langzeiterfolg wurde von *Joseph E. Murray (1919),* J. P. Merrill und J. H. Harrison 1954 in Boston durch die Transplantation einer Niere von einem eineiigen Zwilling zum anderen wegen terminaler Niereninsuffizienz erzielt (Abb. 16.6d). Weitere Nierentransplantationen beim Menschen in den 50er Jahren, mit Ausnahme von Transplantationen zwischen eineiigen Zwillingen, scheiterten jedoch nach relativ kurzer Zeit wegen akuter Abstoßungsreaktion. *Peter B. Medawar (1915–1987)* und *MacFarlane Burnet (1899–1995)* gelang es nachzuweisen, daß die Mißerfolge auf spezifische immunologische Abwehrreaktionen des Empfängers gegenüber dem Transplantat zurückzuführen sind. Erst nach der Einführung von Immunsuppresiva wurde die Nierentransplantation zu einem realistischen Behandlungsverfahren mit guten Langzeitergebnissen.

Abschließend seien noch einige Urologen aus der jüngeren Zeit erwähnt, deren Porträt auf Briefmarken, Ganzsachen oder Sonderstempeln erscheint: *Ali Bey Ibrahim (1880–1947)*, Professor für Chirurgie an der Universität Kairo, Vizepräsident der Internationalen Gesellschaft für Chirurgie, 1940 zum Gesundheitsminister ernannt; *José Mendoza y Logotipo (1887–1951)*, Leiter der urologischen Abteilung am Rosales-Hospital, Gründer der Urologischen Gesellschaft von El Salvador, Mitbegründer des Colegio Medico (Abb. 16.6e); *M. Popescu-Buzeu (1901–1991)*, Mitbegründer der Medizinischen Vereinigung des Balkans; *Werner Forssmann (1904–1979)*, Nobelpreis für Medizin 1956 mit A. F. Cournand und D. W. Richards für ihre Entdeckungen zur Herzkatheterisierung und zu krankhaften Veränderungen im Kreislaufsystem (Abb. 16.6f); *Theodor Burghele (1905–1977)*, Gründer der modernen Urologie in Rumänien, Leiter der chirurgisch-urologischen Universitätsklinik und Rektor des medizinisch-pharmazeutischen Instituts der Universität Bukarest, Gesundheitsminister, Mitglied der französischen Akademie für Chirurgie; *Mandel Tabakow Hidal (1915–1979)*, Leiter der urologischen Klinik der Medizinischen Fakultät São Paulo, danach Direktor des Albert-Einstein-Krankenhauses für klinische und chirurgische Urologie São Paulo, Brasilien; *Juscelino Kubitschek de Oliveira (1902–1976)*, frühzeitig an Politik interessiert, Abgeordneter und später, Staatspräsident von Brasilien.

Der Philatelie zuliebe wechselte ein Urologe sogar seinen Beruf. *Antonio Roig Soler (1889–1970)*, in Spanien geboren, praktizierte zunächst als Urologe in Barcelona. Er machte sich einen Namen als Philatelist, gab infolgedessen seine Praxis auf und eröffnete ein gut gehendes Briefmarkengeschäft.

Literatur

1. Ballenger EG, Frontz WA, Hamer HG, Bransford, L (1933) History of Urology Vol I, II. Williams & Wilkins Comp, Baltimore
2. Bloom DA, McGuire EJ, Lapides J (1994) A brief history of urethral catheterization. J Urol 151:317–325
3. Dietrich HH (1985) Kleine Geschichte der Urologie – Eine philatelistische Betrachtung. Akt Urol 16: 215–217
4. Eknoyan G, DeSanto NG, Capasso G, Massry SG (1994) History of Nephrology. Karger, Basel
5. Eknoyan G, Marketos SG, DeSanto HG, Massry SG (1997) History of Nephrology Vol 2. Karger, Basel
6. Furukawa A (1994) Medical history through postage stamps. Ishiyaku Euro America St. Louis, Il Tokyo

7. Garrison FH (1924) An introduction to the history of medicine, 3rd ed. W. B. Saunders, Philadelphia
8. Heilbronner E, Miller Fa (1998) A philatelic ramble through chemistry. Helvetica Chimica Acta, Basel
9. Herman JR (1973) Urology. A view through the retrospectroscope. Harper & Row, New York Evanston San Francisco London
10. Hirsch A (1962) Biographisches Lexikon der hervorragenden Ärzte aller Zeiten und Völker. Urban & Schwarzenberg, München Berlin
11. Hoberman JM, Yesalis CE (1995) The history of synthetic testosterone. Sci Amer Febr:60
12. Mattelaer JJ (1994–1998) de Historia Urologiae Europaeae Vol. 1–5. Groeninghe Drukkerij, Kortrik
13. Mauermayer W, Schultze-Seemann F (Hrsg) (1979) Deutsche Gesellschaft für Urologie 1907–1978. Eröffnungsreden der Präsidenten 1.–30. Kongreß. Springer Berlin Heidelberg New York
14. Murphy LJT (1972) The History of Urology. Charles C Thomas, Springfield, Illinois
15. Nitze M (1889) Lehrbuch der Kystoskopie. Bergmann, Wiesbaden
16. Norman JM (1991) Morton's Medical Bibliography. Scolar Press, Hants, England
17. Richter AG (1791–1796) Chirurgische Bibliothek, Bd. 1–15, Göttingen
18. Rugendorff EW, Wilson T (1997) The history of urology on postage stamps and cancellations. J Urol 158:1335–1339
19. Schott H (1993) Die Chronik der Medizin. Chronik, Dortmund
20. Terassaki PI (1991) History of Transplantation. Thirty-Five Recollections. UCLA Tissue Typing Laboratory, Los Angeles
21. Wallossek R (1991–1994; 1998) Ärztliches Raritätenkabinett – Alle Ärzte dieser Welt, Teil 1–4, 6, 8. Wallossek, Odenthal
22. Wertshub LP (1970) Urology – From Antiquity to the 20th Century. Warren H Green St.Louis, Missouri
23. Wilson T, Rugendorff EW (1994) Steinschnitt, Urologie und Philatelie. Urologe B 34:289–292

Nobelpreisträger in der Urologie

17

R. M. E. ENGEL, W. W. SCOTT, M. C. TRUSS

„*What have you discovered today?*"

(D. Phemis

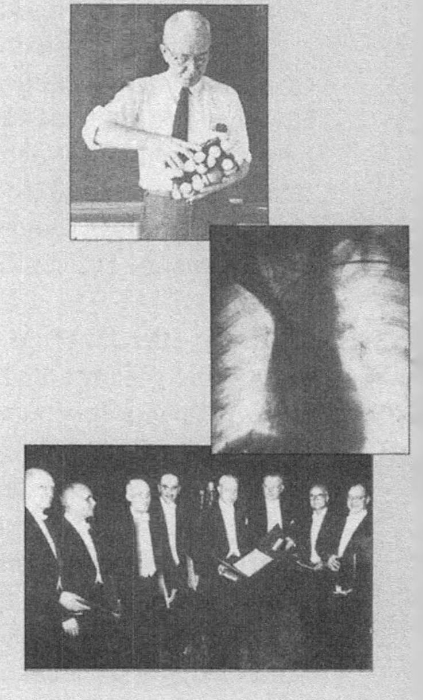

Charles Brenton Huggins (1901–1997) –
Nobelpreis für Medizin und Physiologie 1966

„Discovery is our business." Wenn man nach dem Ursprung dieses Ausdrucks sucht, stößt man auf Dallas Phemister, den ersten Direktor der Chirurgie in Chicago und Huggins' ersten Chef, der den berühmten Ausspruch „What have you discovered today?" prägte.

An der jungen und aufstrebenden Universität herrschte ein Klima, das Entdeckungen und Innovationen förderte, getreu der Leitvision des ersten Universitätspräsidenten William Rainey Harper: „It is proposed in this institution to make the work of investigation primary, the work of giving instruction secondary".

In einer solchen Atmosphäre begannen junge Professoren wie Charles Huggins, Lester Dragstedt, Percival Bailey, Edward Compere, Alexander Brunswig u.a. ihre Arbeit und zeigten, daß Harper's Leitgedanke korrekt war.

Charles Brenton Huggins wurde am 2. September 1901 in Halifax, Neu Schottland, als ältester Sohn des Apothekers Charles Edward Huggins und dessen Ehefrau Bessie Maria Spencer geboren. Er besuchte die öffentlichen Schulen in Halifax und ging anschließend auf das Acadia College in Acadia, Neu Schottland.

1920 erhielt er von dort seinen Collegeabschluß. Er besuchte anschließend die Harvard Medical School, wo er der jüngste Student seines Jahrganges war und graduierte dort 1924. Das Internship sowie den Beginn der Facharztausbildung absolvierte er an der University of Michigan Hospital bis 1926. Während seines Internships begegnete er auch seiner zukünftigen Ehefrau Margaret Wellman.

Die weitere chirurgische Ausbildung führte er unter Frederick A. Koller fort. Er plante zu dieser Zeit eine Karriere in der Allgemeinchirurgie. Damals bekam er von Dallas Phemister, dem Gründer der Chirurgie, an der Universität das Angebot, dort Forschungsassistent zu werden. Nur die allerwenigsten hätten allerdings zu diesem Zeitpunkt seine bemerkenswerte Laufbahn voraussagen können.

Nur wenig später wurde ihm die Leitung der Urologischen Abteilung angetragen. Obwohl er niemals eine spezialisierte urologische Ausbildung erhalten hatte, nahm Huggins das Angebot an, kaufte sich E. Keyes's „Textbook of Urology", das er innerhalb von wenigen Wochen auswendig lernte und entdeckte die Urologie als seine Berufung, insbesondere im Bereich der wissenschaftlichen Forschung.

1929 wurde Dr. Huggins zum Assistant Professor, 1933 zum Associate Professor und 1936 zum Full-Professor ernannt. 1933 erhielt er die amerikanische Staatsbürgerschaft.

In den 50er Jahren gab er nach und nach seine chirurgische Tätigkeit auf, widmete seine gesamte Zeit der Forschung und wurde zum *William B. Ogden Distinguished Service Professor* an der Universität von Chicago ernannt. In dieser Position war Charles Huggins einer der ersten acht Fakultätsmitglieder.

Der Kliniker Huggins drückte sich häufig einsilbig aus und, wie sich W. W. Scott erinnert, dieses durchaus zur Belustigung von Patienten und Freunden. Es ist überliefert, daß er zu einem Patienten mit einem obstruktiven Harnleiterstein sagte: „Stone. We fix. Nick in skin. Stone on shelf. Pain gone."

Trotz seiner vielen Fähigkeiten und Neigungen war Huggins am besten wegen seiner Forschung bekannt. Schon sehr früh in seiner Karriere fiel er durch seine Neugier, Kreativität und – ganz altmodisch – harte Arbeit, oft auch mit einem feinen Humor gepaart, auf.

Seine erste größere Forschungstätigkeit befaßte sich mit der Transformation von Bindegewebe zu Knochen; in einem Tierversuch nähte er einfach das Blasenepithel an die Rektusfaszie an. Dieses Verfahren wurde von einem seiner Schüler auch scherzhaft der „umgekehrte Neuhoff-Patch" genannt. Einmal kreierte er einen solchen Patch in P-Form für seinen Chef, Professor Phemister, der ursprünglich den Versuchsansatz beschrieben hatte. „Es war die erste Entdeckung und Beschreibung eines induzierten Übergangs einer Zellart in eine andere" schrieb Huggins und merkte weiter an: „Der eigentliche Wert dieses spektakulären Experimentes war das Heranführen eines jungen Praktikanten (Huggins) an die Freude der Entdeckung und die aufregende Welt der Forschung".

Später konnte er erstmals den Einfluß der Körpertemperatur auf die Fähigkeit gelben Knochenmarks zur Hämatopoese zeigen. Hierzu verpflanzte er Mark aus dem Schwanz einer Ratte in das Abdomen. Die Knochenmarkforschung brachte ihm letztlich eine von drei Goldmedaillen der American Medical Association ein.

Als Huggins von seinen Patienten über die eigentliche Funktion der Prostata befragt wurde, realisierte er, daß es hierzu, wie auch über die Erkrankungen der Drüse, nur wenige Untersuchungen gab. Er nahm dieses zum Anlaß, zusammen mit seinen Schülern Clarence V. Hodges und William Wallace Scott, in den späten 30er Jahren die Beziehungen zwischen dem endokrinen System und der Funktion der Prostatadrüse, wie auch die Kontrolle des inoperablen Prostatakarzinoms, zu untersuchen.

Ihre Untersuchungen zeigten, daß durch eine Blockierung der Testosteronwirkung durch Kastration oder die Gabe von Östrogenen eine Regression von Prostatakarzinomen erreicht werden konnte [1]. Die damalige Standardtherapie der subvesikalen Obstruktion bei Prostatakarzinom war die transurethrale Resektion. Die Schmerzkomponente wurde durch Bestrahlung der Nervenwurzeln oder durch die Gabe von Alkaloiden behandelt. Die durch den Hormonentzug eingeleitete Regression des Prostatakarzinoms, und im besonderen der Rückgang der Schmerzsymptomatik, war sehr oft äußerst spektakulär und wurde häufig innerhalb einiger Tage, gelegentlich auch innerhalb einiger Stunden, beobachtet. Vier von 21 seiner initialen Patienten, die durch Hormonentzug behandelt wurden, konnten ein aktives Leben für mehr als 12 Jahre führen; ein Behandlungsergebnis, das bis dahin vollkommen unbekannt war, aber heute von der hormonellen Therapie allgemein erwartet wird.

„Die Menschheit schuldet Charles Huggins großen Dank" schrieb 1995 der ehemalige Direktor des Pharmakologischen Instituts an der Johns Hopkins Universität und ehemaliger Student und Mitarbeiter von Charles B. Huggins, Professor Paul Talalay. „Die Vorzüge dieser Behandlung und die Linderung des Leidens, die diese neue Behandlung vielen älteren Männern gebracht hat, kann nicht genug betont werden, da der Prostatakrebs einer der häufigsten bösartigen Erkrankungen des Mannes ist."

In einer kürzlichen Würdigung des Lebens und Wirkens von Charles B. Huggins sagte Paul Talalay: „Im Oktober 1966 erhielt Charles Huggins die höchste Auszeichnung in der wissenschaftlichen Welt, den Nobelpreis für Physiologie und Medizin (zusammen mit dem Virologen Peyton Rous). Der Nobelpreis würdigt die Bedeutung von Huggins's Arbeiten über einen Zeitraum von 25 Jahren, die die Beziehungen zwischen Hormonen und dem Wachstum von Prostatakarzinom identifizierten.

Seine Arbeiten beeinflußten weltweit andere Wissenschaftler und deren Untersuchungen über das Verhalten von Krebszellen. Zum erstenmal bestand nun Hoffnung bei metastasierten Krebserkrankungen, die nicht chirurgisch oder durch Bestrahlung vernichtet werden konnten."

Seine Entdeckung hat jedoch weitreichende Bedeutung über das Prostatakarzinom hinaus. Wie Talalay bemerkte „wurde eine Ära der rationalen Chemotherapie von Krebserkrankungen eröffnet. Zum ersten Mal wurde durch den Nachweis, daß Patienten mit metastasiertem Karzinomleiden durch einen Eingriff in die endokrine Regulation geholfen werden konnte, ein deutlicher Hoffnungsschimmer in der Behandlung von Patienten mit Karzinomatosen sichtbar."

Huggins verlagerte seine Interessen mehr und mehr von der klinischen Urologie zur Grundlagenforschung. 1951 konnte er demonstrieren, daß Brustkrebs, der damals häufigste Krebs bei Frauen ebenso wir Prostatakrebs von spezifischen Hormonen abhängig ist, und daß ein fortgeschrittener Brustkrebs durch die Entfernung der Entstehungsorgane der Hormone, der Ovarien und der Nebennieren, positiv beeinflußt werden konnte. Auch konnte Huggins schon 1945 zeigen, daß die Nebennieren Produktionsstätten sowohl von männlichen als auch weiblichen Geschlechtshormonen sind.

30–40% der Frauen mit fortgeschrittenem Brustkrebs sprachen auf eine solchen Behandlung an, da aber keine Methode zur Verfügung stand, die voraussagen konnte, welche Patientinnen von einer endokrinen Therapie profitieren würden, überzeugte Huggins seinen Kollegen Elwood Jensen von den Ben May-Laboratorien, eine Methode zur Identifikation von Östrogen-Rezeptoren zu entwickeln, die als prognostische Marker für ein Ansprechen auf die Therapie genutzt werden konnten. Heutzutage werden Brustkrebse als Östrogenrezeptor positiv oder negativ klassifiziert; diese Klassifikation stellt einen wichtigen prognostischen und therapeutischen Marker dar.

Die Forschungsarbeiten wurden zu dieser Zeit durch das Fehlen eines experimentellen Modells zum Studium des Wachstums und der Behandlung von malignen Brusttumoren behindert. Durch die Injektion eines aromatischen polyzyklischen Hydrocarbons (DMBA) bei weiblichen Ratten konnte er Brustkrebs induzieren und weiterhin demonstrieren, daß diese hormonabhängigen Tumoren durch eine Veränderung des hormonellen Gleichgewichtes im Wachstum angeregt oder behindert werden konnten. Dieses Modell erwies sich als außerordentlich hilfreich und wurde allgemein schnell anerkannt, so daß heute von einem „Huggins-Tumor" gesprochen werden kann, der das am besten untersuchte humane Brustkrebsmodell darstellt.

Um 1950 herum zog Huggins viele erfolgversprechende junge Nachwuchsforscher an, konnte ihnen jedoch keine adäquaten akademischen Positionen anbieten. Deshalb wandte er sich an den Rektor der Universität, R. Wendell Harrison, und diskutierte mit ihm seine Idee eines Krebsforschungslaboratoriums als eigenständige Abteilung.

Schon in der Mitte der 40er Jahre wurde Huggins von dem in Alabama ansässigen Geschäftsmann Ben May angesprochen, der ihn fragte, „ob es für einen amerikanischen Philantropen opportun" sei, die Krebsforschung im Britischen Empire zu unterstützen. Huggins bejahte diese Frage, allerdings nicht ohne hinzuzufügen: „im übrigen wären einige amerikanische Laboratorien ebenso dankbar".

Nach der Unterredung zwischen Huggins und dem Rektor Harrison reiste einer der Aufsichtsratmitglieder der Universität mit Huggins nach Alabama, wo Ben May eine Förderung des „Ben May-Laboratory for Cancer Research" zusagte. Das Laboratorium wurde dann 1951 mit Charles B. Huggins als erstem Direktor eröffnet, eine Position, die er bis 1969 innehatte als er von seinem Kollegen Elwood Jensen abgelöst wurde. Der Name des Labors wurde schließlich in „Ben May Institute for Cancer Research" geändert, um zu unterstreichen, daß jedes Fakultätsmitglied für unabhängige Forschungsprojekte verantwortlich war.

In diesen neuen Laboratorien entwickelte er u.a. das Konzept von chromogenen Substraten; hierbei handelt es sich um Substanzen, die es nach Spaltung durch bestimmte Enzyme den Wissenschaftlern erlauben, die Aktivität dieser Enzyme durch Farbumsprung zu messen. Weiterhin schloß er an frühe Arbeiten aus den späten 20er Jahren an: Dr. Huggins trug dazu bei, Substanzen zur Förderung der Knochenbildung zu entdecken. Diese Knochenwachstumsfaktoren werden nach wie vor aufgrund ihrer Bedeutung in der Orthopädie, der rekonstruktiven Chirurgie und der Zahnheilkunde untersucht.

Dr. Huggins wurde mit mehr als 100 Auszeichnungen und Ehrendoktorwürden bedacht. Neben dem Nobelpreis von 1966 wurden ihm u.a. die Mitgliedschaft in der National Academy of Sciences 1949, der Orden „Pour Le Merit" der Bundesrepublik Deutschland 1958, die Mitgliedschaft in der American Philosophical Society 1962

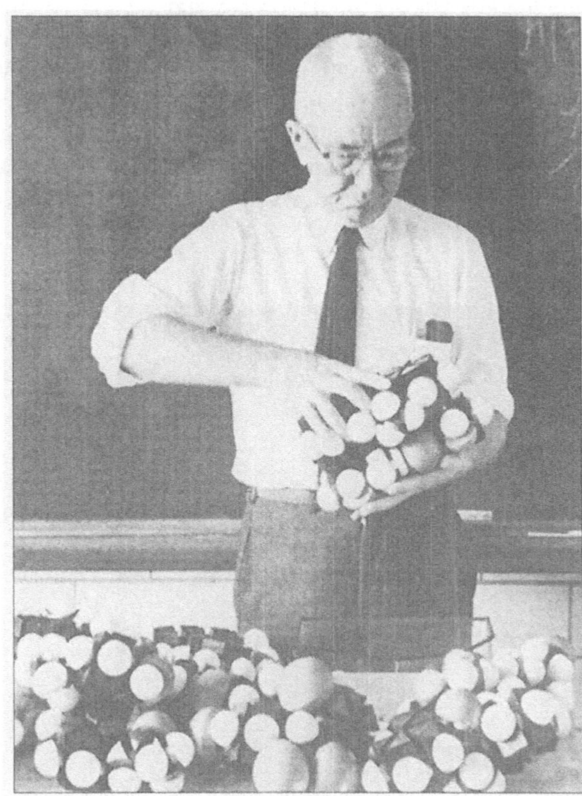

Abb. 17.1. Charles B. Huggins (1901–1997)

und die Kanzlerschaft in seiner Alma Mater Acadia University (1972–1979) zuerkannt.

Charles Brenton Huggins starb am 12. Januar 1997 im Alter von 95 Jahren in seinem Heim in Hyde Park als letzter der ursprünglichen 8 Fakultätsmitglieder der Medizinischen Fakultät der University of Chicago (s. auch Abb. 17.1).

Werner Forssmann (1904–1979) – Nobelpreis für Medizin und Physiologie 1956

Werner Forssmann wurde 1904 geboren und studierte Medizin an der Berliner Charité. Schon früh faszinierten ihn die Arbeiten der französischen Physiologen Bemard, Chaveau und Marey. Sein ursprünglicher Berufswunsch war Internist, allerdings wurde seine Bewerbung im Berliner Moabit Hospital abgelehnt. Er nahm deshalb zunächst eine Assistenzarztposition in Gynäkologie und später in der Chirurgie im Krankenhaus Eberswalde an.

Dort trug er sein Anliegen, den Herzkatheterismus als Selbstversuch mit einem Ureterkatheter durchzuführen seinem Chef Sanitätsrat Dr. Richard Schneider vor, der allerdings einen solchen Versuch kategorisch ablehnte und verbot. Im Sommer 1929 setzte sich Forssmann allerdings über dieses Verbot hinweg. Zur Durchführung des Versuches brauchte er allerdings die Hilfe einer weiteren Person. Er weihte deshalb eine besonders vertrauenswürdige Krankenschwester in seine Planungen ein. Diese ging davon aus, daß sie die Versuchsperson sein sollte. Nachdem die Vorbereitungen abgeschlossen waren, band er sie auf dem Operationstisch fest, damit sie ihn bei seinem ursprünglichem Plan, den Versuch an sich selbst durchzuführen, nicht hindern konnte. Forssmann führte daraufhin den Selbstkatheterismus nach Lokalanästhesie seiner linken Fossa cubitalis durch. Anschließend ging er mit dem bis in das rechte Herz vorgeschobenen Ureterkatheter in die Röntgenabteilung im Untergeschoß des Krankenhauses zu Dr. Romeis, der die ersten Röntgenaufnahmen machte (Abb. 17.2).

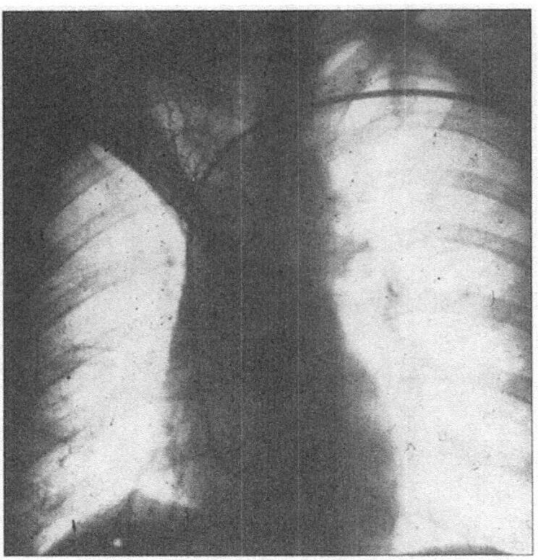

Abb. 17.2. Röntgen-Thoraxaufnahme von Werner Forssmann mit dem bis in die rechte Herzkammer vorgeschobenen Ureterkatheter

Diese klassischen Bilder wurden damals in der angesehen Fachzeitschrift „Klinische Wochenschrift" veröffentlicht [2]. Die Bedeutung seiner bis 1932 insgesamt 9 Selbstversuche wurde zunächst in Deutschland nicht erkannt. Erst später wurden seine bahnbrechenden Arbeiten in den USA wiederentdeckt. Er wurde durch die Entwicklung der revolutionären Methode des Herzkatheterismus zu einem der Gründungsväter der modernen Kardiologie und Herzchirurgie.

Darüber hinaus hat er die damals noch in den Anfängen steckende Röntgenkontrasttechnik (z.B. zur Darstellung der Herzkammern und der Lungengefäße) angewandt, weil er, wie er bereits im letzten Satz seiner ersten Arbeit in der „Klinischen Wochenschrift" im Jahre 1929 schrieb, der Auffassung war: „Zum Schluß möchte ich darauf hinweisen, daß die von mir angewandte Methode zahlreiche Ausblicke auf neue Möglichkeiten für Stoffwechseluntersuchungen und Untersuchungen der Herztätigkeit eröffnet, denen ich bereits nachgehe" [2].

Forssmann war der festen Überzeugung, daß ihm mit diesem geglückten Versuch die akademische Laufbahn offenstünde.

Er bewarb sich an der chirurgischen Klinik der Charité, sein damaliger Chef Professor Ferdinand Sauerbruch stand seinen Arbeiten allerdings extrem skeptisch gegenüber. Ihm wird das Zitat zugeschrieben: „Mit einer solchen Arbeit habilitiert man sich in einem Zirkus und nicht an einer anständigen Klinik". Forssmann mußte die Charité verlassen und arbeitete zunächst als chirurgischer Assistenzarzt am Städtischen Krankenhaus in Mainz.

Im Herbst 1933 eröffnete der Sauerbruchschüler Karl Heusch die erste und damals einzige urologische Fachabteilung an einem städtischen Krankenhaus Berlins im Virchow-Krankenhaus. Heusch bot Forssmann eine Oberarztposition an, die er nach anfänglichem Zögern annahm. Während dieser Zeit entstanden zahlreiche Arbeiten zur Nieren-, Harnblasen- und Prostatachirurgie.

Durch Heusch kam Forssmann oft mit dessen Lehrer Otto Ringleb in Berührung. Dieser Nietze-Schüler hatte die Urologie entscheidend gefördert. Nach 1933 brachen, aufgrund des hohen Anteils jüdischer Fachärzte in der Urologie, zunächst alle urologischen, wissenschaftlichen Gesellschaften in Deutschland zusammen. Mit großer Mühe bauten deshalb Ringleb und Heusch zunächst die Berliner Urologische Gesellschaft wieder auf und gründeten danach die Deutsche Gesellschaft für Urologie neu, die 1936 ihren ersten Kongreß in Eisenach abhielt, auf dem Forssmann ein Grundsatzreferat hielt.

Da Forssmann eine chirurgische Chefarztposition anstrebte, wechselte er 1936 nach abgeschlossener urologischer Ausbildung nach Dresden an die damals größte chirurgische Klinik Deutschlands von Professor Fromme.

1938 wurde er vom damaligen Reichsärzteführer an die Dritte Chirurgische Universitätsklinik im Robert-Koch-Krankenhaus in Berlin versetzt. 1939 wurde er zu einer Reserveübung einberufen, aus der heraus dann der 2. Weltkrieg begann. Vom ersten Kriegstage an diente Werner Forssmann bis zum Ende des Krieges als Feldarzt in Polen, Rußand und Norwegen. Als Stabsarzt geriet er in amerikanische Gefangenschaft, wurde 1946 entlassen und ließ sich in Wambach, Schwarzwald, mit seiner Ehefrau Elsbeth, der ersten Urologin Deutschlands, nieder. 1950 wurde ihm die Leitung der Urologischen Abteilung der Diakonieanstalt in Bad Kreuznach übertragen, wo ihn 1956 die Nachricht von der Verleihung des Nobelpreises erreichte (s. auch Abb. 17.3).

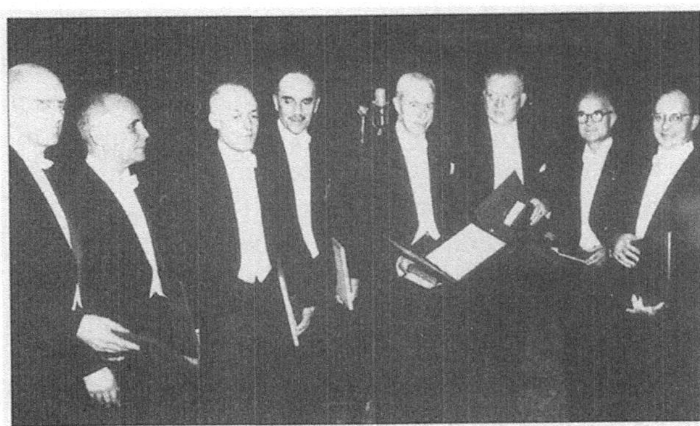

Abb. 17.3. Werner Forssmann (3. von rechts) im Kreise der Nobelpreisträger für Physik, Chemie und Medizin nach der Verleihung

1958 wurde er zum Chefarzt der chirurgischen Abteilung am Evangelischen Krankenhaus in Düsseldorf gewählt, wo es bis zu seiner Pensionierung 1970 wirkte.

Es bleibt merkwürdig, daß mitten im Kriege 1941 Cournand in Frankreich und Richards in den USA nach 10 Jahren wieder die Aufmerksamkeit auf Forssmanns Pionierarbeit lenkten, eine Aufmerksamkeit, die ihm zu Hause verwehrt worden war. Es waren dann die späteren Nobelpreisträger, die in ihren Arbeiten auf die Pionierleistung von Forssmann verwiesen. Auch in England wurden seine Arbeiten nach dem Kriege anerkannt: So wurde er von dem damals führenden britischen Kardiologen Mitchell zu einem Vortrag nach London eingeladen.

In den letzten Jahren seines Lebens hat sich Forssmann mehr und mehr mit allgemeinen, ärztlich-ethischen Fragen beschäftigt. So nahm er mehrfach zur Euthanasie Stellung, v.a. aber auch zu den erregt diskutierten Fragen um die Herztransplantation, die er kompromißlos ablehnte, was bei seiner ansonsten fortschrittlichen Denkweise erstaunlich war. Ausschlaggebend waren für ihn hierbei die damals ungelösten ethischen und immunologischen Fragen der Transplantationschirurgie.

Werner Forssmann war sowohl ein herausragender Klinker als auch ein Wissenschaftler von Rang, der eine neue Ära in der Medizin eröffnete. Er war bereits in jungen Jahren ein „Originator", wie ihn 1941 Cournand und Richards bezeichneten, und seine nicht einmal zweieinhalb Seiten lange Arbeit „Die Sondierung des rechten Herzens" in der „Klinischen Wochenschrift" vom 5. 11. 1929 wurde zu einer der klassischen Abhandlungen in der medizinischen Literatur [2].

Obwohl er als Nobelpreisträger zu großer Anerkennung kam, ist bis heute nur wenigen bekannt, daß er auch ein exzellenter Urologe und ein Mitglied der Deutschen Gesellschaft für Urologie war, deren Jahreskongresse er stets gerne und regelmäßig besuchte.

Werner Forssmann starb 1979 kurz vor Vollendung seines 75sten Geburtstages.

Literatur

1. Huggins C, Hodges CV (1941) Studies on prostate cancer: 1. Effect of castration, of estrogen and of androgen injections on serum phosphatases in metastatic carcinoma of the prostate. Cancer Res 1:293–297
2. Forssmann W: Die Sondierung des rechten Herzens. Klinische Wochenschrift II:2085, 1929

Verzeichnis
von Eigennamen
in der Urologie

D. Schultheiss, F. Moll

Anhang

*„Was wir auch wirken und
werken, wird Werkzeug unse[r]
Nachfolger."*

(K. H. Ba[...])

Der Gebrauch von Eponymen (griech.: eponymos = namengebend; in den alten griechischen Stadtstaaten Bezeichnung der Behörden oder Personen, nach denen das Jahr benannt wurde) ist heute stark zurückgegangen. Dies ist zum einen in einer ausufernden Publikationswelle in der urologischen und weiteren Fachliteratur, zum anderen in einer geringen Kenntnis älterer klassischer Arbeiten begründet. Weiterhin verzichten heute viele Autoren im Literaturverzeichnis oder Zitatenteil auf Nennung wenigstens einer klassischen Arbeit zum jeweiligen Themengebiet. Während z.B. Bernhard Bardenheuer als Beschreiber der ersten totalen Zystektomie in der 6. Auflage von „Campbells Urology" 1992 noch erwähnt wird, fehlt er in der neuen 7. Auflage von 1998.

Darüber hinaus reicht die computergestützte Literaturrecherche nur bis in die 60er Jahre unseres Jahrhunderts zurück. Zum Auffinden der Publikationen aus früheren Jahrzehnten und Jahrhunderten muß man sich daher noch immer der mühevollen Suche in großen, mehrbändigen Handbüchern bedienen. Konservatorische Auflagen der Bibliotheken schränken oftmals die Benutzung ein. So haben sich bis heute meist nur anatomische Begriffe oder Bezeichnungen zu Operationen erhalten. Vielfach bleibt unklar, welcher Autor zum ersten Mal das Eponym nutzte und in die Fachterminologie einführte.

Die vorliegende Liste möchte ohne Anspruch auf Vollständigkeit heute gebräuchliche Begriffe in unserem Fachgebiet aufzeigen und die zugehörigen Quellen vermitteln.

- **Albarran** y Dominguez, Joaquin Maria (1860–1912) Urologe und Nachfolger Felix Guyons am Hôpital Necker; Paris. →*Albarran Hebel* des Ureterenzystoskops [Albarran J (1897) Cystoscope uréteral. Bull Acad Med, CR 12. Int Congress Med, Moskau] und →Erste Fallbeschreibung einer *retroperitonealen Fibrose* [Albaran J (1905) Retention renale per periureterite: Liberation externe de l'ureter. Assoc Fr Urol 9:511]
- **Anderson-Hynes:** James Christie Anderson, Urologe; Royal Hospital, Sheffield und Wilfred Hynes, plastischer Chirurg; United Sheffield Hospitals. →*Nierenbeckenplastik* [Anderson JC (1962) Hydronephrosis: a fourteen year's survey of results. Proc R Soc Med 55:93]
- **Bardenheuer,** Bernhard (1839–1913) Chirurg; Bürgerhospital Köln. →*Erste totale Zystektomie* [Bardenheuer B (1887) Totale Zystektomie. In: Der Extraperitoneale Explorativschnitt, Stuttgart, 1887] und →*Bardenheuer-„Thürflügelschnitt"* (Explorativschnitt zur extraperitonealen Freilegung der Niere) [Bardenheuer B (1887) Der Extraperitoneale Explorativschnitt, Stuttgart, 1887]
- **Bassini,** Eduardo (1844–1924) Chirurg; Padua. →*Bassini-Nähte* [Bassini E (1890) Über die Behandlung des Leistenbruches. Lang Arch Klin Chir 40:429–437]
- **Behçet,** Hulushi (1889–1948) Dermatologe; Istanbul. →*Behçet-Syndrom* (Arthralgie, Iridozyklitis, orale und genitale Schleimhautulzera)
- **Bellini,** Lorenzo (1643–1704) Anatom; Pisa. →*Bellini Tubuli* des Nierenparenchyms [Bellini L (1662) Exercitatio Anatomica de Structura et Usu Renum]

Die Eponyme bzw. das Jahr der Erstbeschreibung sind durch einen Pfeil (→) gekennzeichnet; Originalveröffentlichung in eckigen Klammern.

- **Bergmann,** Ernst von (1836–1907) Chirurg; Uni-Klinik Ziegelstraße, Berlin. →*Bergmann-Israel-Schnitt* [Bergmann E (1885) Über Nierenextirpation. Berlin Klin Wschr 22:741, 766, 785]
- **Bertin,** Exupère Joseph (1712–1781) Anatom; Paris. →*Bertin'sche Säulen* (Columnae renales) [Bertin EJ (1744) Structure des Reins. Mém Acad Sciences]
- **Bigelow,** Henry Jacob (1818–1890) Chirurg; Boston. →Bigelow Operation des Blasensteins: „*Litholapaxie*" [Bigelow HL (1878) Am J Med Sci 75:117–134 und Bigelow HJ (1879) Lithotrity by a single operation. Boston Med Surg J (später New Engl J Med) 98:259 und 291]
- **Bilharz,** Theodor (1825–1862) Deutscher Arzt; Tübingen/Kairo. →*Bilharziose:* Entdecker des Schistosomum haematobium [Bilharz T (1852) Ein Beitrag zur Helminthographia humana. Z Wiss Zool 4: 53–76]
- **Boari,** Achille (→1894) Urologe; Italien. →*Boari-Blase;* erste Tierversuche bereits 1894 in Zusammenarbeit mit E. Casati [Boari A (1899) La Uretero-cisto-neostomia. Societa Editrice Dante Alighieri, Rom]
- **Bottini,** Enrico (1837–1903) Chirurg; Bologna. →*Bottini-Operation* [Bottini E (1874) Di un nuovo caièterizzatore ed incisore termo-galvanico contro le iscurie da ipertrofia prostatica galvani. 2:437–452]
- **Bowen,** John (1857–1941) Dermatologe; Boston. →*Morbus Bowen* (Carcinoma in situ des Stratum spinosum der Haut) [Bowen J (1912) Precancerous dermatoses: A review of two cases of chronic atypical epithelial proliferation. J Cutan Dis 30: 241]
- **Bowman,** Sir William, (1816–1892) Physiologe und Ophthalmologe; London. →*Bowman Kapsel* [Bowman W (1842) On the structure and use of the Malpighian bodies of the kidney, with observations on the circulation through that gland. Phil Trans]
- **Bricker,** Eugene M. (1908-?) Chirurg; Washington/St.Louis. →*„Bricker Blase"* (Ileum Conduit) [Bricker EM (1950) Bladder substitution after pelvic evisceration. Surg Clin North Am 30: 1511]
- **Bright,** Richard (1789–1858) Pathologe; London. →*Morbus Brightii* (Chronische Nephritis), eines der bekanntesten medizinischen Eponyme des 19. Jahrhunderts [Bright R (1827–1831) Reports of medical cases selected with a view of illustrating the symptoms and cure of diseases by a reference to morbic curating. 2 Vols, London]
- **Brödel,** Max (1870–1941) Anatom und Illustrator; Baltimore. →*Brödel-Linie* (Gefäßversorgungsgrenze) [Brödel M (1901) The intrinsic blood-vessels of the kidney and their significance in nephrotomy. Bull Johns Hopkins Hosp 12:10]
- **Browne,** Sir Denis (1892–1967) Kinderchirurg; Great Ormond Street Hospital for Children, London. →*Hypospadiekorrektur* nach Denis Browne [Browne D (1949) Hypospadia. Postgrad Med J 25:367]
- **Brunn,** A. von (1841–1895) Anatom; Göttingen. →*Brunn'sche Zellnester* bei chronischer Zystitis [Brunn A (1893) Ueber drüsenähnliche Bildungen in der Schleimhaut des Nierenbeckens des Ureters und der Harnblase beim Menschen. Arch Mikr Anat 41:294–302]
- **Buck,** Gordon B. (1807–1877) Chirurg; New York. →*Buck Faszie* [Buck G (1876) Contributions to reparative surgery. New York]

- *Buerger,* Leo (1879–1943) Urologe; Wien/Mount Sinai Hospital, New York. →*Brown-Buerger-Zystoskop* [Buerger L (1909) A new direct irrigating observation and double catheterizing cystoscope. Ann Surg 49:225–237]
- *Campbell,* Meredith Fairfax (1894–1969) Urologe; Post Graduate Medical School und Bellevue Hospital, New York. →*„Der Campbell",* Campbell's Handbuch, „Campbell's Urology" (bekanntes Handbuch, the „bible of urology" 1. Aufl. 1954; 7. Aufl. 1998) [Walsh et al Campbell's Urology. 7. ed Philadelphia]
- *Casper,* Leopold (1859–1959) Urologe; Berlin. →*Casper-Katheter* (Vierflügelkatheter) [Casper L (1929) DRGM 1065893 Technische Neuigkeiten. Chirurg 1: 1040]
- *Charrière,* Joseph Fréderic Benoît (1803–1876) Instrumentenmacher v. a. für Jean Civiale (1792–1867); Paris. →Metrisches Maß für *Katheterdurchmesser* (1Ch = $^1/_3$ mm)
- *Chevassu,* Maurice (1877–1957) Urologe; Paris. →*Chevassu Ureterkatheter* mit olivenförmigem Ende. Unterschied erstmals zwischen Seminom und Teratom (→1907) und propagierte die frühe Orchiektomie als Therapie
- *Civiale,* Jean (1796–1867) transurethraler Operateur; Begründer der Urologie am Hospital Necker, Paris. →*„blinde Blasensteinlithotripsie"* [Civiale J (1827) De la Lithotritie ou Broiment de la Pierre dans la Vessie, Paris]
- *Coffey,* Robert Calvin (1869–1944) Chirurg; Portland (Oregon). →*Ureter-Darm-Implantation* [Coffey RC (1921) Transplantation of the ureter into the large intestine in the absence of a functioning bladder. Surg Gyn Obstet 32:383]
- *Colles,* Abraham (1773–1843) Chirurg; Dublin. →*Colles Faszie* des Penis und Perineums [Colles A (1811) A Treatise on Surgical Anatomy. Edinburgh]
- *Cooper,* Sir Astley Paston (1768–1841) Chirurg; London. →*Cooper'sches Ligament* [Cooper AP (1804/1807) Anatomy and surgical treatment of abdomianl hernias (2 Vol.). Longman, London]
- *Cowper,* William (1666–1709) Anatom und Chirurg; London. →*Cowper'sche Drüsen* [Cowper W (1699) An account of two new glands near the prostate gland, with their excretory ducts, lately discovered. Philos Tr, London 258]
- *Cushing,* Harvey Williams (1869–1939) Chirurg; Boston. →*Morbus Cushing;* Begründer der modernen Neurochirurgie [Cushing H (1912) The pituitary body and ist disorders. Philadelphia and London]
- *Denonvilliers,* Charles Pierre (1808–1872). Chirurg und Anatom, Paris. →*Denonvillier'sche Faszie* als Peritonealduplikatur zwischen Rektum und Prostata [Denonvillier CP (1836) L'anatomie du Perinée. Bull Soc Anal Paris 12:106]
- *Desormeaux,* Antonin J. (1815–1882) Endoskopist, Nachfolger Civiales; Hôpital Necker, Paris. →*Desormeaux-Instrument* als Prototyp aller modernen Endoskope [Desormeaux AJ (1853) De l'endoscope. Bull Acad Med Paris]
- *Deuticke,* Paul (1901–1981) Urologe, Nachfolger Hryntschaks an der allgemeinen Wiener Poliklinik; Wien. →*Deuticke-Plastik* [Deuticke P (1944) Über Hydronephrosen und ihre konservativ-chirurgische Behandlung. Z Urol 30:213]
- *Dietl,* Joseph (1804–1870) Pathologe und Internist; Krakau. →*Dietl-Krisen* (Flankenschmerzen bei Nephroptose) [Dietl J (1864) Wandernde Nieren und deren Einklemmung. Wien Med Wschr 14:563–566, 579–581, 593–595]
- *Dittel,* Leopold von (1815–1898) Urologe; Allgemeines Krankenhaus Wien. →*Dittelstifte* (konische Metallbougies, „Orificiumdehner") [Dittel L (1880) Die Stricturen der Harnröhre, Stuttgart]

- **Dormia,** Enrico (→1958) Urologe, Mailand. →*Dormia Körbchen* zur Extraktion von Uretersteinen. Erster Prototyp hergestellt aus Violinsaiten des Musikhauses Ricordi, Mailand.
- **Douglas,** James (1675–1742) Anatom; London. →*Douglas Raum* (Excavatio rectouterina)
- **Ducrey,** Augosto (1860–1940) Dermatologe; Rom. →*Haemophilus ducreyi;* Erreger Ulcus molle
- **Duplay,** Simon (1836–1921) Chirurg; Paris. →*Hypospadiekorrektur* nach Duplay [Duplay S (1874) De l'Hypospadias Périnéo-Scrotal et de son traitement chirurgical. Asselin, Paris und Bull Soc Chir Paris 49:157]
- **Escherich,** Theodor (1857–1911) Pädiater; München. →*Escherichia coli*
- **Fenger,** Christian (1843–1902) Pathologe und Chirurg; Chicago. →*Fenger-Plastik* bei Nierenbeckenabgangstenose [Fenger C (1894) Operation for the relief of valve formation and stricture of the ureter in hydro or pyo-nephrosis. J Am Med Ass 22:335]
- **Fenwick,** Hurry (1856–1944) Chirurg und Urologe; St Peter's and The London Hospital. →Englischer Pionier der Endoskopie und retrograden Urographie; Gründer der International Society of Urology
- **Foley,** Frederic Eugene Basil (1891–1966) Urologe; Minneapolis–St. Paul. →*Foley Ballonkatheter* [Foley FEB (1937) A self-retaining bag catheter for use as indwelling catheter for constant drainage of the bladder. J Urol 38:134–139]
- **Fournier,** Jean Alfred (1832–1914) Dermato-Venerologe; Hopital St. Louis, Paris. →*Fournier'sche Gangrän* [Fournier JA (1883) Gangrene foudroyante de la verge. Medicin Pratique 4:589]
- **Frangenheim,** Paul (1876–1934) Chirurg; Nachfolger Bardenheuers am Bürgerhospital, Köln. →*Stoeckel-Frangenheim-Operation* bei Harninkontinenz [Frangenheim P (1914) Zur operativen Behandlung der Inkontinenz der männlichen Harnröhre. Verh Dt Ges Chir 43:149]
- **Freyer,** Sir Peter J. (1851–1921) Irischer Chirurg; St. Peter's Hospital London. →Übernahm Fullers Methode der *transvesikalen Adenomenukleation* und machte sie unter seinem Namen berühmt [Freyer PJ (1901) A clinical lecture on total extirpation of the prostate for radical cure of enlargement of that organ. Brit Med J 2:125]
- **Fuller,** Eugène (1858–1930) Urologe; New York. →Erstbeschreiber der *transvesikalen Adenomenukleation* (Fuller E (1895) Six successful and successive cases of prostatectomy. J Cutan Gen Urin Dis 13:229]
- **Gerota,** Dumitru (1867–1939) Anatom; Budapest. →*Gerota Faszie* (Fascia renalis) [Gerota D (1895) Beiträge zur Kenntniss des Befestigungsapparates der Niere. Arch Anat Entwickl Gesch Leipzig 21:265–285]
- **Goodwin,** Willard Elmer (1915–1998) Urologe; Baltimore/Los Angeles. →*Goodwin Ileocystoplastik* [Goodwin WE, Winter CC, Barker WF (1959) Cup patch technique of ileoaptoplastic for bladder enlargement or partial substitution. Surg Gyn Obst 108: 240] und →*Perkutane Nierenfistelung* [Goodwin WE, Casey WC, Woolg W (1955) Percutaneous trocar (needle) nephrostomy in hydronephrosis. J Am Med Ass 157:891]
- **Grawitz,** Paul Albert (1850–1932) Pathologe; Greifswald. →*Grawitz Tumor* [Grawitz PA (1883) Die sogenannten Lipome der Niere. Virchow's Archiv 93: 39 und

Grawitz PA (1884) Die Entstehung der Nierentumoren aus Nebennierengewebe. Path Anat Archiv Klin Chir 30: 824–834]

– *Guthrie,* George J. (1785–1856) Militär-Chirurg; London. →*„median bar"* um 1830 [Guthrie GJ (1848) On the Anatomy and Diseases of the Neck of the Bladder and of the Urethra, London]

– *Guyon,* Joseph-Casimir-Felix (1831–1920) Urologe; Paris. →*Guyon-Stielklemme* [Guyon F (1887) De la taille rénale. Ann Mal Org Gen Urin 5:129]

– *Harris,* Harry (1880–1936) Urologe; Sydney. →*Harris-Operation* bei BPH [Harris H (1928) Prostatectomy with complete closure. Med J Aust 2:288]

– *Henle,* Friedrich Gustav Jacob (1809–1885) Anatom und Pathologe; Heidelberg, Göttingen. →*Henle-Schleife* (1863) [Henle FGJ (1866) Handbuch der Systematischen Anatomie des Menschen, Bd 2, Braunschweig]

– *Heusch,* Karl (1894–1986) Urologe, 1. Habilitant für Urologie in Deutschland; Berlin/Aachen. →*Lagerung nach Heusch* bei Nephrostomie [Heusch K (1935) Zweck, Anlage und Pflege der Nierenfistel. Z Urol 25:340–351]

– *Hinman,* Frank sen. (1880–1961) Urologe; Baltimore/San Francisco. →*pyelotubulärer Reflux* [Hinman F, Lee-Brown RK (1924) Pyelovenous backflow. J Am Med Ass 82 607]

– *Home,* Evenard (1756–1832) Chirurg und Anatom; London. →*Home-Mittellappen* bei Prostatahyperplasie [Home E (1811) Practical Observations on the Treatment of the Diseases of the Prostate Gland, London]

– *Hryntschak,* Theodor (1889–1952) Urologe; Städtische Allgemeine Poliklinik Wien. →*Modifikation der Harris-Operation* (Freyer-Operation in der Modifikation nach Harris und Hryntschak) [Hryntschak T (1951) Die suprapubische Prostatektomie, Wien]

– *Huggins,* Charles Brenton (1901–1997) Chirurg und Urologe, Nobelpreisträger 1966; Chicago. →*Prinzip der Hormonabhängigkeit beim Prostatakarzinom* [Huggins C, Hodges CV (1941) Studies on prostatic cancer: Effect of castration, of estrogen and of androgen injection on serum phosphatases in metastatic carcinom of the prostate. Cancer Res 1:293]

– *Hunner,* Guy Leroy (1868–1951) Gynäkologe; Johns Hopkins Hospital, Baltimore. →*Hunner Ulzera* bei interstitieller Zystitis. [Hunner GL (1915) A rare type of bladder ulcer in women; report of cases. Boston Med Surg J 172:660–664]

– *Hunter,* John (1728–1793) Anatom und Chirurg, London →*Gubernaculum testis hunteri* [Hunter J (1837) The works of John Hunter. Editor: James Palmer, London]

– *Hutch,* J. A. (→1952/1961) Urologe; Richmond (Virginia). →*Hutch Divertikel* [Hutch JA (1952) Vesico-ureteral reflux in the paraplegic: cause and correction. J Urol 68: 457] [Hutch JA, Ayers RD, Loquvam GS (1961) The bladder musculature with special reference to the ureterovesical junction. J Urol 85:531–539]

– *Hyrtl,* Joseph (1811–1894) Anatom; Wien. →*Hyrtl-Linie* der Nierengefäßversorgung „bloodless zone" [Hyrtl J (1889) Lehrbuch der Anatomie des Menschen, mit Rücksicht auf physiologische Begründung und praktische Anwendungen, Wien 780–781]

– *Israel,* James (1848–1926) Urologe; Jüdisches Krankenhaus, Berlin. →*Bergmann-Israel-Schnitt* [Israel J (1883) Ein Fall von Nierenextirpation. Berl Klin Wschr 20:688–692] und →Gründer der Zeitschrift „*Folin urologica*"

- **Janet,** Jules (1861-) Urologe; Paris. →*Janet-Irrigation* bei *Urethritis gonorrhoica* [Janet J (1913) Valeur des armes que nous possédons contre le gonocoque. J Urol (francaise) 4]
- **Johanson,** Bengt (→1953) Chirurg; Stockholm. →*Zweizeitige Urethroplastik* [Johanson B (1953) Reconstruction of the male urethra in strictures: Application of the buried intact epithelium technique. Acta Chir Scand 176(Suppl):3]
- **Joseph,** Eugen (1879–1933) Urologe; Berlin. →*„Blauprobe",* Indigocarmin-Probe, Voelcker und Joseph Chromozystoskopie [Voelcker F; Joseph E (1903) Funktionelle Nierendiagnose ohne Ureterkatheter. Münch Med Wschr 50:2081–2089]
- **Kelâmy,** Alpay (1936–1992) Urologe; Berlin. →*Kelâmi-Schnitt* (infrapubischer Zugang zur bilateralen Orchiektomie) [Kelâmi A (1978) Operative Procedures on Male Genitalia using a New „Infrapubic" Approach. Eur Urol 4:468–470]
- **Kelly,** Howard Atwood (1858–1943) Gynäkologe; Johns Hopkins Hospital, Baltimore. →*Kelly-Nähte* zur Muskelnaht bei eingerissenem „Blasensphinkter" [Kelley HA (1913) Incontinence of urine in women. Urol Cut Rev 17:221]
- **Koch,** Robert (1843–1910) Bakteriologe; Berlin. →*Morbus Koch* [Koch R (1882) Die Ätiologie der Tuberkulose. Berl Klin Wschr 19:221–230]
- **Leadbetter,** Wyland (1907–1974) Urologe; Boston. *Antirefluxplastik* nach Politano-Leadbetter (s.u.)
- **Leydig,** Franz von (1821–1908) Anatom und Zoologe; Bonn. →*Leydig Zellen* des Hodens [→1850]
- **Lichtenberg,** Alexander von (1880–1949) Urologe; St. Hedwig Krankenhaus, Berlin/Mexico City. →*Lichtenberg-Plastik* mit Seit-zu-Seit-Anastomose [Lichtenberg A v (1921) Technisches zur Uretero-Pyeloanastomose. Z Urol Chir 6: 284] und →*Intravenöse Urographie* in Zusammenarbeit mit M. Swick
- **Littré,** Alexis (1658–1726) Anatom; Paris. →*Littré-Drüsen* (Glandulae urethrales) [Littré A (1700) Description de l'urèthre de l'homme. Memoire de l'Academie Roy des Sciences]
- **Lurz,** Leonhard (1895–1977) Urologe; Diakonissenkrankenhaus, Mannheim. →*Lurz-Schnitt* [Lurz L (1956) Ein muskelschonender Lumbalschnitt zur Freilegung der Niere. Chirurg 27: 125–127] und →*Steinzange* [Lurz L (1961) Allgemeine und spezielle Chirurgische Operationslehre. Begr v M Kirschner, hrsg v N Guleke und R Zenker, Bd 8, Eingriffe an den Harnorganen, hrsg v L Lurz, S 243]
- **Lutzeyer,** Wolfgang, zeitgenössischer Urologe; Würzburg/Aachen. →*Lutzeyer-Naht* zur Harnleiteranastomose [Lutzeyer W (1956) Die Wiederherstellung des Harnleiters nach Resektion. Langb Arch Klin Chir 283:316–360]
- **Maisonneuve,** Jaques Gilles Thomas (1809–1894) →*Maisonneuve-Katheter* [Maisonneuve J (1845) Mémoire sur un moyen très simple et très sur de practiquer le cathéterisme dans les cas même les plus difficiles. C R Acad Sci 20:70–72]
- **Malpighi,** Marcello (1628–1694) Anatom und Physiologe; Bologna. →*Malpighi Körperchen* (Corpuscula renis, Glomerula) [Malpighi M (1665) De Viscerum Structura Exercitatio Anatomica]
- **Marion,** Georges (1869–1960) Hôpital Lariboisière, Paris. →*Marion-Steigrohr* bei Adenomektomie [Marion G Traité d'Urologie. 4. ed, p 1265, Paris]
- **Mathieu,** P. (→1932) →*Hypospadiekorrektur* [Mathieu P (1932) Traitement en un temps de l'hypospadias balanique et juxtabalanique. J Chir (Paris) 39:481–484]

- *Mauermayer,* Wolfgang (1919–1994) Urologe; München. →*Mauermayer-Schaft* [Mauermayer W (1973) Eine arbeitssparende Modifikation des Elektroresektionsschaftes. Urologe [A] 12: 140]
- *May,* Ferdinand (1898–1978) Urologe; München. →*May-Bougies/Stifte* [May F (1949) Über die Verwendung gerader Metallbougies für die Harnröhre. Verh Dt Ges Urol XII. Tagung 1948, Leipzig, 295–297]
- *Maydl,* Karl (1853–1913) Chirurg; Prag. →*Maydl-Operation,* 1892 Harnleiter-Sigmoidal-Implantation bei Extrophie der Blase [Maydl K (1894) Über die Radikaltherapie der Ektopia vesicae urinariae. Wien Med Wschr 44:1113, 1169, 1209, 1256, 1297]
- *Mercier,* Louis (1811–1882) Chirurg; Paris. →*Mercier-Katheter* 1836 coudé, 1841 bicoudé [Mercier L (1845) Sur les cathéters coudés, sur la manier de les introduire et sur les advantages qu'on peut rétrier de leur emploi. Gaz Hosp Paris (2. ser) 7:13–15]
- *McCarthy,* Joseph Francis (1874–1965) Urologe; New York. →*McCarthy „panendoscope"* (1923) und →Verbessertes *Stern-McCarthy-Resektoskop* (Stern s.u.) [McCarthy JF (1923) A new type of observation and operating cystourethroscope. J Urol 10: 519] [McCarthy JF (1931) A new apparatus for endoscopic plastic surgery of the prostate, diathermia and excision of vesical growths. J Urol 26: 695]
- *Millin,* Terence John (1903–1980) Irischer Urologe; London. →*Retropubische Prostatektomie* seit 1945 [Millin TJ (1947) Retropubic Urinary Surgery. Livingstone, Edinburgh]
- *Morgagni,* Giovanni Battista (1682–1771) Anatom und Pathologe;Padua. →*Morgagni Hydatide* (Appendix testis) [Morgagni GB (1761) De Sedibus et Causis Morborum per Anatomen Indagatis Libri V. Venedig]
- *Müller,* Johannes M. (1801–1858) Physiologe; Bonn/Berlin. →*Müller Gang* (Paramesonephros) [Müller JM (1830) Die Bildungsgeschichte der Genitalien. Bonn]
- *Neisser,* Albert Ludwig Siegmund (1855–1916) Dermatologe; Breslau. →*Neisseria gonorrhoeae* [Neisser A (1879) Ueber eine der Gonorrhoe eigentümliche Micrococcenform. *Zentrbl Med Wiss* 17: 497–500]
- *Nélaton,* Auguste (1807–1873) Chirurg und Urologe; Paris. →*Nélaton-Katheter* (1860) [Nélaton A (1867) Une rapport sur les progrès de la chirurgie en France, Paris]
- *Nesbit,* Reed (1898–1979) Urologe; Ann Arbor. →*Penisschaftbegradigung* nach Nesbit [Nesbit RM (1965) Congenital curvature of the phallus: report of 3 cases with description of corrective operation. J Urol 93: 230]
- *Nitze,* Maximilian (1848–1906) Urologe; Dresden/Berlin. →Begründer der modernen *Zystoskopie* [Nitze M (1879) Über eine neue Beleuchtungsmethode der Höhlen des menschlichen Körpers. Wien Med Presse 851–858]
- *Ormond,* John K. (→1948) Urologe; Detroit. →*Morbus Ormond;* Erstbeschreibung der retroperitonealen Fibrose bereits 1905 durch J. Albaran (s.o.) [Ormond JK (1948) Bilateral ureteral obstruction due to the envelopment and compression by an inflammatory retroperitoneal process. J Urol 59:1072]
- *Otis,* Fessenden Nott (1825–1900) Urologe; New York →*Otis Urethrotom* [Otis FN (1876) The treatment of stricture of the urethra. Brit Med J i: 251]

- **Papanicolaou,** George P. (1883–1962) Griechischer Pathologe; New York. →*Spezialfärbung* für Zytodiagnostik [Papanicolaou GN (1947) Cytology of the urinary sediment in neoplasms of the urinary tract. J Urol 57: 375]
- **Peyronie,** Francois de La (1678–1747) Chirurg, Leibarzt von Louis XV; Paris. →*Induratio penis plastica* [La Peyronie F (1743) Sur quelques obstacles qui s'opposent a l'ejaculation naturelle de la semence. Mém Acad Roy Chir 1:318–333]
- **Pezzer,** Oscar de (1853–1917) Chirurg; Paris. →*Pezzer-Katheter* [Pezzer O de (1890) Nouvelles sondes uréthrales et vésicales caoutchouc pur, très flexibles. Congrès Chir-Franc 5:675–681]
- **Pfannenstiel,** Hermann Johannes (1862–1909) Gynäkologe; Breslau. →*Pfannenstiel Querschnitt* [Pfannenstiel J (1900) Über die Vorteile des suprasymphysären Fascienquerschnitts für die gynäkologische Koeliotomien zugleich ein Beitrag zur Indikationsstellung der Operationswege. Slg Klin Vortr 268:1735]
- **Pflaumer,** Eduard (1892–1957) Urologe; Erlangen. →*Pflaumer-Katheter* (Weichgummikatheter zur Harnleiter-Dauer-Katheterisierung) [In Staehler W Operative Cystoskopie. Leipzig 1941. S 52–54]
- **Politano,** Victor A. (→1958) Urologe; Miami. →*Antirefluxplastik* nach Politano-Leadbetter (Leadbetter s.o.) [Politano VA, Leadbetter WE (1958) An operative technique for correction of reflux. J Urol 79:932–941]
- **Prehn,** D. T. (→1934) Arzt; Navy Hospital Brooklyn/New York. →*Prehn Zeichen* bei Hodentorsion [Prehn DT (1934) A new sign in the differential diagnosis between torsion of the spermatic cord and epididymitis. J Urol 32:191]
- **Queyrat,** L. de (→1911) Dermatologe; Paris. →*Erythroplasie de Queyrat* („Schleimhaut Bowen") [Queyrat L (1911) Erythroplasie du gland. Bull Soc Franc Derm Syph 22:378]
- **Randall,** Alexander (1883–1951) Urologe; Philadelphia. →*Randall plaques* der Nierenpapille als Kondensationskern von Harnkonkrementen [Randall A (1937) The origin and growth of renal calculi. Ann Surg 105:1009]
- **Reiter,** Hans (1881–1969) Bakteriologe; Berlin/Kassel. →*Reiter Syndrom* (Urethritis, Arthritis und Konjunktivitis)
- **Retzius,** Anders Adolf (1796–1860) Anatom und Histologe; Lund, Schweden. →*Cavum Retzii* (prävesicaler Bindegewebsraum, Spatium retropubicum) [Retzius A (1849) Hygiea 6:321]
- **Rovsing,** Neils Thorkild (1862–1927) Chirurg; Kopenhagen. →*Rovsing Syndrom* (Nabelschmerz bei Hufeisenniere, durch Dorsalflexion verstärkt) [Rovsing T (1911) Beitrag zur Symptomatologie. Diagnose und Behandlung der Hufeisenniere. Z Urol 5:586]
- **Santorini,** Giovanni Domenico (1681–1737) Anantom; Venedig. →*Santorini Plexus* [Santorini G (1724) Observationes Anatomicae. Venedig]
- **Scarpa,** Antonio S. (1747–1832) Anatom und Chirurg; Pavia. →*Scarpa Faszie*
- **Schaudinn,** Fritz (1871–1906) Bakteriologe; Berlin. →*Treponema pallidum,* Schaudinn, Syphiliserreger
- **Schramm,** Carl (1876–1949) Urologe; Dortmund. →*Schramm Zeichen* (Phänomen am Blasenhals bei paretischer Blase) [Schramm C (1920) Theoretische und praktische Erwägungen zur Spiegeluntersuchung der paretischen Blase. Z f Urol 14:329–355]

- *Sertoli,* Enrico (1842–1910) Physiologe; Mailand. →*Sertoli-Zellen* des Hodens [→1865]
- *Shoemaker,* Jan (1871–1940) Chirurg; Den Haag. →*Shoemaker-Tasche* bei Orchidopexie [Shoemaker J (1932) Über Kryptorchismus und seine Behandlung. Chirurg 4:1–3]
- *Simon,* Gustav (1824–1876) Begründer der modernen Uro-Chirurgie; Heidelberg. →*Simonisierung der Harnröhre* [Simon G (1875) Ueber die Methoden, die weibliche Urinblase zugängig zu machen und über die Sondierung der Harnleiter beim Weibe. Slg Klin Vortr 88 (Gyn 1–30):649–676]
- *Skene,* Alexander Johnston Chalmers (1837–1900) Gynäkologe; Schottland/Long Island College Hospital, New York. →*Skene-Drüsen der Urethra* [Skene A (1880) The Anatomy and pathology of two important glands of the female urethra. Am J Obstetr 13:265]
- *Stern,* Maximilian (1873–1946) Urologe; De Land/Florida. →*Stern Resektoskop* (Prototyp aller modernen Resektoskope) [Stern M (1926) Resection of obstruction at the vesical orifice; new instrument and new method (resectotherm; resectoscope). JAMA 87 1726–1729]
- *Stoeckel,* Walter (1871–1961) Urogynäkologe; Marburg/Charité, Berlin. →*Stoeckel-Frangenheim-Operation* als Basis aller Schlingenoperationen [Stoeckel W (1917) Über die Verwendung der Musculi pyramidales bei der operativen Behandlung der Incontinentia vesicae. Zbl Gyn 41:11]
- *Swick,* Moses (1900–1985) New York. →*Intravenöse Urographie* in Zusammenarbeit mit A. von Lichtenberg [Swick M (1929) Darstellung der Niere und Harnwege im Röntgenbild durch intravenöse Einbringung eines neuen Kontraststoffes, des Uroseletans. Klin Wschr 8:2087–2089]
- *Thompson,* Sir Henry (1820–1904) Urologe; London. →Nestor der englischen Urologie [Cope Z (1951) The Versatile Victorian. Being the Life of Sir Henry Thompson. Harvey and Blythe, London]
- *Tiemann,* George C. (1793–1868) Deutscher Instrumentenmacher; New York. →*Tiemann Katheter* [George Tiemann & Co. (1872) The American Armamentarium Chirurgicum, a Representation of Modern, Chiefly American, Patterns of Surgical Instruments. New York]
- *Trendelenburg,* Friedrich (1844–1924) Chirurg; Leipzig. →*Trendelenburg-Lagerung* [Trendelenburg F (1890) Über Blasenscheidenfisteloperationen und über Beckenhochlagerung bei Operationen in der Bauchhöhle. Slg Klin Vortr 109 (Chir):3373–3392]
- *Turner-Warwick,* Richard (→1973) zeitgenössischer Urologe →*Blasenhalsinzision* [Turner-Warwick R, Whiteside G, Worth HL, Bates CP: (1973) An urodynamic view of clinical problems associated with bladder-neck dysfunction and its treatment by endoscopic incision and trans-triagonal posterior prostatectomy. Brit J Urol 45:47]
- *Valsalva,* Antonio (1666–1723) Anatom und Chirurg; Bologna. →*Valsalva Manöver*
- *Voelcker,* Friedrich (1873–1955) Chirurg; Heidelberg/Halle. →*Untersuchung der Prostata in vornüber gebeugter Haltung* [Voelcker F (1912) Chirurgie der Samenblasen. Neue Dt Chirurgie, Bd 2, hrsg v Paul v Bruns, Stuttgart] sowie →*Extraperitonealisierung der Blase* [Voelcker F (1921) Urologische Operationslehre, hrsg v F Voelcker und H Wassidlo, Leipzig]

- **Volhard,** Franz (1872–1950) Nephrologe; Halle/Frankfurt. →*Volhard-Wasserversuch* zur Prüfung der Nierenfunktion [Volhard F (1918) Doppelseitige Nierenerkrankungen, Berlin]
- **Waldeyer-Hartz,** Heinrich Wilhelm Gottfried von (1836–1921) Anatom; Breslau/Berlin. →*Waldeyer-Scheide* der Harnleitermündung [Waldeyer W (1892) Über die sogenannte Ureterscheide. Verh Anat Ges 6:259–260]
- **Wilms,** Max (1867–1918) Chirurg; Heidelberg. →*Wilms Tumor* (Nephroblastom); Erstbeschreibung bereits 1814 durch T. F. Rance [Wilms M (1899) Die Mischgeschwulste der Niere. Georgi, Leipzig]
- **Wolff,** Kaspar Friedrich (1733–1794) Deutscher Anatom und Embryologe; St. Petersburg. →*Wolff Gang* (Urnierengang)
- **Young,** Hugh Hampton (1870–1945) Urologe; Baltimore. →*Young-Operation* bei BPH [Young HH (1903) Conservative perineal prostatectomy. J Am Med Ass 41: 999–1009] und →*Punch Op* bei BPH [Young HH (1913) A new procedure (punch operation) for small prostatic bars and contracture of the prostatic orifice. J Am Med Ass 60:253]; siehe auch [Young HH (1940) A Surgeon's Autobiography. Harcourt, Brace, New York]
- **Zeiss,** Ludwig (1900–1958) Urologe; Bad Wildungen. →*Zeiss-Schlinge* zur Extraktion von Uretersteinen [Zeiss L (1939) Über eine neue Methode der konservativen Harnleitersteinbehandlung. Zschr Urol 33 (3):123]
- **Zoedler,** Dietmar (→1961) zeitgenössischer Urologe; Düsseldorf. →*Zoedler-Band* [Zoedler D (1961) Zur operativen Behandlung der weiblichen Stressinkontinenz. Z Urol 54:355–359]
- **Zuckerkandl,** Otto (1861–1921) Chirurg; Wien. →*Zuckerkandl-Operation* (Pionier der perineale Prostatektomie) [Zuckerkandl O (1889) Ueber die perineale Blosslegung der Prostata und der hinteren Blasenwand. Wien Med Presse 30:857–902]